Emily Bähr

Catching Stardust

EMILY BÄHR

Catching Stardust

ROMAN

FOREVER

Forever by Ullstein
forever.ullstein.de

Originalausgabe bei Forever
Forever ist ein Verlag der Ullstein Buchverlage GmbH, Berlin
1. Auflage März 2022

Umschlaggestaltung: zero-media.net, München
Titelabbildung: © FinePic®
Gesetzt aus der Quadraat Pro powered by pepyrus.com
Druck und Bindearbeiten: CPI books GmbH, Leck
ISBN 978-3-95818-639-2

Für Jordan.

Content Note

Liebe Lesende,

dieses Buch enthält potenziell triggernde Inhalte. Deswegen findet ihr auf Seite 363 eine Triggerwarnung.

Achtung: Diese enthält Spoiler für die gesamte Geschichte.

Wir möchten, dass ihr das bestmögliche Leseerlebnis habt.

Eure Emily Bähr und das Forever-Team

Black

Ruth

Wir sind nichts als Sternenstaub, der versucht, seinen Weg zurück ins All zu finden.

Mein Kopf ist ein wildes Tier, das sich verzweifelt im Kreis zu winden scheint, während der Satz immer wieder durch die Leere darin hallt. Ein Endlosecho im tiefen Schwarz meiner Gedanken.

Hilflos, verloren und kaputt sehe ich dabei zu, wie der Sarg geräuschlos in die Tiefe gleitet, während im Hintergrund eine generische Klaviermelodie vor sich hin dudelt, weil niemand von uns darauf vorbereitet gewesen ist, ein passendes Stück für die Beerdigung zu suchen. Niemand ist je darauf vorbereitet, jemanden in Olivers Alter zu Grabe zu tragen.

Nach außen hin wirke ich vermutlich gefasst, doch der Sturm in meinem Kopf weitet sich mit jeder Sekunde mehr zu einem tödlichen Hurrikan aus, der meine ganze Existenz zu verschlucken droht. Jeder Funken Freude, jeder Tropfen Hoffnung, dass es eines Tages besser werden könnte, gehört nun der Vergangenheit an.

Und ich sitze hier und lasse zu, dass meine Mutter mich auf die Beine zieht, als der letzte Akkord verklingt. Wie aus weiter Ferne dringt ihre Stimme zu mir durch, doch ich kann nichts mehr hören. Ich klammere mich an den Stoff meines Kleids, ohne dass eine einzelne Träne aus meinen Augen entwischt. Noch immer haftet mein Blick auf dem Loch im Boden, in das der Sarg verschwunden ist. Als könnte der Aufzug jeden Moment wieder nach oben fahren und mir meinen besten Freund zurückgeben.

Aber das wird nicht passieren. Schon bald wird von ihm nichts weiter übrig sein als Asche und Staub. Wieder hinauf zu den Sternen, während ich allein auf der Erde zurückbleibe.

Allein mit nichts als mir selbst und der Erinnerung.

Steel Blue

Dominic, ein Jahr später

Existenz bedeutet Schmerz.

Vor allem, wenn das eigene Handy einen nach einer viel zu kurzen Nacht um vier Uhr morgens aus dem Bett klingelt. Ein Blick nach draußen, und ich wünsche mir, ich hätte nur dieses eine Mal in meinem Leben auf die Stimme der Vernunft gehört, zu einer menschlichen Uhrzeit schlafen zu gehen.

Mehr schlurfend als aufrecht quäle ich mich aus dem Bett, suche mir Boxershorts, Hose und Shirt zusammen und taste mich anschließend im Halbdunkel durchs Zimmer Richtung Tür. Ein schwacher oranger Schein fällt von der Straße herein. Selbst durchs geschlossene Fenster kann ich das ausgelassene Geschrei der Feierwütigen hören, die es aus unerfindlichen Gründen gar nicht erwarten können, dass nächste Woche das neue Semester beginnt. Innerlich wappne ich mich schon einmal dafür, gleich da rauszumüssen, bevor ich in den Flur schleiche.

Das Badezimmer finde ich beim ersten Versuch, den Lichtschalter beim dritten. Ich spritze mir eine Ladung kaltes Wasser ins Gesicht und trockne mich mit einem Handtuch ab, das künstlich nach Erdbeere riecht. Anschließend begebe ich mich zurück ins Zimmer. In einer Ecke finde ich meinen Mantel, in einer anderen meine Schuhe und mein Handy auf einem Amazon-Paket, das als provisorischer Nachttisch dient.

Studentenbude eben.

Ich beweise so viel Anstand, der schlafenden Schönheit im Bett zumindest einen letzten Blick zuzuwerfen, bevor ich schon wieder aus ihrem Leben verschwinde. Sunny ist neunzehn und fängt dieses Jahr in Belfast mit dem Studium an. Schauspiel. Sie ist vor ein paar Tagen von Manchester hierhergezogen und vertreibt sich die Einsamkeit in der neuen Stadt mit Tinder.

Das ist auch schon alles, was ich über sie weiß – mehr, als ich überhaupt wissen muss.

Löschen, befehle ich meinem Kopf, als wäre ich ein Computer, und schließe danach leise die Zimmertür hinter mir. Meine müden Knochen verfluchen mich für meinen nächtlichen Ausflug in die Welt der Matches – mein Selbstwertgefühl freut sich dagegen über den anerkennenden Schulterklopfer nach dem erfolgreichen Date.

Kurz darauf trete ich auch schon in die morgendliche Dunkelheit. Noch immer höre ich irgendwo in der Ferne ein paar Nachtschwärmer brüllen, aber hier in den Holylands ist das um diese Zeit keine Überraschung. Es ist die Woche vor der Freshers' Week, viele kommen gerade aus den Semesterferien zurück. Und während sie die lang ersehnte Wiedervereinigung mit ihren Besties feiern, mache ich mich völlig übermüdet auf den Weg zur Frühschicht im Supermarkt.

Glücklicherweise sind es nicht mehr als fünf Gehminuten von Sunnys WG. Ich laufe zum Ende der Straße, biege einmal um die Ecke, und schon bin ich auf der Botanic Avenue. Selbst mitten in der Nacht schreien die auf Hochglanz polierten Schilder der Coffeeshops, Buchläden und Restaurants förmlich »Hipster«. Hier gibt es alles von Falafel über Tacos bis hin zu einem ausgefallenen

Laden namens Build A Burger – selbstverständlich zu gewaschenen Preisen, die sich kein Student ohne Sugardaddy leisten kann. Da ich so jemanden allerdings nicht habe – sehr wohl aber verdient hätte, rein aus Prinzip –, schaue ich gar nicht so genau hin, um ja nicht daran zu denken, was ich mir denn mal gönnen sollte, wenn ich könnte.

Ein Seufzen entgleitet mir, unter das sich ein lang gezogenes Gähnen mischt, als ich endlich vor den Türen des Spar-Marktes ankomme, der – den Studenten sei Dank – jetzt auch vierundzwanzig Stunden geöffnet hat. Denn natürlich können diese armen Geschöpfe keine einzige Stunde ohne die Möglichkeit leben, ihren Vorrat an Energydrinks aufzustocken.

Ich nehme mich da nicht aus.

In der Glastür betrachte ich das Spiegelbild meines völlig übermüdeten Selbst, bevor ich mich in die ganzjährig klimatisierte Hölle, die sich Supermarkt nennt, hineinwage. Sofort schlägt mir ein eisiger Wind entgegen, und hinter der Kasse zu meiner Linken grinst mir *die Gottesanbeterin* bereits motiviert und hilfsbereit entgegen. Eigentlich heißt er Sebastian ... oder Stanley ... aber seine speichelleckerische Art, sein schlaksiger Körperbau sowie seine viel zu aufrechte Haltung haben ihm diesen Spitznamen eingebracht. Er nickt mir zu und zeigt mir ein Lächeln, das seine klaviertastenartigen Zähne entblößt. Ein Schauer läuft mir über den Rücken.

Bei seinem Anblick weiß ich sofort, dass etwas im Busch ist.

»Morgen«, knurre ich ihm knapp entgegen und folge seinem Wink, zu ihm zu kommen, statt mich in die Umkleidekabine zu verkriechen.

»Guten Morgen, Dominic.« Falls es mit der Karriere als Supermarktmanager nicht klappt, würde er einen guten Willy Wonka abgeben. »Alles klar?«

Ich nicke, und erst dann bin ich nah genug an die Kasse herangetreten, um zu sehen, dass er heute nicht allein ist. Er hat eine neue Mitarbeiterin neben sich, die anscheinend genauso glücklich über ihre Anwesenheit hier ist wie ich. Als sich unsere Blicke begegnen, schaut sie mich an, als wollte sie mich entweder für meine bloße Existenz erwürgen oder am liebsten aus dem Raum stürmen. Schwer einzuschätzen, und alles, was mir dazu einfällt, ist: *Na toll.*

Skeptisch mustere ich das Mädchen, das im Vergleich zu mir so klein ist, dass ich sie genauso gut als Rucksack nehmen könnte.

»Das ist Ruth«, erklärt die Gottesanbeterin. »Sie fängt heute bei uns an. Ruth, das ist Dominic. Er studiert auch an der Queen's.«

Auch. Wie sie also. Diese Info, ihre Körpergröße, aber vor allem der grässliche Haarschnitt, der einen Vibe von Topf und Bastelschere verströmt und dabei die Farbe von Zuckerwatte hat, wollen nicht so recht zusammenpassen. Sie sieht aus wie sechzehn! Aus großen grauen Augen betrachtet mich diese Ruth für einige Sekunden. Dann nickt sie mir zu.

Aha, eine Begrüßung.

»Na, wie geht's?«, frage ich sie und erhalte nur ein weiteres Nicken.

Neben mir räuspert sich die Gottesanbeterin, ein Lächeln auf den Lippen, das die Unbehaglichkeit der Situation genau widerspiegelt, bevor er sich an meine neue Kollegin wendet.

»Dominic hilft dir heute, dich zurechtzufinden, und erklärt dir den Job.«

Erneut hebt sie den Kopf und senkt ihn wieder.

Und die Leute halten *mich* für schweigsam.

»Na, dann ist ja alles paletti, was?« Das Schulterklopfen der

Gottesanbeterin trifft mich so unvorbereitet, dass meine Nackenhaare sich aufstellen. »Geh dich umziehen, und dann fangt ihr mit den Regalen an.«

»Okay.«

Ich werfe einen letzten Blick auf meine neue Kollegin und bleibe ein wenig zu lange an ihrem puppenartigen Gesicht hängen, aus dem sie mich immer noch passiv anstarrt. In ihren Augen kann ich nicht viel lesen, aber wenn ich ehrlich bin, war ich noch nie ein Empathiesternchen, sondern eher eine taktlose Dampfwalze.

Meine Schicht beginnt offiziell um fünf, also hätte ich noch ein paar Minuten, um vor meinem Spind zu sitzen und mal wieder meinen Lebensweg infrage zu stellen, bevor ich den Tag beginne, aber ich fühle mich mies bei dem Gedanken. Daher werfe ich lediglich einen kurzen Blick aufs Handy, nur um festzustellen, dass um diese Zeit (und generell) kein Schwein etwas von mir will, bevor ich mich auf den Weg zurück in den Verkaufsraum mache. Scheinheilig motiviertes Lächeln inklusive.

Weit komme ich nicht, denn mein neuer Lehrling erwartet mich direkt vor der Tür der Umkleide. In der Enge des Ganges stehe ich zum ersten Mal direkt vor ihr, und mir wird umso bewusster, wie klein sie tatsächlich ist. In dem Poloshirt, das zur Uniform gehört, versinkt sie förmlich.

»Rosie ...«, beginne ich vorsichtig, während ich noch versuche, mich zu entscheiden, ob ihr Gesicht mir gefällt oder doch eher Angst einjagt.

»Ruth.«

Sag ich ja.

»Du sprichst also?«

Ich kann mir den Kommentar nicht verkneifen, woraufhin ich prompt einen strengen Blick von ihr ernte. Doch zu meiner Überraschung währt er nicht lange. Routiniert pustet sie sich den Pony aus ihren Augen, ehe sie schließlich nickt. Auf ihren Lippen liegt ein feines Zittern, das selbst mir nicht entgeht, und als sie wieder etwas sagt, klingt ihre Stimme so, als hätte sie sie seit Ewigkeiten nicht benutzt. Rau und leise, fast ein wenig zu tief.

»Manchmal.«

Soll das ein Scherz sein? Ich sehe ihr in die Augen, aber auch dort steht die Antwort auf meine unausgesprochene Frage nicht geschrieben.

»Ah«, sage ich vorsichtig und ziehe meine Mundwinkel nach oben, sodass ich meine Gesichtsmuskulatur beinahe quietschen hören kann. »Dann komm mal mit.«

Während ich sie kurz durch den hinteren Bereich führe, ihr das Lager zeige und den Wareneingang erkläre, merke ich schon bald, dass das »Manchmal« sehr wohl genauso gemeint war. Kaum ein Mucks kommt über ihre Lippen, obwohl ich den großen Entertainer spiele und zumindest für den Moment versuche, nicht den misanthropischen Soziopathen raushängen zu lassen. Erfolglos.

»Also ... Ruth.« Als wir den ersten Wagen mit Ware für die Regale hinausschieben, gönne ich mir eine kurze anerkennende Kunstpause für mein sonst so schlechtes Namensgedächtnis. »Was verschlägt dich nach Belfast?«

»Uni.«

Natürlich. Ich bin nie gut in diesem Small-Talk-Ding gewesen, doch jetzt komme ich mir furchtbar unbeholfen vor. Aber noch viel unerträglicher als mein sinnfreies Gequatsche finde ich die drückende Stille, die entsteht, wenn ich es nicht tue.

»Und was studierst du?«

»Physik.«

Dieses Gespräch am Leben zu halten ist in etwa so frustrierend wie diese Mandalas zum Ausmalen, die es bei der Welcome Organisation gibt. Langwierige, minutiöse Fusselarbeit, die einen zu mehr *Achtsamkeit* bewegen soll. Am Ende hat man einen bunten Kreis mit Mustern drin, der einen weder geistig noch emotional erfüllt.

Ihre Antworten bleiben entweder einsilbig oder ganz aus, weshalb ich mich irgendwann darauf beschränke, ihr nur zu erklären, was sie zu tun hat, während wir die Regale eins nach dem anderen befüllen.

Eine monotone Arbeit, aber wenigstens stimmt die Bezahlung. Noch dazu kann ich meine Schichten so legen, dass sie nicht mit den Vorlesungen kollidieren.

Was Ruth hier macht, verstehe ich nicht ganz. Mit den Markensneakern und der Designerhandtasche, die ich im Pausenraum erspäht habe, wirkt sie nicht gerade wie jemand, der es nötig hat, sich morgens um sechs für knapp neun Pfund die Stunde die Hände schmutzig zu machen. Aber ich spare mir den sinnlosen Versuch, sie danach zu fragen.

Nach der Hälfte der Schicht bin ich so weit, ihr das gleiche Etikett zu geben wie Stonehenge oder Area 51: Ein Mysterium, aber ich kann glücklich damit leben, nie herauszufinden, was wirklich dahintersteckt.

Das ist übrigens auch der Moment, in dem sich die Gottesanbeterin wieder blicken lässt. Mit einem für diese Uhrzeit viel zu heiteren Lächeln klatscht er zweimal laut, um sich anzukündigen.

»Na, wie läuft's?«

Ruth und ich werfen uns einen kurzen Blick zu, bevor wir überraschend synchron mit den Schultern zucken. Schließlich übernehme ich die Antwort für uns beide: »Ganz okay. Ruth lernt schnell.«

Die Gottesanbeterin nickt zufrieden und reibt sich geschäftig die Hände. »Großartig. Ist es okay, wenn ich sie für den Rest des Tages mitnehme?«

Nein, geht gar nicht, will ich schon antworten, bevor ich mich in letzter Sekunde daran erinnere, dass mein Manager keine Ironie versteht.

»Klar.«

»Dann komm mal mit, Ruth. Dominic, übernimmst du die Kasse?«

Mit einem letzten Blick zu mir und einem Nicken, das ich als Dank interpretiere, folgt sie ihm in Richtung Büro. Als ich ihr hinterhersehe, fällt mir vor allem ihr Gang auf, die Art, wie sie ihre Schritte so sehr mit Bedacht zu setzen scheint, dass nicht einmal ihr kurzes rosafarbenes Haar in Bewegung gerät.

»Seltsame Frau.« Eine Sekunde zu spät merke ich, dass ich das tatsächlich laut ausgesprochen habe, doch bis auf die Stimme des Ansagers von Cool FM bin ich sowieso völlig allein im Supermarkt. Ich schüttele den Kopf und verwerfe die Gedanken an Ruth genauso schnell, wie sie gekommen sind. Eine seltsame Frau, ja, doch wer einmal einen Fuß auf einen Universitätscampus gesetzt hat, weiß, dass es dort noch ganz andere Gestalten gibt.

• • •

Als ich am frühen Nachmittag in die Medway Street einbiege, fühle ich mich wie gerädert. Die Schicht im Spar hat meine Energiereserven bis auf ein Minimum aufgebraucht, und der Weg nach Hause gibt mir jetzt den Rest. Noch dazu regnet es – Überraschung! Am Horizont setzen sich die quietschgelben Kräne der Werft von den grauen Wolken ab, während der Lärm der anliegenden A2 das Einzige ist, was mich davon abhält, noch im Gehen einzuschlafen.

Ich mache einen großen Schritt über eine Pfütze und komme vor einem barackenartigen Backsteinkomplex an, dessen einst rote Mauern inzwischen mehr ins Graubraun übergehen. Mein Zuhause – oder zumindest ein Ort, an dem ich umsonst wohnen kann, bis ich das Studium hinter mich gebracht habe.

Drei Jahre noch, rufe ich mir in den Kopf und sauge den Duft von Regen und Industrie ein, der hier in East Belfast Dauergast ist. Darunter mischt sich Essensgeruch, der umso intensiver wird, als ich das Haus betrete. Vom gefliesten Flur zweigen zwei Wohnungen ab, eine Treppe führt ins Obergeschoss. Hinter einer Tür kann ich deutlich das Rauschen der Dunstabzugshaube hören. Ich atme noch einmal ein – *Bratkartoffeln*.

Für eine Sekunde zögere ich, in mein eigenes Apartment zu gehen, und spiele mit dem Gedanken, Gill einen Besuch abzustatten, um etwas Essbares abzustauben. Gill ist die Dame, die mir ihre zweite Wohnung zur Verfügung stellt, ohne etwas dafür zu verlangen. Sie arbeitet mit der Welcome Organisation zusammen und hat mich von dort gewissermaßen adoptiert, nachdem ... na ja.

Mir ist klar, dass sie sich über meine Gesellschaft freuen würde, aber ich bin nicht in Stimmung für Small Talk von wegen »Und, freust du dich schon auf die Uni?«, weshalb ich diese Idee gleich wieder verwerfe. Was ich jetzt brauche, sind Ruhe, eine Fertiglasagne und meine Konsole.

Auch wenn ich mich insgeheim nach etwas Selbstgekochtem sehne, trifft mich doch eine Welle der Erleichterung, als ich mich endlich in meinen eigenen vier Wänden wiederfinde. Die Wohnung ist nicht groß, bietet gerade genug Platz für Bad, Küche und zwei winzige Zimmer, aber sie reicht für mich. Und die Tatsache, dass ich mir meine Dusche nicht mit Mitbewohnern teilen muss, ist für mich das größte Gefühl von Luxus.

In der Küche schnappe ich mir eine Gabel und die Fertiglasagne aus dem Kühlschrank. Um sie aufzuwärmen, fehlt mir die Motivation, weshalb ich mich gleich zurück in mein Wohnzimmer verziehe. Dieses bietet außer einem Sofa und einem Fernseher, der gefühlt noch von vor der Jahrtausendwende stammt, nicht viel. Das wenige Geld, das ich verdiene, nutze ich, um zumindest die Nebenkosten zu zahlen, mich am Leben zu halten und mir hin und wieder ein paar Klamotten zu kaufen. Dementsprechend sind die Wände um mich herum kahl und leer, aber das stört mich wenig.

Erschöpft lasse ich mich auf die alte braune Ledercouch fallen, wobei ich darauf achte, nicht auf einer der schmerzhaften Federn zu landen. Auf Knopfdruck springt der Fernseher an, dann mache ich mich daran, den Plastikfilm von der kalten Lasagne zu pulen. Anschließend schaufle ich lustlos das nach Pappe und Tomate schmeckende Zeug in mich hinein, bevor ich mein Bein ausstrecke und mit dem großen Zeh das alte Nintendo 64 auf dem Boden zum Leben erwecke.

Vor ein paar Tagen habe ich Pokémon Snap wieder für mich entdeckt, weshalb ich seither meine Freizeit damit verbringe, der weltbeste Paparazzo in der Welt virtueller Monster zu werden. Zumindest bis es mich so sehr langweilt, dass ich ernsthaft überlege, ob es nicht doch intelligenter ist, Zeit mit echten Menschen zu verbringen. Dann wiederum ist meine Auswahl zwischen meiner *Dungeons-and-Dragons*-Gruppe und Gill nicht sonderlich groß, zumal mir die Muße fehlt, um mehr soziale Kontakte zu pflegen. Und wenn ich ehrlich bin – ganz allein fühle ich mich auch gar nicht. Ich habe schließlich noch den digitalen Professor Eich, der mich in meinem Bestreben, Fotograf zu werden, ermutigt. Und welchen Zweck erfüllen Freunde sonst, außer einen zu motivieren, seine Träume zu verwirklichen?

Die Müdigkeit macht mich anscheinend sentimental, wenn ich über solche Dinge überhaupt grübele. Ich verwerfe die Gedanken an mein verkümmertes Sozialleben, komme aber nur dazu, auf der Konsole ein hübsches Bild von einem Karpador zu schießen, bevor das Smartphone in meiner Tasche nach Aufmerksamkeit verlangt.

Sieben neue Matches, lässt mich die Pushmeldung auf dem Sperrbildschirm meines Handys wissen. Ich verdrehe die Augen – ach, da war ja was. Wann habe ich so viel Zeit auf Tinder verbracht, dass ich gleich derart viele Fische gleichzeitig an Land ziehe? Nachdenklich klicke ich mich durch die potenziellen Traumfrauen und kann mich an keine Einzige erinnern, weshalb ich nur müde die Augenbrauen hebe.

Mir ist klar, dass ich meinen Herzdamen (oder zumindest einer davon) jetzt schreiben sollte, um mit ihnen ins Gespräch zu kommen. Aber wenn ich ehrlich bin, hat mir die letzte Nacht schon vollkommen gereicht: Ein paar angenehme Stunden mit Netflix, Sunny und ihrem süßen Mund, mit dem sie auch ganz andere Dinge getan hatte, als bloß unentwegt nervige Fragen über das Geschehen im Fernseher zu stellen.

Nein. Für heute und den Rest der Woche habe ich eindeutig genug von anderen Menschen.

Mint

Ruth

Missmutig betrachte ich mich im Spiegel und versuche, darin irgendwie die Motivation wiederzufinden, die mich vor ein paar Wochen noch so beflügelt hat.

Meine Therapiestunden sind vorbei, ich bin gut auf meine Medikamente eingestellt, und ich fühle mich endlich wieder so sehr im Reinen mit mir, dass ich sogar geglaubt habe, ich könnte das alles schaffen. Zurück an die Uni, einen Nebenjob, neue Freunde finden – ein normales Leben, in dem ich mich nicht den ganzen Tag im Bett herumwälze und mir wünsche, ich wäre jemand anders.

Den ersten Schritt habe ich am Donnerstag gewagt, und was soll ich sagen? Der Schuss ging komplett nach hinten los. Schon morgens habe ich mich kaum aus dem Bett schieben können. Nachdem ich es dann doch geschafft habe, ist mein erster Tag auf der Arbeit so ernüchternd gewesen, wie er nur hätte sein können.

Ich war nie schüchtern, aber reden – vor allem mit Fremden – fällt mir inzwischen so schwer, dass ich kaum ein Wort herausgebracht habe. Dabei will ich das gar nicht, ich will antworten, die Menschen sogar anschreien, um zu spüren, dass ich nach all der Zeit noch am Leben bin.

Aber es klappt nicht. Sosehr ich es mir auch wünsche, da ist noch immer dieser Griff, der mich eisern umschließt. Und je mehr ich versuche, daraus auszubrechen, desto fester packt er mich.

Noch am selben Tag habe ich meine Kündigung eingereicht – per E-Mail, feige, wie ich bin. Ich habe mich entschuldigt und gesagt, die Stelle sei nichts für mich, dabei ist es wohl eher umgekehrt. Danach folgten drei Tage im Bett, während deren ich sämtliche Anrufe meiner Mutter ignoriert und die Energie für Versuch Nummer zwei heute zusammengekratzt habe.

Wenn es mit dem Job schon nicht funktioniert hat, dann bestimmt mit der Uni, nicht wahr? Hahaha.

Wem mache ich eigentlich was vor?

Der Frau im Spiegel, die mich seit geschlagenen zehn Minuten anstarrt, sicher nicht. So lange sitze ich schon hier – angezogen, geschminkt – und versuche mich davon zu überzeugen, dass ich *wirklich* das Haus verlassen sollte.

»Ich kann das«, sage ich mir und klinge dabei noch weniger zuversichtlich, als ich mich fühle. Mit den Fingern fahre ich mir durch die kurzen, dünnen Haare – ein Resultat der Aktion *New Me*. Hinten kurz, sodass ich sie kaum in ein mickriges Zöpfchen zwingen kann. Vorne mit Pony. In Roséblond. Es fühlt sich noch immer völlig fremd an. So leicht.

Nach einer weiteren Minute richte ich mich auf und greife nach meinem Regenmantel. Ich halte inne, kurz bevor meine Finger den gelben, plastikartigen Stoff berühren. Einatmen. Ausatmen.

»Ich kann das.«

Endlich überwinde ich mich, schnappe mir das Kleidungsstück, schlüpfe in die Ärmel und ziehe den Reißverschluss zu, bevor ich mir meinen viel zu langen Schal um den Hals wickle. Erneuter Blick in den Spiegel. Mein Gesicht blickt mir aus einem Nest aus petrolgrüner Wolle entgegen.

Ich kann das, wiederhole ich still, dann mache ich mich endlich auf den Weg.

Von meinem Apartment in der Botanic Avenue ist es nur ein Katzensprung zum Campus. Meine Mum hat ihre Beziehungen als ehemalige Dozentin und ihren Geldbeutel spielen lassen, um mich mitten ins Geschehen zu verpflanzen. Ich bin ihr dafür dankbar, aber wegen der Wellen an Feierwütigen, die jede Nacht durch die Straße branden, nicht wirklich glücklich mit der Lage. Als Belohnung dafür, dass ich es immerhin schon vor die Tür geschafft habe, gönne ich mir einen Kaffee von Starbucks, bevor ich mich dem steten Strom an Studenten anschließe, der sich auf die Uni zubewegt.

Darunter sind auch ein paar Fresher, deren aufgeregtes Gezwitscher ansteckend sein könnte, wenn es mich nicht daran erinnern würde, wie ich vor zwei Jahren zusammen mit Oliver …

Ich schüttele den Gedanken ab wie ein lästiges Insekt, auch wenn ich sicher sein kann, dass er mich immer wieder anfallen wird. Vor allem hier an diesem Ort, an dem so viele glückliche Erinnerungen hängen.

Es wäre ein Leichtes gewesen, einen Neuanfang an einer anderen Universität zu wagen – Edinburgh, London, Newcastle –, aber Queen's kennt meinen Fall und hat zugestimmt, dass ich die Kurse des ersten Jahres nicht wiederholen muss, obwohl ich an keiner Prüfung teilgenommen habe. Auf diese Art spare ich mir Zeit – und die Kosten –, solange ich am Ende dieses zweiten Jahres nur alle Klausuren mitschreibe und die verpassten nachhole. Im Umkehrschluss bedeutet das zwar mehr Druck für mich, aber weniger auf den Geldbeutel meiner Mutter. Nach allem, was sie wegen mir durchgemacht hat, ist es das Mindeste, was ich tun kann.

Auf dem Gelände angekommen, biegt der Großteil der Herde, in deren Mitte ich mich bisher versteckt habe, nach rechts in Richtung Lanyon Building ab. Das große, prunkvolle Backsteingebäude mit den spitzen Dächern und dem idyllischen Innenhof ist nicht nur das Postkartenmotiv der Universität, sondern auch der Ort, an dem die Einführungsveranstaltungen stattfinden. Mein Weg jedoch führt geradeaus, vorbei an der McClay Library zur Fakultät für Physik und Mathematik.

Ein bisschen bin ich froh darüber, mir die ganzen Fresher-Veranstaltungen und Kennenlernrunden zu ersparen. Denn so kann ich mich einfach in die letzte Reihe der Vorlesung setzen, um mich in Ruhe vom Dozenten berieseln zu lassen, während ich versuche, meine Nervosität im Zaum zu halten. Hinter jeder Ecke scheint eine potenzielle Erinnerung zu lauern, und das, obwohl Oliver und ich damals verschiedene Kurse besucht haben.

Überraschend gefasst schaffe ich es in den Seminarraum, wo ich niemanden wiedererkenne. Natürlich – alle, die mit mir begonnen haben, sind jetzt schon im dritten Jahr. Ich könnte mich zu einer Gruppe oder einer einzelnen Person setzen. Vielleicht zu den Jungs in der zweiten Reihe, die über die Semesterferien quatschen, oder neben die Schwarzhaarige hinten rechts, die die Nase in ein Buch gesteckt hat? Am Ende zwingt mich mein rasendes Herz dazu, den Fensterplatz in der sechsten Reihe einzunehmen, wo mir auch bis zum Ende der Stunde niemand droht zu nahe zu kommen.

Ich werte das als einen 50:50-Erfolg. Zwar fehlt mir noch immer der Mut, mich mit Leuten zu unterhalten, aber immerhin liege ich nicht mehr allein zu Hause im Bett und starre an die Decke.

Mit diesem kleinen Triumph im Hinterkopf setze ich zumindest ein leichtes Lächeln auf, das jedoch im Laufe der Stunde mehr und mehr aus meinem Gesicht verschwindet. Der Dozent für Quantenphysik verschwendet nicht viel Zeit darauf, uns einen Überblick über das bevorstehende Jahr zu geben, sondern taucht direkt in die Untiefen von Schrödingers Katze und Hilberträumen ein.

Obwohl ich im ersten Semester recht gut zurechtgekommen bin, habe ich jetzt Schwierigkeiten, dem Stoff zu folgen. Im Laufe der Zeit haben sich zu viele Lücken aufgetan. Einiges habe ich vergessen, anderes hatte ich am Ende des Jahres nicht mehr mitbekommen, sodass ich, als der Dozent endlich die Vorlesung beendet, am liebsten weinen will.

Während die anderen bereits hinausstürmen oder sich nach vorne zum Pult bewegen, lasse ich meine Stirn entkräftet auf meine Mitschrift sinken. Meine sonst so ordentlichen Notizen sind ein einziges Chaos voller Fragezeichen und markierter Stichworte, die ich unbedingt nachlesen muss. Im Grunde ist jedes einzelne Blatt in gelben Textmarker getüncht.

Ich habe etwas später am Tag noch eine Vorlesung. Die Versuchung, in der Zwischenzeit einfach nach Hause zu gehen, ist groß. Doch mir ist klar, dass ich – einmal wieder in der Sicherheit meiner Wohnung – dort nicht mehr so schnell wieder herauskomme. Stattdessen versuche ich, das letzte bisschen Elan, das ich habe, zusammenzukratzen und mache mich auf den Weg zur Bibliothek. Wenn ich schon zwei Unijahre in einem schaffen muss, sollte ich besser gleich damit anfangen, mein Gedächtnis aufzufrischen.

Das C.S.-Lewis-Zimmer ist ein offenes Geheimnis der Universität. Versteckt hinter einem Schrank im dritten Stock der Bibliothek, dient es als kleiner Lern- und Konferenzraum, der aus unerfindlichen Gründen von den wenigsten genutzt wird. Es erinnert an eine Art Turm, rund, mit einer geschwungenen, gepolsterten Bank, die sich an die Hälfte der Wand schmiegt. Links befinden sich weitere Sitzgelegenheiten unter den Fenstern, doch das zentrale Stück bildet ein runder Tisch genau in der Mitte, in dessen Platte eine Karte von Narnia eingelassen ist.

Gerade zu Beginn des Semesters ist das gesamte Gebäude normalerweise so gut wie leer, weshalb ich, nachdem ich mich zwischen alten Mänteln durchgekämpft habe, umso überraschter bin, den Raum dahinter belegt vorzufinden.

Als jemand mir zum ersten Mal von diesem Geheimnis erzählt hat, wurde mir erklärt, es ist eine ungeschriebene Regel, dass man den Raum nicht betritt, solange jemand darin ist. Und genau das ist jetzt der Fall – ein Kommilitone hat es sich auf der Bank bequem gemacht und scheint dort zu schlafen.

Obwohl er mit dem Rücken zu mir liegt, erkenne ich ihn an der langen Silhouette sofort als den Kerl wieder, der mich letzte Woche noch im Supermarkt eingearbeitet hat: *Dominic.*

Mein erster Impuls ist es, auf der Stelle kehrtzumachen und zu verschwinden, bevor er am Ende noch aufwacht und mich fragt, wieso ich gleich nach dem ersten Tag gekündigt habe. Alles in mir schreit danach abzuhauen, damit ich mich nicht rechtfertigen muss. Aber ich bin wie festgenagelt. Der Wunsch, hier oben ein paar Bücher zu wälzen und die nervigen Geräusche der restlichen Bibliothek zu vergessen, ist ebenso groß wie die irrationale Panik vor einem möglichen Gespräch. Gleichzeitig warnt mich meine innere Stimme, dass ich nicht ewig vor jedem einzelnen Menschen davonrennen kann. Ein Seufzer entwischt mir – leider etwas zu laut.

»Komm ruhig rein.« Dominics Stimme ist klar wie ein Glockenschlag und klingt dabei furchtbar müde. »Ich lieg hier nur rum.«

Stirnrunzelnd betrachte ich seinen Rücken. Es ist unmöglich, dass er mich erkannt hat, ohne sich umzudrehen, also scheint es ihm wirklich egal zu sein, ob er Gesellschaft hat oder nicht. Noch immer stehe ich unschlüssig im Türrahmen. Nach seiner Einladung einfach rauszustürmen käme mir umso seltsamer vor. Also trete ich vorsichtig ein und beginne damit, meine Sachen auf dem Tisch auszubreiten und das Textbuch aus dem ersten Semester aufzuschlagen.

All das scheint diesen Dominic nicht im Geringsten zu stören. Regungslos bleibt er auf der Bank liegen und nimmt dabei fast die Hälfte ihrer Länge ein. Verglichen mit mir ist er ein Riese. Das ist zugegebenermaßen nicht besonders schwer, doch selbst alle anderen wirken im Vergleich zu ihm klein.

In den ersten Minuten fällt es mir schwer, mich auf das Buch vor mir zu konzentrieren. Ständig huscht mein Blick zu ihm rüber, bis mir allmählich klar wird, dass meine Anwesenheit ihn wirklich nicht interessiert. Gut so. Etwas entschlossener puste ich mir die Fransen meines Ponys aus der Stirn und mache mich an die Arbeit.

Es braucht nicht mehr als ein paar Seiten, bis sich meine Gehirnzellen langsam reaktivieren. Das wenigste aus dem ersten Jahr habe ich vergessen, sondern schlichtweg verdrängt, nachdem ich das Wissen so lange nicht anwenden musste. Ich lese ein Einführungskapitel, dann das Skript aus der ersten Vorlesung zur Quantentheorie von vor zwei Jahren und mache mich schließlich an die Aufgaben des dazugehörenden Tutoriums.

Bereits die erste lässt mir die Haare zu Berge stehen und zwingt mich dazu, erneut durch den Stoff zu blättern. Aber mit einem Mal packt mich die Motivation. Eine Entschlossenheit durchströmt mich, die ich lange nicht mehr gespürt habe. Schon immer hat die Aussicht auf eine schwierige oder gar unlösbare Aufgabe mich beflügelt, und es ist wundervoll zu spüren, dass auch Olivers Tod daran nichts geändert hat. Konzentriert arbeite ich mich durch das Arbeitsblatt und bin ganz vertieft – zumindest so lange, bis ich gewaltsam wieder in die Realität gerissen werde.

»Du bist so still, ich hab gedacht, wer auch immer hier reingekommen ist, ist sofort wieder abgehauen.«

Mitten in der Berechnung erstarre ich zu einer Statue. Mein Stift hinterlässt einen Farbfleck auf dem Papier, ehe ich ihn vorsichtig beiseitelege. Langsam hebe ich den Blick und begegne Dominics Augen. Ohne dass ich es gemerkt habe, hat er sich aufgerichtet, die Lippen zu einem amüsierten Grinsen verzogen, während er sich die zerzauste Frisur richtet.

»Alles klar?«, setzt er noch hinterher, weil ich ihn offenbar anschaue wie ein Schaf.

Mir schnürt sich die Kehle zu, weshalb ich nur nicke und fieberhaft überlege, was ich jetzt sagen soll.

»Bei … dir?« Meine Stimme klingt, als hätte ich zum Frühstück eine Packung Kreide gefuttert. Aber hey: Ein ganzer Satz! So gut wie zumindest.

»Müde«, antwortet Dominic und lehnt sich dabei zurück. Seine Antwort ist ihm deutlich anzusehen – ich glaube, ich habe noch nie einen Menschen mit so ausgeprägten Augenringen gesehen. »Bisschen früh, um mit dem Lernen anzufangen, meinst du nicht?«

Ich zucke mit den Schultern und sehe wieder hinab auf das Blatt Papier. Es passiert schon wieder. Bereits im Supermarkt hat er ständig Fragen gestellt, um irgendwas aus mir herauszubekommen, während ich nur vor mich hin gestarrt habe wie ein Fisch. Dabei glaube ich kaum, dass er ernsthaft an mir und meinem Leben interessiert ist, sondern bloß zu der Sorte Mensch gehört, die Stille nicht ertragen kann. Seine übereinandergeschlagenen Beine zucken, während er mit den Fingern fast lautlos auf das Polster der Bank trommelt.

Er macht mich nervös.

»Ich …« *Komm schon, Stimme!* »Ich habe vieles aus dem ersten Semester vergessen und will den Anschluss nicht verlieren.«

»Du bist gar kein Ersti?!«

Stirnrunzelnd blicke ich zu ihm auf. »Nein. Wie kommst du drauf?«

»Na …« Er wedelt mit den Händen. Eine seltsame Geste, deren Bedeutung ich trotzdem verstehe: meine Größe. Wahrscheinlich hat er mich bis jetzt für eine Grundschülerin gehalten. Gelangweilt verdrehe ich die Augen und will mich wieder meinem Beweis widmen.

»Ich hab gar nichts gesagt«, lässt er mich eine Spur zu selbstgefällig wissen.

»Aber gedacht.«

»Wenn du jede Frage ignorierst oder so einsilbig beantwortest, muss ich eben spekulieren.«

Mist, verrechnet. Ich streiche die Zeile, die ich eben hingeschrieben habe, durch und schaue nicht mal auf, als ich antworte.

»Und was spekulierst du so?«

Eine so winzige, unschuldige Frage … Trotzdem kann ich nicht leugnen, dass die Antwort mich interessiert. Was sehen die Leute in mir, wenn sie mich heute treffen? Was können sie aus mir herauslesen?

»Ist das eine ernst gemeinte Frage?«

»Klar.«

Dieses Mal schreibe ich den richtigen Erwartungswert hin, während ich plötzlich meinen Herzschlag deutlich spüren kann.

Dieses Gespräch und Dominics Anwesenheit versetzen mich in leichte Panik. Vor allem, weil mir jetzt umso klarer wird, dass ich seit der Beerdigung mit niemandem außer meinem Therapeuten, meinem Neurologen, dem Typen vom Spar und meiner Mutter mehr als ein paar Worte gewechselt habe.

Zu meiner Überraschung kommt Dominic meiner Aufforderung nach.

»Du bist klein«, stellt er fest, als wäre das der relevanteste Fakt. »Und dem Haarschnitt nach zu urteilen, entweder zu viel auf Pinterest unterwegs oder *anders als alle anderen*.«

Beinahe grunze ich auf. Ist das sein Ernst?

»Wüsste ich es nicht besser, würde ich sagen, du studierst entweder Literatur oder was mit Kunst.« Immerhin das weiß er inzwischen besser. »In deiner Freizeit schreibst du gern eigene Geschichten oder Gedichte. Generell bist du eher ein Bücherwurm oder so was.«

Aufmerksam höre ich ihm zu und gleiche seine wilden Spekulationen mit dem ab, was ich bin oder behaupte zu sein. Ich kann ihm schriftlich geben, was ich studiere, und dass ich bestenfalls ein- bis zweimal im Jahr ein Buch anfasse, aber seine Worte bringen mich dennoch zum Nachdenken.

»Weiter?«

»Sagst du mir wenigstens, ob ich richtigliege?«

Ich zucke mit den Schultern. »Ich lese selten. Ich habe andere Hobbys.«

Hatte.

»Du schaust Animes und schreibst dazu Fan-Fiction, hörst gern K-Pop und spielst ein Instrument oder so.«

Seine Stimme klingt nicht wie ein Vorwurf, sondern wie eine ernsthafte Einschätzung, basierend auf dem, was er sieht. Erneut hebe ich den Blick und mustere ihn.

»Steckst du Menschen gern in Schubladen?«, frage ich geradeheraus, ohne meine Stimme dabei angreifend klingen zu lassen.

»Keine Schubladen«, erwidert er. »Eher so … bunte Aufkleber, die ich den Menschen verpasse – auf die Art weiß ich wenigstens, worauf ich mich einlasse.«

Sicher, dass du dich hierauf einlassen willst? Fast hätte ich den Satz ausgesprochen, aber ich zügele mich im letzten Moment, obwohl ich es nicht schaffe, meine Überraschung zu verbergen. Zum ersten Mal sehe ich ihn richtig an.

Sein dunkles, zur Seite gescheiteltes Haar erweckt den Eindruck, als könnte er mal wieder einen Friseurbesuch vertragen. Die Ringe unter seinen großen, schiefergrauen Augen zeugen von viel zu wenig Schlaf, während sie einen starken Kontrast zu seiner sonst blassen Haut bilden. Dazu hohe Wangenknochen und ein sorgsam rasiertes Kinn.

Dominics Klamotten sind nicht brandneu, keine Markensachen, und an seinem Rucksack, den er vorhin noch als Kissen benutzt hat, hängt einer der Träger buchstäblich am seidenen Faden.

Ich habe Menschen nie nach ihrem Äußeren beurteilt, und das werde ich auch jetzt nicht tun. Aber dieser eine Satz mit den Stickern verrät mehr über ihn, als er ahnt.

Auf die Art weiß ich wenigstens, worauf ich mich einlasse.

Ich lasse seine Aussage unkommentiert und starre stattdessen wieder auf mein Blatt. Doch meine Gedanken sind so unruhig, dass die Zahlen vor meinen Augen zu Hieroglyphen werden. Wie zarte Nadelstiche kann ich Dominics Blick weiterhin auf mir spüren, wie er jede meiner Regungen genau studiert, während er in seinem Kopf nach dem richtigen Sticker sucht. Bekomme ich den für Weebs oder den für rebellische Kids aus gutem Hause? Und wenn – was passiert als Nächstes?

»Welchen Sticker bekomme ich?«, rutscht es mir heraus, woraufhin Dominic überraschend Luft ausstößt. Ist das ein Lachen? Ich wage nicht aufzusehen, meine aber zu hören, wie er seine Sachen schnappt, aufsteht und auf mich zukommt.

»Am Anfang fand ich einen in Rosa sehr passend«, erklärt er und steht auf einmal neben mir. Wenn ich im Sitzen zu ihm aufsehe, wird der Größenunterschied nur noch deutlicher. Jetzt bemerke ich auch, dass seine Augen nicht grau, sondern grün sind – und etwas Düsteres liegt darin, das ich nicht genau zuordnen kann. Seine Hand ruht auf meiner Stuhllehne.

»Und jetzt?«

Dominics Lippen verziehen sich zu einem Lächeln, das mich erschaudern lässt. Keine Ahnung, wieso. Statt einer Antwort nickt er mir zu und wendet sich zum Gehen, während ich ihm irritiert hinterherstarre. Erst als er bereits so gut wie im Kleiderschrank verschwunden ist, richtet er noch einmal das Wort an mich.

»Ich komm drauf zurück, Samwise.«

Die Schwere eines Versprechens schwingt in seinem Satz mit, das nicht so recht zu unserer eigentümlichen Konversation passen will. Was mich aber noch viel mehr irritiert, ist der Spitzname.

Hat er mich eben ernsthaft *Samwise* genannt?

Deep Navy

Dominic

Während ich noch auf die Bahn nach Hause warte, lasse ich den heutigen Tag im Geiste Revue passieren, um mich vom Sekundenschlaf abzuhalten. Angefangen hat es mit einer Vorlesung in Datenbanken, gefolgt von einem Nickerchen im C.S.-Lewis-Zimmer, das meiner Meinung nach nur für zwei Zwecke genutzt wird: schlafen oder Nervenzusammenbrüche. Dort dann meine unheimliche Begegnung der dritten Art mit Ruth.

Noch immer bin ich unschlüssig, welchen Sticker ich ihr am Ende wohl verpassen werde. Aber ich bin der festen Überzeugung, mir wird schon der richtige einfallen, sobald ich sie genauer unter die Lupe nehmen kann. Was aber anscheinend so schnell nicht möglich sein wird, denn vorhin erst hat die Gottesanbeterin mich wissen lassen, dass Ruth überhaupt nicht wiederkommt.

Tja. Sei's drum.

Erschöpft lehne ich mich an einen Leuchtkasten mit einem Plakat von Translink, das vor dem Fahren ohne gültiges Ticket warnt, als ein Vibrieren in meiner Hosentasche mich zurück in die Realität holt. Sunny, von der ich eigentlich gehofft habe, dass der eine Abend alles zwischen uns war, erweist sich als hartnäckiger als gedacht. Die meisten Frauen verstehen die Kombination aus Tinder und meinem heimlichen Abgang als klare Aussage, doch sie …

Noch schaffe ich es nicht, ihr eine deutliche Abfuhr zu erteilen. Vor allem, weil sie gerade so freundlich ist, mich an ihrer Outfitwahl für die Kneipentour heute Nacht teilhaben zu lassen.

Ein Lächeln huscht mir über die Lippen, als ich durch die Kollektion an Selfies in spärlicher Bekleidung scrolle, und ich lasse mich sogar dazu herab, ihr meine Anerkennung mitzuteilen: »Nice.«

Bin ich ein Arsch? – Yep.

Skeptisch betrachte ich meine einsilbige Nachricht und beschließe, noch ein Emoji hinterherzusetzen, um nicht ganz wie ein emotionaler Eisblock rüberzukommen, bevor ich das Handy wieder in der Hosentasche verschwinden lasse.

Nachdenklich kaue ich auf der Unterlippe herum. Obwohl vor meinem geistigen Auge noch immer das Bild von Sunnys üppiger Oberweite dominiert, schleicht sich ein anderer Gedanke immer wieder in mein Bewusstsein.

Welchen Sticker bekomme ich?

Den für Quälgeister schon einmal garantiert, denn egal, wie sehr ich mich auch zwinge – meine Kommilitonin mit den fusseligen Zuckerwattehaaren will einfach nicht aus meinem Kopf. Ich kann nicht sagen, was es ist, aber irgendwie habe ich das Gefühl, etwas stimmt nicht mit ihr. Zu gern würde ich mir einreden, ich wüsste genau, wer sie ist – ein Buchnerd, Weeb, Rebellin, Was-auch-immer – doch irgendwie passt nichts zu ihr. Sie wirkt streberhaft, wenn sie sich am ersten Tag schon zum Lernen in die Bibliothek setzt, aber wie passt das dazu, dass sie schon nach einer Schicht im Supermarkt kündigt? Wieso hat sie überhaupt erst dort angefangen?

Stopp.

Ich muss dringend aufhören, an sie zu denken, und mich ganz schnell auf meine eigenen Probleme konzentrieren. Das Letzte, was ich brauche, ist Ablenkung oder dass irgendeine Frau sich wie ein Parasit in meinem Kopf einnistet.

Falls ich sie wiedersehen sollte, frage ich sie nach dem Job. Danach entscheide ich über den passenden Sticker, stelle Ruth in denselben Schrank wie all die anderen Menschen, die in meinem Leben kommen und gehen, und mache genauso weiter wie bisher.

Ganz einfach. Genau so.

Thema beendet.

Zu Hause führt mein erster Gang zum Briefkasten. Neben der Broschüre eines neuen Restaurants namens Fryer Tuck, dessen Dumpingpreise augenblicklich Vertrauen erwecken, finde ich darin auch einen Umschlag ohne Absender. Die Ecken sind zerknittert, das Papier sieht aus, als wäre es schon zehnmal recycelt worden. Auch ohne die feine Handschrift, in der mein Name und meine Adresse darauf notiert sind, hätte ich erkannt, von wem er stammt. Der Brief verströmt den feinen Duft eines süßen Parfüms – wie ein Liebesbrief. Nur weiß ich zu genau, dass es keiner ist.

Seufzend lasse ich den Umschlag in meine Manteltasche gleiten, gehe ins Haus, nur um ihn dort zu den anderen zu werfen, die in einer Schublade in der Küche ihr Dasein fristen. Ungeöffnet. Wie viele es inzwischen wohl sind? Ich würde gern behaupten, dass es mir so egal ist, dass ich mir nie die Mühe gemacht habe zu zählen, aber ich weiß ganz genau, dass es mit dem neuen zusammen achtundzwanzig sind.

Auch diesen lasse ich ungeöffnet in den Untiefen meiner Küchenzeile verschwinden. Mit einem Seufzen knalle ich die Schublade zu. Halte kurz inne und schüttele dann den Kopf.

Nein. Vergessen. Weitermachen.

Ich verbringe den Rest des Tages, wie ich es am liebsten habe, obwohl die meisten es als verwerflich bezeichnen würden: mit Energydrinks, ein bisschen Tinder, Fertigkartoffelpüree (selbstverständlich kalt) und dazu mein Nintendo 64. Fast fühle ich mich ein bisschen wehmütig, als mein guter Freund Professor Eich mich zu meiner letzten Mission schickt, doch sobald die Credits über den Bildschirm laufen, hole ich schon das nächste Spiel hervor. Zumindest bis mein Handy mich wieder ablenkt.

Diesen Abend habe ich nur drei Matches. Mein Selbstwertgefühl ist ein wenig angekratzt davon, doch wenn man bedenkt, dass ich nach wie vor keine Lust habe, mich näher mit den Ladys auseinanderzusetzen, ist es wohl besser so.

Viel zu spät gehe ich ins Bett und schlafe noch später ein, weshalb ich am nächsten Morgen eine Schmerztablette einwerfen muss, weil mir der Schädel brummt. Als ich sie in der Küche mit einem Glas Wasser hinunterstürze, bleibt mein Blick erneut an der Schublade hängen.

Achtundzwanzig Briefe. Hartnäckig ist sie, das muss ich ihr lassen, aber an mir wird sie sich die Zähne ausbeißen … Ich denke schon wieder zu viel darüber nach.

Schnaubend fahre ich mir durch die Haare, bevor ich mein Handy checke. Keine neuen Matches über Nacht, dafür geschätzte zweihundert Nachrichten von Sunny. Außerdem erinnert mich die Uhrzeit daran, dass ich mich auf den Weg machen sollte.

Die Vorlesung über Berechnungstheorie verbringe ich mehr tot als lebendig auf meinem Platz ganz hinten links – etwas, das ich vermutlich nächste Woche, wenn ich nicht mehr verstehe, was überhaupt das Thema ist, schon bereuen werde –, bevor ich mich für vier Freistunden auf den Weg zurück zum Hauptcampus mache.

Den Umständen meiner Jugend habe ich es zu verdanken, dass ich mit fünfundzwanzig gerade erst im zweiten Jahr des Bachelors für Computer Science sitze, was mich grundsätzlich nicht stört. Nur in puncto Stundenplan habe ich dieses Mal die Arschkarte gezogen. Dienstage beginnen für mich um neun Uhr morgens. Eine Stunde Vorlesung, nur um danach bis zum Nachmittag rumzuhocken. Entsprechend war die Versuchung heute groß, einfach mal zu »verschlafen«, aber das würde ich nicht wagen.

Dass ich die Queen's University besuchen kann, ist in meinem Fall absolut keine Selbstverständlichkeit. Und dass ich dort studieren kann, ohne am Ende mit 20 000 Pfund Schulden ins Berufsleben zu starten, erst recht nicht. Die Welcome Organisation hat mich vor fünf Jahren nicht nur buchstäblich von der Straße aufgelesen, sondern mir darüber hinaus die Chance gegeben, meine A-Levels nachzuholen, und mir später das Stipendium zugespielt, das mich jetzt sorgenfrei durchs Studium bringt. Ich denke, in Anbetracht dessen hat guter Wille einen höheren Stellenwert als mein vollkommen zerstörter Biorhythmus.

An einem sonnigen Tag wie diesem erstrahlt der perfekt getrimmte Rasen vorm Lanyon in einem derart künstlichen Grün, dass Queen's etwas von einem amerikanischen Spielfilm hat. Die Sorte, in dem die Protagonisten an der Universität die große Liebe finden. Der Footballstar und das Mauerblümchen. Oder das scheinbar naive Blondchen, das in Harvard Jura studiert. Doch die Realität ist anders: keine glücklich aussehenden Grüppchen von Studenten, die im Gras zusammen lernen, keine sportlichen Typen, die Flyer für Verbindungen verteilen. Nur ich, wie ich auf dem Parkplatz an der rechten Seite des Gebäudes herumschleiche, bis eine seltsame Erscheinung beinahe dafür sorgt, dass mein Dozent für Softwareentwicklung mich mit seinem BMW überrollt.

Das aggressive Hupen reißt mich aus meiner Trance, doch ich bringe nur ein entschuldigendes Winken zustande, bevor mein Blick wieder auf den Grund für meine Ablenkung fällt. Zuckerwatte. Auf zwölf Uhr.

Sie verlässt gerade die Fakultät für Physik und scheint nicht zu bemerken, dass ich fast überfahren wurde. Zielstrebig begibt sie sich auf den Weg in Richtung McClay Library, während ich mir nur einen Sekundenbruchteil Zeit lasse, darüber nachzudenken, ob es wirklich schlau ist, Ruth zu folgen.

Meine Füße handeln schneller als mein Gehirn und nehmen bereits die Verfolgung auf, ohne dass ich überhaupt einen Plan habe, was ich zu ihr sagen oder wie ich meine plötzlichen Stalkertriebe rechtfertigen soll. Dabei macht sie es mir gar nicht so leicht. Obwohl sie buchstäblich ein Hobbit ist, legt sie ein Tempo an den Tag, mit dem ich nicht gerechnet habe. Als wäre der Teufel persönlich hinter ihr her.

Noch ehe ich sie einholen kann, verschwindet sie blitzschnell in der Bibliothek und lässt mich stutzend vor dem Gebäude zurück.

Ich habe jetzt zwei Möglichkeiten.

Erstens: Ich lasse Zuckerwatte Zuckerwatte sein und freunde mich mit dem Entschluss an, dass sie keinen bunten Sticker braucht. Dass ich sehr wohl mein Leben weiter in glückseliger Ignoranz verbringen kann, ohne zu wissen, wer diese Frau ist oder warum sie gleich am ersten Tag im Supermarkt gekündigt hat. Ich mache auf dem Absatz kehrt und suche mir einen anderen Schlafplatz drüben im Computer Science Building.

Zweitens: Ich folge ihr, finde heraus, was sich hinter den rosa Haaren verbirgt und ... ach, keine Ahnung. Ich mach's einfach.

Ich spare mir die peinliche Nummer, bei der ich einen Kommilitonen frage, ob er eine Frau gesehen hat, die aussieht wie die Grunge-Version von Stephanie aus *Lazy-Town*, und mache mich auf gut Glück auf den Weg ins C.S.-Lewis-Zimmer. Der Kleiderschrank, der dorthin führt, empfängt mich mit dem vertrauten Geruch von altem Leder, und als ich Ruths rosa Haarschopf dahinter entdecke, huscht ein Lächeln über mein Gesicht.

Dieses verschwindet jedoch augenblicklich, als ich ihr Schluchzen höre. Sofort erstarre ich zur Salzsäule, bevor ich einen Schritt zurückweiche. Einen einzigen, obwohl alles in mir schreit: *Das geht dich nichts an!*

Doch aus irgendeinem Grund schaffe ich es nicht, meinen Rest Anstand zusammenzukratzen und umzudrehen, als ich ihre zierliche Gestalt am Tisch entdecke. Ruth ist in sich zusammengesunken, wodurch sie noch kleiner wirkt als ohnehin schon. Das Beben ihrer Schultern ist die einzige Regung, die von ihr ausgeht. So leise, wie ihr Schluchzen ist, gleicht es einem Wunder, dass ich es auf Anhieb gehört habe.

Frustriert beiße ich die Zähne zusammen. Ein Teil von mir will jetzt erst recht zu ihr und ihr zumindest meine Hilfe anbieten, so nutzlos diese auch sein mag. Ein anderer Teil hat noch immer Option Nummer eins von vorhin im Kopf. Statt allerdings eine Entscheidung zu treffen, bleibe ich an Ort und Stelle stehen, mein Atem flach, mein Puls rasend. Still sehe ich dabei zu, wie sie mehr und mehr in sich zusammensackt, und etwas in mir rührt sich. Ihr Anblick erinnert mich an meine Mutter.

Nicht die wütende Mutter. Nicht die verwirrte Mutter. Oder die verzweifelte. Sondern die traurige. Die, die für mich da war, als mein Dad nicht mehr nach Hause kam. Die, die jeden Abend allein in der Küche saß und dachte, ich sei bereits im Bett. Dabei habe ich zugesehen, wie sie sich Nacht um Nacht vor Trauer am Tisch gekrümmt hat, während ich selbst nur hilflos und unentdeckt im Türrahmen gestanden habe. So wie jetzt.

Der Stich, der sich bei der Erinnerung wie ein Eiszapfen in meine Brust bohrt, zwingt mich schließlich zur Kehrtwende. Ruths Anblick, sosehr ein Teil von mir ihr auch helfen will, löst etwas in mir aus, das ich aus guten Gründen lange vergraben habe und das jetzt droht herauszubrechen.

Das kann ich nicht zulassen. Wie das Kind, das ich damals war, gehe ich lautlos rückwärts, ohne den Blick von der weinenden Gestalt abzuwenden, und erst als ich die Tür wieder schließe, wage ich Luft zu holen.

»Sorry ... ist das das C.S.-Lewis-Zimmer?«

Die fremde Stimme beschert mir fast einen Herzinfarkt, ehe ich realisiere, dass sie zu einem Typen aus einer Gruppe Fresher gehört, die sich von hinten angeschlichen haben.

Erstsemester sind sehr leicht zu erkennen. Hauptsächlich am hoffnungsvollen Glanz in ihren Augen, ihrem aufrechten Gang, der Neugier in ihrem Blick. Ich gebe ihnen vier Wochen, und nichts davon wird übrig sein – zerquetscht von der quälenden Last der heiligen Dreifaltigkeit: Stress, Schlafmangel, Studentendarlehen.

Ich schiebe den irrelevanten Gedanken beiseite und wende mich dem Anführer des Rudels zu. Augenblicklich verpasse ich ihm folgende Sticker: *Speichellecker. Jurastudent. Reiche Eltern.*

»Ja, ist es«, antworte ich. »Wieso?«

»Wir wollen rein.«

»Sorry, Kumpel, ist gerade schlecht.« Zur Verdeutlichung mache ich mich vor der Tür breit.

»Wieso?«

Denk nach, Dominic!

»Der Vorstand der Dragonslayer Society hält gerade die erste Sitzung des Jahres.«

Der Typ hebt eine beunruhigend perfekt gezupfte Augenbraue. »Während der Vorlesungszeit?«

»Wir haben alle eine Freistunde«, erkläre ich ihm, ohne die Miene zu verziehen. »Und müssen noch Sachen für die Freshers' Fair morgen klären.«

»Aber Drachentöter? Du verarschst mich doch.«

Ich verdrehe die Augen. »Nein. Geh auf die Seite der Students' Union oder auf Facebook, wenn du mir nicht glaubst.«

Der kleine Pulk, der ihm folgt, wird langsam unruhig.

»Ich denke, noch eine Stunde, dann sind wir fertig«, füge ich so freundlich wie möglich hinzu, und endlich regt sich etwas in seinem Gesicht.

»Schön.« Er hebt seine Nase ein Stück zu sehr – vermutlich um über die Tatsache hinwegzutäuschen, dass er mir nur bis ans Kinn reicht. »Wir kommen später wieder.«

Zustimmendes Gemurmel von seiner kleinen Gefolgschaft, bevor sie sich ohne ein weiteres Wort davonmachen. Wie die Glieder einer viel zu gut angezogenen Raupe.

Ich warte geschlagene fünf Minuten, in denen ich verzweifelt versuche, meine Gedanken auf irgendetwas anderes als den Raum hinter mir zu lenken, bevor ich mich ebenfalls auf den Weg mache. Runter ins Café Hope, wo ein doppelter Espresso mir hoffentlich den Kick liefert, den ich brauche, um diese Episode zu verdrängen.

Ruth

Depression ist ein Arschloch. Wie ein lauernder Schatten, der vor allem dann gern zuschlägt, wenn du denkst: *Oh, es wird langsam.*

Der erste Tag in der Uni lief super für meine Verhältnisse. Bis auf die Erkenntnis, dass ich einiges nachzuholen habe, habe ich mich halbwegs wohlgefühlt, habe keine Panikattacke bekommen und bin auch nicht weinend zusammengebrochen. Für mich ein Erfolgserlebnis, das mich optimistisch stimmte.

Wie gut also, dass es einen zweiten Tag gibt, der mich eines Besseren belehrt und mir einen Schlag verpasst. Richtig schön mitten ins Gesicht.

Er beginnt mit der Neunuhrvorlesung in Astrophysik. Ich weiß nicht, wie ich es schaffe, die Veranstaltung zu überleben, aber zehn Minuten vor Schluss fühle ich mich, als hätte das Vakuum des Universums mir sämtliche Luft aus der Lunge gesaugt. Ein unsäglicher Druck liegt auf meinem gesamten Brustkorb, und nur mühsam schaffe ich es, meine Schnappatmung leise genug zu halten, dass niemand sonst etwas mitbekommt.

Obwohl mein Kopf komplett leer ist, zwinge ich mich, auch die letzten Minuten sitzen zu bleiben. Meine Hand zittert so sehr, dass meine klägliche Mitschrift unlesbar wird. Immer wieder huscht mein Blick zur Uhr im Hörsaal. Der Dozent überzieht.

Zwei. Drei. Vier Minuten. Jede einzelne davon fühlt sich an wie ein ganzes Jahr. Ich versuche, mich an die Atemübungen zu erinnern, die mein Psychologe mir mitgegeben hat.

Einatmen. Eins. Zwei. Ausatmen. Eins. Zwei. Drei. Vier.

Sechs Minuten, und der Dozent erlöst uns. Im Eiltempo packe ich meine Tasche und stürme aus dem Saal. Inzwischen zittere ich am ganzen Körper. Tränen brennen in meinen Augen.

Es ist alles zu viel. Viel zu viel.

Aus weiter Ferne dringt das Hupen eines Autos zu mir durch, doch ich steuere nur blind nach rechts in Richtung McClay. Als wäre jemand hinter mir her, haste ich die Stufen hinauf in den dritten Stock, bin nur einen Sekundenbruchteil erleichtert, dass das Zimmer leer ist, bevor mich ein Heulkrampf so heftig schüttelt, dass ich förmlich auf dem Tisch zusammenbreche.

Zu viel. Viel zu viel.

Ewigkeiten vergehen, bis die Tränen nachlassen, die dichte tiefschwarze Wolke in meinem Kopf sich lichtet und Raum für einen stechenden Schmerz macht. Danach sitze ich eine Weile stumm da, starre auf die Landkarte unter der Glasplatte, auf der noch immer einzelne mit Mascara vermischte Wassertröpfchen kleben, während ich versuche zu rekapitulieren, was da passiert ist.

Es gab keinen konkreten Auslöser für die Panikattacke. Keine Erinnerung, die plötzlich über mich hinweggefegt ist, niemanden, der mir zu nahekam oder unangenehme Fragen stellte. Ich saß nur in der Vorlesung, habe versucht, dem Stoff zu folgen, als sich auf einmal ein Gewicht auf meine Brust gelegt hat.

Nicht gut.

Gar nicht gut.

Ich muss zum Arzt.

Mein Handy klingelt, als ich die Wohnungstür aufmache. Ich muss nicht hinschauen, um zu wissen, wer es ist, denn es gibt in meinem Leben aktuell sowieso nur eine Person, die sich bei mir meldet. Ich drücke aufs Display, murmele nur ein »Ich ruf dich gleich zurück, Mum« hinein, ehe ich auch schon auflege. Ein Seufzen kommt mir über die Lippen. Nach dem Albtraum in der Vorlesung heute Morgen, gefolgt von einem immerhin halbwegs erleichternden Arzttermin gerade eben, will ich mich am liebsten in mein Bett verkriechen und mich dort für die nächsten Wochen unter der Decke verstecken. Allerdings fällt das nicht nur flach, weil ich auch irgendwann etwas essen muss, sondern auch, weil ich meiner Mutter eine ausführliche Erklärung schulde, nachdem ich ihr vorhin nur einen Einzeiler geschrieben habe, dass ich zum Neurologen gehe.

Nein, es macht keinen Sinn, mich vor dem Telefonat zu drücken, zumal ich meiner Mutter damit nur mehr Sorgen bereite, als sie ohnehin schon wegen mir hat.

Ein wenig entschlossener betrete ich meine Wohnung, werfe meine Tasche in eine Ecke und schlüpfe aus Jacke, Schal und Schuhen. Die Stille, die mich empfängt, hat sofort etwas Beruhigendes. Etwas, das meine Nerven nach so einem Tag bitter nötig haben. Ich steuere zielstrebig mein Schlafzimmer an, durch dessen geschlossene Vorhänge kaum ein Sonnenstrahl tritt, und werfe mich, ohne das Licht einzuschalten, aufs Bett.

Endlich habe ich das Gefühl, wirklich zur Ruhe zu kommen. Mein Puls verlangsamt sich, der stechende Kopfschmerz lässt nach, und die dunklen Gedanken haben sich für den Moment in eine entfernte Ecke meines Bewusstseins verzogen. Ich fische mein Handy aus der Tasche meiner Jeans und wähle die Nummer meiner Mum, bevor ich es mir anders überlegen kann. Das Freizeichen ertönt nur ein Mal, dann ist sie auch schon am Telefon.

»Bist du okay?« Meine Mum hat nie zu der hysterischen Sorte gehört, doch jetzt gerade entgeht mir der dringliche Unterton in ihrer Stimme nicht, auch wenn sie ihn gut zu überspielen weiß.

»Ich lebe«, erwidere ich.

»Und das soll mich jetzt beruhigen?«

Ein Lächeln huscht über meine Lippen. Ich kann mir förmlich

vorstellen, wie gerade eine ihrer dünnen hellen Augenbrauen in die Höhe schießt.

»Besser als nichts?«, entgegne ich in dem kläglichen Versuch, die Konversation locker zu halten, dabei weiß ich, dass der Spruch alles andere als angebracht ist. »Hatte einen miesen Tag.«

»Mies von wegen ›Mum, kannst du mir zum Trost eine schöne Handtasche kaufen?‹ oder ›Mies, mies‹?«

»Mies, mies.« Ich beiße mir auf die Unterlippe, um die aufkommenden Tränen zu unterdrücken, als die zurückgedrängten Emotionen mich erneut zu überwältigen drohen. »Ich hatte eine Panikattacke in der Vorlesung.«

»Shit.« Kurz muss ich grinsen. Manchmal ist ein überfordertes Fluchen alles, was man hören muss, um zu wissen, dass man mit seinem Problem nicht allein dasteht.

»Ich tue mich schwer«, erkläre ich dann ehrlicherweise. »Im Moment ist alles ein bisschen viel. Viele Erinnerungen ... Deshalb war ich heute beim Arzt.«

»Das hast du geschrieben.« Vom anderen Ende der Leitung höre ich Papierrascheln. »Und?«

Ich seufze. »Ich hatte Glück, dass ich überhaupt so kurzfristig vorbeikommen konnte, aber der Arzt war sehr nett.«

»Wow«, zischt meine Mum sarkastisch, und ich kann es ihr nicht verübeln. Drüben in Schottland haben wir Ewigkeiten gebraucht, einen Arzt zu finden, der sich meinen Fall genau angehört und mir eine Therapie und Medikamente verordnet hat.

»Weil die Therapie vor Kurzem erst beendet wurde, hat er vorgeschlagen, dass wir es erst einmal mit Medikamenten probieren und die Dosis etwas erhöhen.«

Ich höre, wie meine Mutter scharf Luft einzieht. Wie ich auch lebt ihre engste Freundin mit Depressionen, lehnt allerdings jede Form von Medikamenten ab und verlässt sich stattdessen ganz auf ihre Therapie. Bei ihr klappt das ausgezeichnet, aber in den letzten anderthalb Jahren habe ich genug über mich und Psychologie gelernt, um zu wissen, dass wir alle anders funktionieren und jeder für sich selbst herausfinden muss, was am besten hilft. Bei mir sind es eben aktuell die Medikamente.

»Fühlst du dich damit wohl?«

Ich nicke, obwohl Mum es nicht sehen kann. »Für den Moment ist es die beste Option. Wenn es aber nicht besser wird, gehe ich noch mal hin.«

Ich bin selbst überrascht darüber, wie vernünftig ich klinge, nachdem ich mich vor ein paar Minuten noch vergraben wollte. Manchmal hilft es tatsächlich, offen über die Situation zu sprechen. Aber eben nur manchmal.

»Das klingt auf jeden Fall gut. Aber versprich mir, dass du das auch wirklich durchziehst.«

»Mum …«

»Entschuldige. Ich weiß, dass das nicht so einfach ist. Besser: Versprich mir, dass du es versuchst.«

»Versprochen«, erwidere ich erleichtert.

»Und jetzt mal etwas anderes … Ich habe heute zum ersten Mal ein paar neue Gruppen Erstis unterrichtet.« Oh nein, ich weiß, worauf das hinausläuft. »Kannst du mir erklären, was es mit diesem ›Yeet‹ auf sich hat?«

Vermilion

Dominic

Entgegen meinen Vorsätzen bekomme ich sie nicht mehr aus dem Kopf und werde bei jedem Gedanken daran, wie Ruth weinend über dem Tisch zusammengebrochen ist, schmerzhaft an mein schlechtes Gewissen erinnert. Ein naiver Teil von mir, der der Menschheit noch nicht ganz abgeschworen hat, will mir einreden, dass ich ihr irgendwie hätte helfen können – oder es zumindest hätte versuchen sollen.

Als ob.

Mit aller Gewalt schiebe ich sowohl die Erinnerungen an Ruth als auch an meine Mutter beiseite. Dabei ist es bei meinem aktuellen Gefühlschaos nur eine Frage der Zeit, bis sie wieder aufpoppen. Inzwischen fühle ich mich wie ein pensionierter Detektiv, der noch immer an einem alten Fall knabbert, obwohl er weiß, dass er eigentlich nur seine Rente genießen sollte.

Abgelenkt, wie ich bin, merke ich nicht, dass ich im Begriff bin, einen großen Fehler zu machen. Und erst als ich bereits mitten im Geschehen bin, wird mir die Offensichtlichkeit direkt vor Augen geführt. Es ist der erste Mittwoch im neuen Jahr. Und das bedeutet: Freshers' Fair.

Die gesamte Rasenfläche vorm Lanyon Building, die mich am

Vortag noch an einen amerikanischen Collegefilm erinnert hat, wurde über Nacht mit einem gigantischen Pavillon überspannt, unter dem sich ganze Heerscharen neuer Studenten tummeln. Und das schließt den gesamten Bereich drum herum mit ein – inklusive des Wegs zu meiner Fakultät.

Jackpot, denke ich sarkastisch, als ich mich auch schon ins Getümmel stürze. Als großer Mensch hat man in solchen Massen zwar seine Vorteile, doch mein Körperbau allein hilft nicht immer, wenn plötzlich eine Welle an Studenten buchstäblich von der Seite gegen mich brandet und mich in Richtung des Zelts schiebt.

»Domdom!« Gerade als ich wieder ein paar Meter vorangekommen bin, stellt sich erneut ein Hindernis in meinen Weg. Noch dazu eines, das es wagt, mich bei meinem allseits beliebten Spitznamen zu nennen.

»Was gibt's, Connor?« Missmutig betrachte ich den Kerl, der mit den blonden Haaren und der viel zu blassen Haut locker einer dieser kitschigen Engelsstatuen in der Kirche Konkurrenz machen könnte, und muss doch ein wenig schmunzeln, als ich ihn mir so ansehe.

Ein verzweifelter Glanz liegt in seinen Augen und dunkle Ringe darunter. Deutliche Hinweise darauf, dass er vermutlich schon seit Stunden hier Dienst hat, um die Erstis zu bespaßen. Im Arm hält er einen Schwung kleiner Flyer, auf denen ich die Worte *Term Card* lesen kann.

»Du willst mich doch nicht etwa für die Literific rekrutieren, oder?«, bohre ich weiter.

Er schüttelt den Kopf.

Die Literary and Scientific Society, kurz Literific, ist eine der größten und ältesten Gesellschaften an der Queen's University. Der lokale Debattierclub, dem aus irgendeinem Grund mein kompletter, wenn auch spärlicher Freundeskreis angehört.

»Nein, nicht der Plan. Hast du in die Gruppe geschaut?«

»Nope.«

Connor verdreht nicht mal die Augen. Ihm ist klar, dass meine Mitgliedschaft in der WhatsApp-Gruppe unserer Clique nicht automatisch bedeutet, dass ich in irgendeiner Weise am Geschehen teilhabe. Im Grunde bin ich dort nur für die Memes.

»Q-Con, nächstes Wochenende«, erklärt er knapp. »Hast du Zeit?«

»Kommt drauf an. Weiß noch nicht, wie meine Schicht liegt. Wann geht ihr?«

»Äh ...« Für einen Moment befürchte ich, dass ihm gleich Speichel aus dem Mundwinkel läuft, so lang zieht Connor das Äh. Auf den ersten Blick sieht er zuckersüß aus – wahrscheinlich der Grund, weshalb die Society ihn hier draußen postiert hat –, doch wenn man ihn näher kennt, merkt man sehr schnell, dass seine größte Charaktereigenschaft »socially awkward« ist. »Frag Toast.«

Ich runzele die Stirn. »Ist er ...?«

Mit einer viel zu ausschweifenden Geste deutet er auf das Festzelt. Natürlich.

Ich will den Plan bereits verwerfen, als mir auf einmal eine Idee kommt. Plötzlich erscheint mir der große weiße Pavillon nicht mehr wie der Inbegriff der Hölle, sondern weckt in mir eine Idee – vor allem im Zusammenhang mit einem Namen: Toast.

Ich klopfe Connor noch kurz auf die Schulter, bevor ich auch schon in der Menge verschwinde.

Je näher ich dem Zelt komme, desto beschwerlicher wird der Weg, und sobald ich erst einmal drin bin, komme ich nur noch durch Schieben voran. Schon im Vorjahr hat es mich überrascht, dass es an der Uni derart viele Clubs gibt, dass es nicht nur unsere ganze Festhalle, sondern sogar noch dieses Zelt dafür braucht, sie alle zu präsentieren. Jeder einzelne hat einen kleinen Stand, an dem ein paar arme Seelen die jeweilige Society und ihre Aktivitäten vorstellen. Der der Literific befindet sich natürlich ganz hinten.

»Domdom!«

Boah, dieser Name.

Der Mann, den ich suche, erspäht mich, bevor ich den Stand des Debattierclubs entdecke, an dem sich gerade nur wenige Leute tummeln. Aufgeregt winkend macht er auf sich aufmerksam, woraufhin ich mich dem Tisch nähere, von dem aus er zusammen mit einer Kommilitonin dieselben Flyer verteilt, die auch Connor in der Hand hatte.

Trotz meiner Irritation über seine Überschwänglichkeit setze ich mein freundlichstes Lächeln auf. Der Kerl, den alle nur Toast nennen, durchschaut mich jedoch sofort.

»Was willst du, Dominic?«

Toast – eigentlich heißt er David – und ich kennen uns seit gefühlten Ewigkeiten. Früher waren wir Nachbarn, dann zusammen an der Highschool, bevor ich nach den GCSEs von der Schule runter bin. Doch seit letztem Jahr studieren wir zusammen, als wollte eine höhere Macht, dass wir unbedingt Freunde sind. Das sind wir auch – zumindest ist Toast für mich das, was einem Freund am nächsten kommt.

Er ist ein Nerd durch und durch, betreut unsere kleine *Dungeons-and-Dragons*-Gruppe, studiert ebenfalls Computer Science und ist außerdem Leiter des Debattierclubs. Das Beste an ihm: Er ist auch sonst überall zu finden. Er engagiert sich in der Students' Union, lässt keine Party oder Kneipentour aus – kurzum: der perfekte Ansprechpartner, wenn es darum geht, Informationen über jemanden einzuholen. Und er redet nicht gern um den heißen Brei rum.

»Ich brauche Infos.«

»Über?«

»Eine Frau.«

Die Studentin, die neben Toast den Stand bewacht, schnaubt abfällig, aber ich gehe nicht darauf ein, sondern werfe nur einen abschätzigen Blick in ihre Richtung. Schwarze Haare, Lederjacke und dunkelvioletter Lippenstift. Der Sticker, der soeben auf ihrer Akte landet, trägt den Titel: *Ich bin anders, obwohl ich es nicht bin.*

»Aha«, macht Toast, ebenfalls wenig beeindruckt. »Hast du dich über Tinder verliebt, und sie hat dich geblockt?«

Ich verdrehe die Augen und bereue bereits, ihm überhaupt davon erzählt zu haben. Aber da ich schon mit der Sprache rausgerückt bin, ist es sowieso zu spät. Also komme ich lieber gleich zur Sache.

»Sie ist klein, studiert Physik und hat rosa Haare.«

»Du sprichst doch nicht etwa von Ruth Whitman?!«

Es ist nicht mein Kumpel, der antwortet, sondern sein Sidekick. Irritiert ziehe ich die Brauen zusammen und schaue zur Lederjackenfrau.

»Äh … ja?«

»Was willst du von ihr?«

Die Feindseligkeit, der ich mich augenblicklich gegenübergestellt sehe, lässt mich an meinem Vorhaben zweifeln. Es wäre ein Leichtes zu sagen, dass ich ihr nur – keine Ahnung – die Mitschrift einer Vorlesung bringen muss oder so was, nicht mehr, aber natürlich ist mir meine Neugier im Weg.

»Sie arbeitet im selben Laden wie ich und –«

»Sie arbeitet?!« Die Schwarzhaarige lässt mir nicht einmal Zeit, meinen Satz zu beenden. Fassungslosigkeit steht in ihren Augen geschrieben. Die fein gezupften geraden Brauen hat sie misstrauisch gesenkt.

»*Hat* gearbeitet«, verbessere ich.

»Wo?«

»Stopp!« Toast geht dazwischen, noch bevor ich seine Kommilitonin daran erinnern kann, dass eigentlich *ich* derjenige bin, der nach Antworten sucht. »Über wen reden wir?«

»Ruth Whitman.«

Er überlegt ein paar Sekunden, die sich wie Jahre anfühlen. Dann scheint es ihm endlich zu dämmern: »Ah, Roisin, ist das nicht deine kleine Freundin, die nach dem Unfall wie vom Erdboden verschwunden ist?«

Falls ich hier auf Erleuchtung gehofft habe, werde ich gerade eines Besseren belehrt. Ich bin nur noch verwirrter.

»Genau die. Also, was willst du von ihr?«

»Ich will nichts von ihr«, stelle ich schnell klar. »Sie hat einen Tag bei mir im Laden gearbeitet. Danach gekündigt. Dann hab ich sie zweimal in der Uni getroffen, und gestern war sie ... nicht so glücklich.«

»Wusstest du, dass sie zurück ist?«, fragt Toast an seine Kollegin gewandt, die den Kopf schief legt.

»Nein. Ich habe seit über einem Jahr nicht mit ihr geredet. Dachte, sie studiert in Schottland drüben bei ihrer Mum.«

Allmählich wird mir das zu nervig, doch plötzlich wendet sich die Schwarzhaarige wieder an mich.

»Wie heißt du?«

»Dominic.«

»Ich bin Roisin«, stellt sie sich knapp vor. »Ruth und ich waren mal befreundet.«

»Aha?«

»Wir waren so 'ne Art Dreiergruppe – sie, ich und unser Kumpel Oliver. Sie hat hier früher mal gewohnt – drüben in Finaghy, bevor sie und ihre Mutter weggezogen sind. Sie und Oliver haben immer Briefkontakt gehalten, bis sie vor zwei Jahren fürs Studium wieder hierhergekommen ist.«

»Briefkontakt – wie romantisch«, rutscht es mir heraus, was mir sofort ein missbilligendes Zungenschnalzen einhandelt.

»Ruth ist ein wenig eigen, aber wer ist das nicht?«

Der Blick, mit dem sie mein Shirt mit der Aufschrift *The Cake Is A Lie* betrachtet, untermalt den Seitenhieb in meine Richtung, doch ich zucke nur mit den Schultern.

Wie ein elektrisches Prickeln auf meiner Wange kann ich Toasts volle Aufmerksamkeit auf mir spüren. Es passiert nicht oft, dass ich über jemanden Auskunft einhole – erst recht nicht über eine Frau –, und als ich kurz zu ihm hinüberschiele, sehe ich, wie die Fältchen auf seiner Stirn ein V bilden, das mir eine Gänsehaut einjagt.

»Jedenfalls ...«, fährt sie fort, »lief das alles super bis zu dem Unfall.«

»Unfall?«

Ich bemerke, wie sie ganz unauffällig nach Luft schnappt.

»Das war im April letztes Jahr – wir waren nachts unterwegs, und irgendein Wichser meinte, er müsste betrunken in sein Auto steigen. Ruth und mir ist nichts passiert – Oliver hat uns wegschubsen können –, aber er ...«

Ihre Stimme bricht weg. Und ich spüre mit einem Mal selbst einen unangenehmen Kloß im Hals.

»Oliver war beliebt, hatte viele Freunde, und das Ganze tat unheimlich weh. Im Laufe der Zeit sind wir alle drüber hinweggekommen – das Leben geht weiter. Aber Ruth ist irgendwo verloren gegangen.«

Nicht nur das Zittern in ihrer Stimme lässt mich daran zweifeln, dass sie dieses Ereignis hinter sich gelassen hat. Da ist auch noch etwas anderes, das ich nicht genau benennen kann. Frust? Enttäuschung? Feindseligkeit?

Unwillkürlich schiebt sich das Bild der weinenden Ruth wieder vor mein geistiges Auge. *Verloren* beschreibt sehr gut, was ich dort im C.S.-Lewis-Zimmer gesehen habe. Vor allem jetzt, wo ich die Hintergründe kenne. Es wäre eine Lüge, wenn ich behaupte, ich wüsste, wie sie sich fühlt.

Und mit einem Mal ergibt alles etwas mehr Sinn. Ihre Verschwiegenheit, die beinahe schon vorsichtige Art, mit der sie durch die Öffentlichkeit schwebt, als wäre sie noch nicht ganz sicher, ob ihr Körper dazu bereit ist.

Und die Tränen. Diese verdammten Tränen.

»Hast du Kontakt zu ihr?«

Die Frage trifft mich so unvorbereitet, dass mein Gehirn noch ein paar Sekunden hinterherhinkt, ehe ich antworte. »Nicht wirklich.«

Roisin nickt, als hätte sie damit bereits gerechnet, während Toast weiter danebensteht und mich mit verschränkten Armen mustert. Als würde ihm etwas auffallen, das mir komplett entgeht. Aber so starrt er öfter, und meistens sitzt in seinem Kopf dann nur eine Drehorgel, die planlos vor sich hin pfeift.

»Wie dem auch sei«, schließe ich die Runde, weil inzwischen peinliches Schweigen Einzug hält. »Danke für eure Hilfe.«

»Was hast du vor?« Roisins neugierige braune Augen scheinen mich zu durchbohren, doch mit einem Schulterzucken wiegele ich sie ab.

»Nichts. War nur neugierig.«

Eine bessere Antwort fällt mir nicht ein. Was soll ich schon vorhaben? Ich kann mich wohl schlecht an Ruth heranpirschen und sie mit »Hey! Ich hab gehört, dass dein bester Freund vor einem Jahr gestorben ist! Üble Sache, aber ich hoffe, du kommst drüber hinweg!« begrüßen. Da hab sogar *ich* genug Taktgefühl.

»Eins noch!«

Die Ernsthaftigkeit in Toasts Stimme, als er so plötzlich das Wort an mich richtet, lässt mich schaudern. Der Blick durch seine dicken Brillengläser macht mir sogar ein wenig Angst.

»Hm?«, antworte ich vorsichtig.

»Kommst du Samstag zur Q-Con?«

Olive

Ruth

Der Mittwoch verschont mich mit Panikattacken oder einem weiteren Zusammenbruch. Das Wetter ist freundlich, ebenso wie meine Stimmung, was ich ausnutze, um brav zur Vorlesung zu gehen und danach sogar der Freshers' Fair einen Besuch abzustatten. Allerdings nicht ohne Hintergedanken, und genau da liegt das Problem.

Für meinen glorreichen Plan, endlich wieder ein normales Leben zu führen, habe ich mir im Kopf gewisse Schritte ausgemalt. Der Teilzeitjob liegt fürs Erste auf Eis, doch immerhin habe ich es drei Tage in Folge zur Uni geschafft. Höchste Zeit also, einen Versuch zu starten und den nächsten Schritt zu wagen: Sozialleben.

Früher war das nie ein Problem für mich. Ich war schon immer etwas ruhiger, aber ich mag es grundsätzlich, Leute um mich zu haben. Mit den Depressionen hat sich das geändert – ich wollte und *musste* allein sein, weil ich dachte, dass ich nur so mit meinen Problemen klarkomme. Inzwischen weiß ich, dass das nicht stimmt. Dass Isolation meine Situation nicht erträglicher macht, sondern sie nur verdrängt, weil ich nicht gezwungen bin, darüber zu reden. Ich weiß das, mein Arzt weiß das, meine Mum weiß das, aber …

Die Realität ist anders.

In meinem Kopf nutze ich die Freshers' Fair, um zu Roisin zu gehen und mit ihr ein Gespräch zu beginnen. So was wie: *Na, wie läuft's?*, *Hey, alles klar?* Oder: *Sorry, dass ich nach der Beerdigung nie wieder ein Wort mit dir gesprochen hab. Ich war ein komplettes Wrack – du sicher auch, und ich hätte vielleicht mal für dich da sein sollen und so. Wie geht's dem Hund deiner Eltern?*

Ja. Genau *das* ist mein Problem.

Im echten Leben schaffe ich es bis ins Zelt der Freshers' Fair und auf knapp fünf Meter Entfernung zum Stand der Literific Society, bevor ich mitten in der Bewegung erstarre. Mein Herz setzt einen Schlag aus, als ich dort an dem Tisch nicht nur Roisin entdecke, sondern auch Dominic.

Im Grunde sollte mich das weder irritieren noch stören, aber es passiert dennoch. Ganz automatisch geht alles in mir auf Alarmbereitschaft. Panik fließt durch meine Adern. *Du warst doch früher auch nicht so paranoid*, ruft mir mein Gewissen zu, doch es wird abgewürgt von den rasenden Gedanken, die im selben Moment durch meinen Kopf schießen.

Was macht er da?

Natürlich könnte es ein ganz normales Gespräch sein. Er scheint sowieso mehr auf den Typen fixiert zu sein, der mit Roisin am Stand steht. Doch dann mischt sie sich auf einmal ein, und ich meine meinen Namen zu hören.

Ruth Whitman.

Die Silben echoen durch meinen Kopf, bringen mein Herz aus dem Takt. Es wäre so einfach hinzugehen und zu sagen: »Hey, redet ihr gerade über mich?« Aber meine Füße sind wie im Boden verankert. Und sie bleiben dort für Minuten, bis Dominic sich zum Gehen umwendet, ohne dass ich auch nur ein Wort mitbekommen habe außer meinem Namen.

Scheiße.

Ich verschwinde, ehe einer der Anwesenden mitbekommt, dass ich überhaupt da gewesen bin.

• • •

Den Rest des Nachmittags sowie den halben Abend verbringe ich mich in Selbstzweifeln suhlend im Bett. Rational kann ich nicht genau festmachen, wieso mich dieses Erlebnis derart aus der Bahn wirft. Leute reden über mich. Sollte mir eigentlich egal sein, oder? Ist es aber nicht.

Mit einer Hand wühle ich zwischen den Kissen nach meinem Handy, starre drauf, entsperre es und bekomme meine Kontakte angezeigt. Beim Buchstaben M bleibe ich hängen. M für Moore. Roisins Nachname. Wie schon gefühlt Hunderte Male davor verharrt mein Finger einige Millimeter über dem kleinen Icon mit der Sprechblase, bevor ich den Bildschirm wieder sperre und das Handy wie einen ekelhaften Käfer von mir werfe.

Nur um keine fünf Minuten später das Gleiche noch mal zu tun. Noch mal. Und noch mal.

Inzwischen ist es fast acht Uhr abends. Mein Magen knurrt, weil ich außer ein paar Pringles nichts gegessen habe, aber ich schaffe es nicht, mich noch aus dem Bett zu rollen. Die Kissen, die ich am Sonntag frisch bezogen habe, haben mich absorbiert, und so wie ich mich kenne, wird das bis zum Morgen auch so bleiben.

Wieder der Griff nach dem Handy, nur dieses Mal klicke ich auf das Icon und tippe.

Hey.

Eine Minute vergeht. Zwei. Drei. Ich presse mir meine Decke aufs Gesicht. *Stell dich nicht so an*, sagt mir mein Gewissen wieder, *du warst doch früher auch nicht so.*

Zehn. Fünfzehn. Zwanzig. Zweiundzwanzig. Mein Handy vibriert, und mein Puls explodiert. Ich will nicht nachschauen, tue es aber trotzdem.

Huch, es spricht!

Ich verdrehe die Augen, ehe ich ihr drei Punkte zurückschicke. Dann überlege ich es mir anders und füge noch hinzu: »Hast du einen Moment für mich?«

Dieses Mal kommt die Reaktion schneller.

Was gibt's?

Wie geht's dir?

Für diese Banalität würde ich mir am liebsten selbst ins Gesicht schlagen.

Ganz okay. Dir? Hab gehört, du bist wieder in der Uni.

Ich nicke und realisiere erst dann, dass Roisin das natürlich nicht sieht.

Ich versuch's zumindest. Ich war heute auf der Freshers' Fair.

Einmal kurz Hallo sagen war nicht drin?

Autsch.

Ich wollte, aber ...

Schon gut. War das alles?

Nein. Aber ich kann dich auch in Ruhe lassen, sorry.

Passt. Also?

Ich hole ein paarmal tief Luft, bevor ich antworte. Inzwischen zittern meine Finger, weshalb ich ein paar Anläufe brauche, um die richtigen Buchstaben zu tippen.

Du hast dich vorhin mit einem Typen unterhalten.
Dominic.

Wer?

Bevor ich etwas erwidern kann, kommen zwei weitere Nachrichten hinterher.

Ach, der Typ.

Der gehört zu David. Hab kurz mit ihm geredet.

Ich stoße einen lauten Atemzug aus, bevor ich gleich danach wieder die Luft anhalte.

Ich weiß.

Seine Handynummer hab ich nicht, falls du die willst.

Das wär's ja noch.

Darum geht's nicht.

Dachte ich mir. Er hat nach dir gefragt, wenn du's genau wissen willst. Hab ihm von Oliver erzählt.

Ich schließe die Augen und atme einmal tief durch. Unterdrücke das Schaudern, das meinen Körper durchfährt, während mein Herz einen Satz macht. Allein seinen Namen zu lesen tut noch immer furchtbar weh.

Aber allgemein hat er nur nach dir gefragt. Du stehst doch nicht etwa auf ihn?

»Nein?«, antworte ich sofort, was vollkommen der Wahrheit entspricht. Ich kenne ihn nicht wirklich – was es umso mysteriöser macht, dass er überhaupt nach mir gefragt hat.

Gut so. Finde ja, er hat was von Loki.

Ein paarmal blinzele ich verwirrt, bevor sich das Bild von Dominics Gesicht wieder in meinen Kopf bahnt. Falsch liegt sie damit nicht. Mit den grünen Augen, der ernsten Miene und der blassen Haut macht er auf den ersten Blick schon einen düsteren Eindruck.

»Komisch. Dasselbe hab ich auch gedacht«, schreibe ich zurück und füge kurz darauf noch hinzu: »Danke, dass du es mir gesagt hast.«

Kein Ding.

Ich gebe mich bereits damit zufrieden, obwohl mein Kopf immer noch nicht ganz sicher ist, was er mit dieser Information anfangen soll. Doch dann folgt noch eine weitere Nachricht.

Das könntest du ruhig öfter tun.

Was?

Mir schreiben. Oder mit mir reden. Es ist nicht so, als ob ich mich einfach in Luft aufgelöst hab, als Oliver gestorben ist.

Ich beiße die Zähne zusammen, um die Tränen zurückzuhalten. *Bitte, sag das nicht so*, will ich schreiben, auch wenn es die Tatsachen nicht ändert.

Okay. Ich tu mein Bestes ... gute Nacht.

Eilig tippe ich die Nachricht und verbanne mein Handy anschließend in die Untiefen des Spalts zwischen meiner Matratze und dem Bettgestell.

Das Gespräch lief gut, sehr gut sogar in Anbetracht der Umstände. Nach über einem Jahr habe ich es endlich geschafft, mich bei Roisin zu melden. Nicht persönlich zwar, aber immerhin. Ein erster Schritt. Ein wichtiger, wie mein Arzt mir sicher bestätigen würde. Doch obwohl ich darüber ein Fünkchen Stolz verspüre und obwohl Roisin mich nicht einfach ignoriert oder angeschnauzt hat, tut mir auf einmal alles weh. Jede einzelne Zelle. Die Tränen brennen in meinen Augen. Ich rolle mich ein und lasse zu, dass der Schmerz mich in sein kaltes Tuch hüllt.

Crimson

Dominic

SeasideDave ist ein Arschloch.

»Nicht sein Ernst, oder?«, zischt Toast neben mir erbost, während er noch immer den Bildschirm seines Smartphones malträtiert. Ich habe es inzwischen aufgegeben und meines in der Tasche meines Hoodies verschwinden lassen.

»Das kann er doch nicht machen!«

Ich lasse einmal meinen Blick über die Runde schweifen und frage mich, welcher Teufel mich geritten hat, mich ausgerechnet mit den Nerds anzufreunden. Vielleicht liegt es daran, dass wir fast alle Informatik studieren – oder daran, dass ich – man glaubt es kaum – tatsächlich was für Gaming und Rollenspiele übrighabe. Aber gerade in Momenten wie diesen, in denen Toast, Connor, Ethan, Holly und ich wie Zombies im Kreis stehen und auf unseren Bildschirmen rumtippen, frage ich mich, was in meinem Leben eigentlich schiefgelaufen ist.

Das Objekt unserer gemeinsamen Frustration ist ein Typ, der sich SeasideDave nennt und cheatet, um uns bei Pokémon Go das Leben zur Hölle zu machen. Oder in diesem Fall zu verhindern, dass Team Rot die Arena außerhalb des Ulster Museum einnimmt.

Ich kann mich damit abfinden. Die Truppe, mit der ich mich neben Lernen auch hin und wieder zum *DnD*-Spielen treffe, dagegen nicht.

»Leute«, werfe ich ein. »Wollen wir nicht langsam?«

Vier Augenpaare richten sich simultan auf mich, und vor allem Ethans Blick macht mir Angst. Er ist geschätzt halb so groß wie ich, mit Brille und dunklen Locken, hat aber eine Ausstrahlung, bei der man gleich weiß, mit ihm ist nicht zu spaßen. Seine Freundin Holly, Goth und gut einen Kopf größer als er – vor allem mit Absätzen –, erweckt dagegen zumindest den Anschein, als könnte sie meine Frustration ein wenig verstehen.

Die beiden sind optisch das wohl ungleichste Paar, das ich kenne. Neben seiner Freundin wirkt Ethan immer wie ein nerdiger Teenager, während Holly auf den ersten Blick den Anschein erweckt, als würde sie in ihrer Freizeit gern Kinder opfern. Funfact: Sie kennen sich aus der Jugendgruppe ihrer Kirche. Er studiert Theologie, sie Informatik. So kann's gehen.

»Ich bin auch dafür«, pflichtet sie mir bei und lässt dabei das Handy in der Tasche ihres schwarzen Rocks verschwinden. »Wir sind wegen der Convention hier.«

»Es geht hier aber um Ehre!«, behauptet Connor.

»Jemand, der seinen Standort fälscht, während er auf dem Sofa Chips in sich reinfuttert, hat keine Ehre«, beschließt Toast ebenfalls, unser zum Scheitern verurteiltes Unterfangen zu beenden. Mit ihm lenken auch Ethan und Connor ein. Er ist der Dungeon Master unserer Gruppe, und damit geht eine gewisse Autorität einher, der wir aus unerfindlichen Gründen auch im Alltag folgen.

Resigniert vergrabe ich meine Hände in den Hosentaschen, als sich unsere kleine Herde auf den Weg zur Festhalle macht. Ich habe mich dazu breitschlagen lassen, die anderen zur Q-Con zu begleiten. Nicht weil ich heute meinen besonders sozialen Tag habe, sondern weil gestern mein Gehalt gekommen ist, mein Konto momentan allgemein gut aussieht und ich Lust habe, es für nutzlosen Kram aus dem Fenster zu werfen, um zumindest für ein paar Tage Licht in die Dunkelheit meiner Seele zu bringen.

Die Strecke zur Whitla Hall legen wir in stillem Frust zurück, und erst der Trubel auf dem Campus bringt wieder Leben in unsere kleine Gruppe. Die Q-Con ist eine kleine, von der Universität gehostete Comic-Convention – kein Vergleich zu anderen Veranstaltungen dieser Art –, aber trotzdem ein netter Zeitvertreib für einen Samstag. Es werden Workshops angeboten, dazu gibt es allerlei Stände, die das Nerdherz höherschlagen lassen. Es ist Connor, der den ersten Quietscher loslässt, als wir die Halle betreten.

Gleich rechts hat die Dragonslayer Society einen Virtual-Reality-Stand aufgebaut, an dem man sich zusammen mit Freunden durch ein zombieverseuchtes digitales Labyrinth kämpfen muss. Ich würde ja sagen, dass sie keine Kosten und Mühen für die Convention gescheut haben, doch wenn man bedenkt, dass eine Runde ganze zehn Pfund kostet, machen sie wahrscheinlich ein kleines Vermögen damit.

Gegen meinen Willen werde ich von der Gruppe genau in diese Richtung gezogen, bis ich meine Füße entschieden in den Boden stemme. Toast schaut mich fragend an.

»Ich passe«, stelle ich klar.

»Das zählt als Desertation.« Die Worte lassen auf eine Übertreibung schließen – sein Tonfall dagegen keineswegs. Lächelnd zucke ich mit den Schultern.

»Mir wird schlecht von VR. Außerdem geht das nur zu viert.«

Toast verdreht die Augen. »Stell dich nicht so an. Holly und Ethan sind doch sowieso ein Wesen.«

»Arsch«, wirft Letzterer patzig ein.

»Noch sind ihre Köpfe aber nicht zusammengewachsen«, erkläre ich. »Ich setze aus und hol mir was zu essen. Ich hab sowieso nicht gefrühstückt. Und dann finde ich euch schon wieder.«

Connor hebt skeptisch die Brauen. »Kommst du auch wirklich zurück?«

»Klar.«

»Nicht so wie letztes Mal«, merkt Holly an.

Den vieren so gegenüberzustehen sorgt dafür, dass ich mich fühle, als wäre ich vor Gericht. Und obwohl ich nicht wenig Lust habe, mich zu verdünnisieren, weil mein sozialer Akku schon wieder unter zwanzig Prozent ist, denke ich nun nicht einmal mehr daran. Am Ende gehen sie mit Fackeln und Mistgabeln nach mir suchen, wenn ich nicht in einer Stunde wieder da bin.

»Was war letztes Mal?«, erwidere ich unschuldig, dabei erinnere ich mich genau.

»Lange Museumsnacht im W5. Du im Bereich für Kinetik?«

Okay. Vielleicht bin ich ein wenig zu lange an der Ausstellung hängen geblieben, während alle anderen verzweifelt nach mir gesucht haben, weil mein Handyakku leer war.

Unverbindlich zucke ich mit den Schultern.

»Kommt nicht wieder vor«, verspreche ich und ernte schließlich ein Nicken, das reihum durch meine Freunde geht. Der letzte ist Toast, der mir noch einmal auf die Schulter klopft – vermutlich um eine geeignete Stelle für das Messer zu suchen, das er mir unweigerlich reinrammen wird, sollte ich nicht wieder auftauchen.

Dann wenden die vier sich ab, und ich bin allein.

Ein erleichtertes Seufzen gleitet mir über die Lippen. Es ist nicht so, dass ich die kleine Gruppe, die mich gewissermaßen adoptiert hat, nicht mag, doch hin und wieder kann es anstrengend sein, so viel Energie um sich herum zu haben. Vor allem, wenn man mal wieder mit zu wenig Schlaf funktioniert – story of my life. Umso dankbarer bin ich für die kurze Ruhepause. Wobei ich nicht gelogen habe; ich *bin* tatsächlich hungrig, weshalb ich mich jetzt suchend umsehe.

Die Auswahl hier ist eingeschränkt. Ich habe die Qual der Wahl zwischen Pommes und Hotdogs oder einem Stand, der allerlei Süßkram verkauft – darunter auch Zuckerwatte. Nachdenklich schaue ich die beiden Buden an, die sich im Eingangsbereich befinden, und bekomme dabei fast die Plastiksense eines Cosplayers ins Gesicht.

Ich grummele vor mich hin, während ich weiterüberlege. Die vernünftige Lösung wäre natürlich ein Hot Dog oder eine Portion Fritten – etwas, das meinen leeren Magen einigermaßen füllt. Aber ... Verträumt geht mein Blick zu der großen Maschine vor dem Süßigkeitenstand, die auf Knopfdruck herrlich klebrige, auf einen Stock aufgespießte rosa Wölkchen zaubert und der ich mich nun vorsichtig annähere.

»Wolltest du dir nicht was zu essen holen?«

Der Schrecken durchzuckt meinen Körper wie ein Blitzschlag. Wie das Gefühl, wenn man sich nachts heimlich aus dem Haus schleichen will und dabei auf einmal die knarzende Diele erwischt. Genau so. Nur dass ich gar nicht geschlichen bin, sondern lediglich nicht damit gerechnet habe, derart von der Seite angesprochen zu werden. Vor allem nicht von *ihr*.

Als ich mich zu Ruth umwende, die wie ein kleiner Poltergeist an meine Seite geschwebt ist, erfasst mich ein kurzer Schauer. Erstens: Was tut sie hier? Zweitens: Wieso *spricht* sie mit mir? Drittens: Seit wann ist sie mir schon auf den Fersen?

Ich habe Mühe, meine Irritation zu überspielen, und nehme sie genau unter die Lupe. Ihren zierlichen Körper in der viel zu großen militärgrünen Bomberjacke. Darunter ein SpaceX-T-Shirt, kombiniert mit lockeren Jeans und Stiefeln, die an ihr viel zu klobig wirken. Zusammen mit den kurzen rosa Haaren bin ich nicht sicher, welchen Sticker sie bekommen soll – *nerdige Grunge-Tinkerbell?* ... Ich zerbreche mir schon wieder den Kopf darüber. Verdammt.

Ich realisiere ein wenig zu spät, dass ich mit Reden an der Reihe bin, und schiebe meine Verwirrung mit einem Seufzer beiseite. »Samwise. Was wird das? Wieso spionierst du mir nach?«

Zum ersten Mal blickt sie mir direkt ins Gesicht. Ihre Augen verschwinden dabei fast unter ihrem geraden Pony, weil sie nach oben schauen muss.

»Ihr standet gut fünf Minuten im Eingang und habt gequatscht«, lässt sie mich wissen. »Nicht zu übersehen. Oder überhören.«

Wie zur Bestätigung kommt aus Richtung des VR-Standes plötzlich ein freudiger Schrei, den ich Toast zuordne. Ich schüttele den Kopf.

»Ja. Gut. Neiiin, die Leute da kenne ich nicht. Aber deswegen musst du mir nicht gleich auflauern. Hast du keine Freunde, denen du auf die Nerven gehen kannst?«

Meine Stimmlage macht deutlich, dass das nicht zu wörtlich gemeint ist, doch ihre Antwort darauf wischt mir das Grinsen sofort wieder von den Lippen.

»Nein.«

Augenblicklich wird mir wieder bewusst, was Toasts ominöse Kollegin mir vor ein paar Tagen über Ruth offenbart hat: Sie hat hier niemanden.

Ruth ist irgendwo verloren gegangen.

Ich unterdrücke den Impuls zu schlucken, um mein Pokerface zu bewahren, während ich die Frau mit den rosa Haaren ein weiteres Mal genau ansehe. Noch immer steht sie neben mir, betrachtet mich auf diese Art, als wollte sie abschätzen, was ich als

Nächstes tue. Eine ruckartige Bewegung, eine falsche Reaktion, und sie wird einfach wieder verschwinden – dessen bin ich mir sicher. Aber aus irgendeinem Grund *will* ich das nicht.

Vielleicht ist es der Verlust, den sie erlebt hat und der sogar meine verkümmerte Seele nicht kaltlässt. Das Gefühl, jemanden verloren zu haben, der eben noch das Zentrum des eigenen Universums gewesen zu sein schien.

»Und wieso bist du hier?«, kommt nun über meine Lippen, ehe ich mir einen genauen Plan zurechtlegen kann.

»Ich will Zuckerwatte.«

Okay, jetzt hat sie mich sprachlos gemacht – und das nach nicht einmal sechzig Sekunden. Noch immer bleibt sie an meiner Seite, während ich langsam auf den Stand zuschlendere. Ist das ihre Art, mir mitzuteilen, dass sie sich gern mit mir unterhalten will? Oder wird sie durch eine Mauer nach draußen verschwinden, wenn sie erst einmal hat, wofür sie hergekommen ist? Das Bild des Poltergeists will nicht mehr aus meinem Kopf.

»Und wieso bist du hier auf der Q-Con?«, versuche ich etwas hilflos, die Konversation am Leben zu halten.

Kurzzeitig erwischt mich die Sorge, dass sie mich möglicherweise an der Nase herumführen oder mich aus der Reserve locken will. Das leichte Schmunzeln, das sich auf ihren vollen, zartrosa geschminkten Lippen bildet, verstärkt diesen Eindruck zusätzlich.

»Na, was schon? Mir eines dieser Waifu-Kissen kaufen und mit jemandem darüber streiten, dass das *Star-Wars*-Franchise den Bach runtergeht.«

Genau jetzt ist der Moment gekommen, in dem ich eine gefühlte Sackgasse erreiche. Als hätten meine Gedanken plötzlich die Sicherheit eines Gleises verlassen, während sie nun ungehemmt ins Nichts steuern. Es dauert einige Zeit, bis ich den Faden so weit wiederfinde, dass ich mir eine Antwort zurechtlegen kann. Zeit, die Ruth dazu nutzt, zwei Stangen Zuckerwatte zu organisieren, von denen sie mir wortlos eine hinhält.

»Was?«, frage ich verwirrt, weil im selben Moment die Zahnrädchen in meinem Kopf ihre Arbeit aufnehmen.

»Zuckerwatte«, informiert sie mich wie selbstverständlich. »Für dich.«

Klasse. Andere Frauen wollen meine Nummer oder gleich eine ganze Nacht mit mir – und Ruth will ihre Süßigkeiten mit mir teilen. Zögernd nehme ich meine Portion entgegen und starre skeptisch auf die fluffige rosa Masse. Ob Ruth sie vergiftet hat, als ich kurz weggetreten war?

Während ich noch an der Frage hänge, scheint sich Ruth nicht weiter an mir zu stören. Zufrieden versenkt sie die Zähne in ihrer eigenen Portion, bevor sie sich plötzlich abwendet und in eine Richtung davonschwebt. Perplex starre ich ihr nach.

War's das jetzt? Hätte ich was sagen sollen? Und sollte sie mir nicht eigentlich vollkommen am Arsch vorbeigehen?

Der Weg, den sie eingeschlagen hat, entfernt sich weiter von mir, dem Eingang und der VR-Area. Als mir das klar wird, überkommt mich der seltsame Wunsch, es nicht dabei zu belassen. Sie nicht wie ein Phantom ziehen zu lassen, während ich vollkommen verwirrt zurückbleibe und mir weiterhin die Tage mit der Frage um die Ohren schlage, welchen Sticker sie von mir bekommt. Dieses Mal will ich Antworten.

Als ich zu ihr aufschließe, schielt sie verstohlen hinter ihrer Wolke Zuckerwatte hervor zu mir herauf.

»Solltest du nicht zu deinen Freunden gehen?«, fragt sie, wobei ich nicht weiß, ob ich ihren Tonfall als neugierig oder gar provokant interpretieren soll. Oder höre ich da Belustigung?

»Die kommen auch ganz gut ohne mich klar.«

Ich nehme selbst einen Bissen von meiner Zuckerwatte, um mich davon abzulenken, dass mich meine Freunde noch vor wenigen Minuten ermahnt haben, eben nicht das zu tun, was ich gerade tue: zu verschwinden.

Zu meiner Überraschung nickt Ruth nur – plötzlich wieder ganz schweigsam, während sie von Stand zu Stand schlendert. Wir wechseln kein Wort, gehen einfach durch die Whitla Hall, die durch die Convention auf die doppelte Größe angeschwollen zu sein scheint. Dabei bleibt Ruth ständig irgendwo stehen, nimmt etwas unter die Lupe, nur um kurz darauf weiterzugehen. Mit jedem Mal frage ich mich mehr, was mich geritten hat, ihr einfach so zu folgen, und schließlich halte ich die Stille nicht mehr aus.

»Also, Samwise«, setze ich an, als wir gerade einen Stand passieren, der sich ganz auf den Verkauf von Würfelsets spezialisiert hat. »Müsste jemand wie du nicht eigentlich zu Hause sitzen und lernen oder so was?«

Ich war nie ein sonderlich herzlicher Mensch. Dafür aber direkt. Gespannt auf ihre Reaktion schiele ich aus den Augenwinkeln zu ihr hinunter und sehe deutlich, wie ihre Mundwinkel nach oben zucken, während sich kleine Grübchen in ihren Wangen bilden. Sie ist hübsch – das kann selbst der Grunge-Tinkerbell-Style nicht verbergen.

»Versuchst du, mir immer noch einen Sticker zu verpassen?«, fragt sie, die geraden Augenbrauen skeptisch gehoben.

»Vielleicht.«

»Und wieso nennst du mich Samwise?«

»Nein, nein, so läuft das nicht.« Nachdem wir fast zeitgleich stehen geblieben sind, sehe ich ihr ernst in die grauen Augen. Ich fühle mich unwohl, wenn ich bei einem Gespräch nicht die Oberhand behalte, weshalb ich das ganz schnell ändern will. »Ich hab dich zuerst gefragt.«

Sowie ich mein sauber durchdachtes Argument hervorgebracht habe, komme ich mir auch schon wie ein Achtjähriger vor – Ruths Gesichtsausdruck tut ein Übriges. Müde runzelt sie die Stirn, bevor sie sich erneut abwendet und weitergeht.

Ich könnte es dabei belassen. Wie schon die Male davor habe ich die Möglichkeit kehrtzumachen und sie zu vergessen, was vermutlich besser für mein seelisches Wohl wäre. Doch wie immer hat mein Instinkt andere Pläne als mein Kopf. Ich muss Ruth zugestehen, dass die eigentümliche Dickköpfigkeit, die sie an den Tag legt, etwas Toughes, ja Respekteinflößendes hat. Aber an mir wird sie sich die Zähne ausbeißen.

Wortlos gehe ich ihr hinterher, was tatsächlich eine Art Regung in ihr zu verursachen scheint. Denn mit einem Mal ändert sie die Taktik. Anstatt mir eine weitere Frage zu stellen oder doch vielleicht einen Haken zu schlagen, um mich abzuschütteln, dreht sie sich zu mir um und gibt mir zum ersten Mal eine richtige Antwort.

»Ich bin keine supergewissenhafte Studentin, falls du diesen Eindruck von mir hast. Dass ich jetzt schon so viel lerne, liegt daran, dass ich nach den ersten beiden Semestern ein Jahr Pause hatte. Jetzt bin ich wieder da, und meine Vorlesungen könnten genauso gut auf Altgriechisch sein.«

Ich verkneife mir die Frage nach dem fehlenden Jahr, denn ich kenne die Antwort darauf.

»Also«, fährt sie plötzlich fort und stößt dabei Luft aus, fast als wäre sie nervös. »Wieso *Samwise?*«

Wir machen wieder halt. Inzwischen haben wir es bis ans andere Ende der Halle geschafft, wo die Bühne beginnt. Hier befindet sich ein besonders großer Stand eines lokalen Shops, der fast die halbe Breite des Saals einnimmt und dabei alles anbietet, was sich der Geek von heute so wünscht. Inklusive der Waifu-

Kissen, die Ruth vorhin erwähnt hat. Etwas zu lange bleibt mein Blick an den knapp bekleideten Anime-Damen hängen, die sich dort auf den Kissenbezügen räkeln, bevor mir klar wird, dass ich Ruth nach ihrer Offenheit ebenfalls eine Antwort schulde.

»Ich hab's nicht so mit Namen«, erkläre ich ehrlich. »Da ist es für mich im Kopf einfacher, den Leuten Spitznamen zu verpassen. Samwise, weil … na ja.«

»Weil ich klein bin, schon klar.«

»Nimmst du mir das übel?«, frage ich, obwohl ihre amüsierte Grimasse schon Antwort genug ist.

»Kommt ganz auf die restlichen Sticker an, die du mir so verpasst. Wie sieht's aus?«

Da hat sie mich schon wieder. Ich blinzele noch ein paarmal überrascht, dann wendet sie sich plötzlich wieder ab und beginnt, durch den Stand zu stöbern.

»Die kann ich erst verteilen, wenn ich eine Ahnung habe, worauf ich mich einlasse.«

Ihre Antwort lässt auf sich warten, und als sie kommt, sieht Ruth nicht einmal von dem Ständer mit den Postern auf, durch den sie gerade blättert.

»Sicher, dass du dich hierauf einlassen willst?«

Eine ganze Weile lasse ich diese Frage unbeantwortet, während ich mir den Kopf darüber zerbreche und mich wortlos durch die Gimmicks wühle. Mich *worauf* einlassen?

Der erste Impuls leitet meine Gedanken klar in Richtung Sex, Beziehung, was auch immer. Aber darauf wird sie sicher nicht angespielt haben. Wahrscheinlich eher auf Freundschaft … oder zumindest eine engere Verbindung, die aus mehr besteht, als sich ein paarmal zufällig über den Weg zu laufen.

Ich schiele zu ihr hinüber, wo ich eine Sekunde zu lange an ihrer Gestalt hängen bleibe, wie sie da nur ein paar Schritte von mir entfernt steht und nacheinander nerdige Ringe anprobiert, die alle viel zu groß für ihre winzigen Finger sind.

Mich auf sie einlassen, hm?

Noch ehe ich mir genau darüber den Kopf zerbrechen kann, ob und wie ich das will, nimmt das Schicksal mir die Entscheidung ab – in Gestalt von Toast.

»Domdom!« Ich weiß nicht, was mich mehr zusammenzucken lässt. Mein verhasster Spitzname oder der Klopfer auf den Rücken, der mir fast die Lunge aus dem Körper katapultiert. »So viel zum Thema Du-rennst-nicht-wieder-einfach-davon.«

Ach ja. Da war ja was. Argwöhnisch drehe ich mich um, sehe aber nur Toast vor mir.

»Verquatscht«, beantwortet er meine unausgesprochene Frage bezüglich Connor, Holly und Ethan. »Was ist mit dir?«

Wie auf ein unsichtbares Zeichen hin kommt meine *Begleitung* herbeigeschwebt. Toast muss sie schon ausgemacht haben, das sehe ich an seinem Grinsen, bei dem er seine vorderen Schneidezähne entblößt wie ein Häschen. Aber natürlich tut er ahnungslos und zwingt mich, die beiden einander vorzustellen.

»Toast, das ist Ruth, von der Arbeit. Ruth, das ist ... David. Er studiert mit mir.«

»Freut mich, dich kennenzulernen«, erklärt dieser, charmant wie eh und je, als hätte er sich seit Tagen auf diesen Moment vorbereitet. »Toast reicht vollkommen.«

Ruth runzelt die Stirn. »Wie kommt man denn darauf?«

Toasts Grinsen wird breiter. »Frag Dominic.«

Sofort landet ihr Blick auf mir, und ich verdrehe die Augen. »Lange Geschichte«, sage ich nur, während ich überlege, wie ich aus der Situation wieder herauskomme, doch Toast kommt mir zuvor.

»Also Ruth, was führt dich hierher?«

Sie wirft mir einen irritierten Blick zu, bevor sie ihm antwortet. »Dasselbe wie euch: Q-Con.«

»Schon klar, aber was hat dich … dazu inspiriert hierherzukommen?«

»Die beißende Gewissheit, dass ich hin und wieder das Haus verlassen sollte?«

Mein Mundwinkel zuckt ein wenig zu sehr nach oben, weil man Ruth diesen Sarkasmus gar nicht zutraut. Und weil ich mich nur allzu gut mit der Antwort identifizieren kann, was meinem Kumpel nicht entgeht. Der vielsagende Blick, den er mir zuwirft, bohrt sich wie ein Pfeil in meine Haut.

»Na, dann bist du bei uns genau richtig.« Er deutet auf sich und mich. »Informatiker. Wir verlassen so gut wie nie den Keller.«

Toast sagt das mit einem Selbstbewusstsein, als wüsste er genau, wovon er redet. Dabei weiß ich es besser. »Du bist doch *ständig* auf irgendwelchen Partys oder Kneipentouren.«

Er winkt ab. »Wie auch immer. Lust, mit uns um die Stände zu ziehen?«

Für einen quälend langen Moment, in dem sie sich ihre Antwort genau zu überlegen scheint, will ich meinen Kopf vor Frust am liebsten in die Box mit den winzigen, hässlichen Pokémon-Plastikfigürchen vor mir tunken. Dann jedoch kommt das erlösende Wort.

»Klar.«

Celadon

Ruth

Das kleine Männchen, das sich da in meinem Kopf eingenistet und die Kontrolle übernommen hat, schlägt ein paar Saltos und dabbt fröhlich vor sich hin, begeistert davon, wie gut es mich in diese Situation hineingelotst hat. Ein Teil von mir will noch immer die Flucht ergreifen – ein anderer ist stolz, freut sich über die Tatsache, dass ich es irgendwie geschafft habe, sozial zu sein.

Mein Herz schlägt mir bis zum Hals, als ich mich Dominic und Toast anschließe, um die riesige Auslage des Stands von Replay Games nun vollends unter die Lupe zu nehmen. Ich bin still, schaffe es noch immer kaum, von selbst den Mund aufzumachen – vor allem, wenn beide in Hörweite sind. Aber wenn ich angesprochen werde, antworte ich brav und bilde mir sogar ein, dabei wie ich selbst zu klingen. Furchtlos, sarkastisch, spitz. So, wie ich einmal gewesen bin.

»Was soll das heißen, nicht mehr als drei Packs?« Als Toast so plötzlich die Stimme gegenüber dem Ladenbesitzer erhebt, einem müde aussehenden Mann mit Pferdeschwanz und Warcraft-T-Shirt, zucke ich kurz zusammen.

»Oje, gleich kommt der Antichrist«, murmelt mir Dominic zu,

während er seufzend an meine Seite tritt. Stirnrunzelnd blicke ich zu ihm auf, dabei streift meine Schulter seinen Oberarm.

»Was meinst du?«

»Toast ist Einzelkind – und wehe, du sagst ihm, dass er nicht alle Pokémon-Karten auf einmal kaufen darf.«

Amüsiert schnaubend schiele ich zu Dominics Freund hinüber, der wild gestikulierend vor dem Verkäufer steht und dabei eine nicht ganz unerhebliche Menge an Sammelkartenpäckchen vor sich liegen hat.

»Wieso der Spitzname?«, frage ich noch einmal. »Ich hätte Zeit für eine lange Geschichte, weißt du.«

Ich zwinkere ihm verschwörerisch zu, was ihn kurz stocken lässt. Dann grinst er wieder. Die Art von Grinsen, die man bei Menschen sieht, die versuchen, alles andere zu überspielen.

»So lang ist sie gar nicht ... nur ziemlich ... geeky.«

Jetzt muss ich selbst lächeln. »Ich bin hier und habe einen NASA-Pyjama zu Hause. Mit *geeky* schreckst du mich nicht ab.«

»Sehr sexy«, schießt er amüsiert zurück. »Aber gut. Kennst du diese kleinen Pop-ups auf deinem Handy? Die von unten mit einer Benachrichtigung ins Bild schießen. So was wie *Nachricht wird gesendet ...*?«

»Mhm?«

»Die nennt man tatsächlich Toast – denke, du verstehst, wieso. Und weil wir alle in denselben Kursen sitzen und Toast die Eigenschaft hat, genauso unangekündigt aufzutauchen wie die Pop-ups, kam schließlich der Spitzname.«

»Deine Idee?«

»Eine meiner besseren.«

Eine Weile herrscht Stille zwischen uns, in der wir nur nebeneinanderstehen und eine Reihe von kleinen Anime-Plüschtieren vor uns betrachten. Ganz leise schlägt mein Herz für das kleine

Wesen, das halb Katze, halb Sushirolle ist, doch ehe ich mich dazu durchringen kann, es mitzunehmen, höre ich Dominic auf einmal Luft einziehen.

»Darf ich dir eine Frage stellen, die vielleicht, oder vielleicht auch nicht, dazu beitragen könnte, den passenden Sticker zu finden?«

Ich runzele die Stirn – klar bin ich noch immer neugierig auf diese Aufklebersache, aber die Art, wie er mir diese Frage stellt, bereitet mir Gänsehaut. Daher erstickt meine Stimme beim Antworten fast.

»Klar …?«

»Wieso dieser Wandel? Als du auf der Arbeit angefangen hast, habe ich kaum ein Wort aus dir herausbekommen. Und jetzt – kaum eine Woche später – lauerst du mir sogar auf. Wieso? An meinem Charme und guten Aussehen wird es ja sicher nicht liegen.«

Der Kommentar, den er hinterhersetzt, schafft es kaum, meine plötzliche Anspannung zu lockern. Von seinem vermeintlichen Charme habe ich jedenfalls noch nichts mitbekommen. Und was sein Aussehen betrifft – er ist attraktiv mit den markanten Gesichtszügen und den undurchdringlichen Augen, das streite ich gar nicht ab. Aber auf mein Verhalten hat das keinen Einfluss, was es umso schwieriger macht, mir die Worte zurechtzulegen.

»Du hast mit Roisin gesprochen …«

Er presst die Lippen zusammen und versucht gar nicht erst zu fragen, woher ich das weiß.

»Sie hat dir erzählt … was, na ja … passiert ist.«

»Aye.«

»Ich bin im letzten Jahr ziemlich untergetaucht, um mit allem klarzukommen. Inzwischen geht's mir viel besser, deshalb bin ich wieder an der Uni. Aber versuch mal, dich unter die Leute zu mischen, wenn du seit Ewigkeiten mit niemandem außer deiner Familie gesprochen hast.«

Er nickt, als hätte er tatsächlich Verständnis dafür, während ich mein Plappermaul nun kaum mehr halten kann. Wie eine Sturmflut brechen die Worte aus mir heraus.

»Ich bin … war eigentlich nie schüchtern oder so. Ein bisschen still vielleicht. Schräg und eigenartig, ja. Aber das wirst du inzwischen schon gemerkt haben.«

»Versteh nicht, was du meinst. Es ist vollkommen normal, als erwachsene Frau einen Sternchenpyjama zu besitzen.«

»Warte, bis ich dir erst von der Nicolas-Cage-Tasse erzähle«, schieße ich süffisant zurück.

»Oh, ich sehe, du bist also auch eine kultivierte Person.«

Bevor ich etwas darauf erwidern kann, tritt Toast wieder zu uns. In seiner Hand genug Päckchen mit Pokémon-Karten, um damit seinen eigenen Laden aufmachen zu können.

»Howdy!«, begrüßt er uns und drückt sich dabei genau in die winzige Lücke zwischen mir und Dominic, sodass ich irritiert zur Seite weiche. »Was hab ich verpasst?«

Sofort verliere ich wieder die Fähigkeit zu sprechen, aber Dominic übernimmt schon. »Wie bist du an die Karten gekommen?«

Toast schnalzt überlegen mit der Zunge. »Ich habe meinem Freund Gareth ein Angebot gemacht, dem er nicht widerstehen konnte.«

»Barzahlung?«

»Yep.«

Ein Grinsen huscht selbst mir über die Lippen.

»Da das nun erledigt ist …«, plappert Toast weiter, »Zeit, den Rest der Horde zu suchen! Bist du dabei, Ruth?«

Es wäre zu einfach, mir eine Ausrede zu überlegen, Nein zu sagen und zu verschwinden. Mein Adrenalinspiegel wäre mir dafür sicher dankbar. Aber ich weiß, dass ich das nicht einfach so tun sollte. Wenn ich jetzt nicht den Sprung wage, wer weiß, wann ich das nächste Mal Gelegenheit haben werde, mit jemandem etwas zu unternehmen?

Ein Blick zu Toast und dann zu Dominic. Ich versuche, aus seinen grünen Augen zu lesen. Doch genauso wie das breite Grinsen auf seinen Lippen scheinen sie die Antwort auf die Frage, was hinter seiner Fassade liegt, um jeden Preis verbergen zu wollen. Aber das werde ich schon noch herausfinden.

Also nicke ich.

• • •

Zwei Tage später sitze ich im Starbucks auf der Botanic Avenue und bin so nervös, wie ich seit meinem ersten Tag zurück an der Uni nicht mehr war. Meine Hände zittern, als ich meinen Kaffee mit jeder Menge Milch und noch mehr Karamellsirup an meine Lippen hebe, einen winzigen Schluck trinke und ihn danach wieder absetze, weil er viel zu heiß ist. Mir gegenüber brütet Roisin über ihrer eigenen Tasse – ihr Getränk schwarz wie die Klamotten, die sie trägt.

Unverhohlen mustert sie mich aus ihren schmalen braunen Augen und schiebt sich immer wieder das runde Brillengestell zurecht, das sie aussehen lässt wie eine Eule. Wenn man sie nicht besser kennt, würde man denken, sie wäre nichts weiter als ein modisches Accessoire, aber ich kann mich noch genau an den Abend erinnern, an dem Roisin ihre Brille mal im Club verloren hat und wir sie wie eine alte Dame zurück nach Hause führen mussten.

»Seit wann bist du wieder in Belfast?«, fragt sie mich schließlich geradeheraus. Die ersten Worte, die wir überhaupt miteinander wechseln, seit wir uns vorm Eingang des Ladens getroffen haben.

»Knapp zwei Wochen.« Meine Stimme klingt, als hätte ich einen Wetzstein verschluckt. »Fühlt sich seltsam an.«

Roisin nickt. »Ist auch seltsam, dich wieder hierzuhaben. Konnte es gar nicht glauben, als Loki bei uns aufgetaucht ist und nach dir gefragt hat.«

»Du meinst Dominic?«

»Genau der – ist einer von Toasts Leuten. Sicher, dass da nichts läuft?«

Irritiert antworte ich. »Ja.«

»Sicher, dass da nichts laufen *wird*?«

Einen Moment halte ich inne, starre auf die Schaumkrone auf meinem Caffè Latte und überlege, während Dominics Gesicht durch mein Bewusstsein huscht. Zu sagen *Oh Gott, nein, niemals!* wäre nicht nur ausgesprochen kindisch, sondern auch nicht ganz richtig.

»Ich hab's nicht vor«, erkläre ich meiner alten Freundin vorsichtig. »Ich mag ihn, aber ... ich habe momentan andere Sorgen als eine Beziehung oder etwas in der Art.«

»Okay. Was anderes habe ich eigentlich auch nicht erwartet. Sei nur vorsichtig.«

»Wieso?«

Die Tür zum Laden öffnet sich, und eine Gruppe Typen in unserem Alter kommt herein. Ein Blick auf ihre durchnässte Kleidung und nach draußen gibt mir zu verstehen, dass plötzlich im Himmel alle Dämme gebrochen sind. Wie dichter Nebel hat sich der Regen über die Botanic Avenue gelegt, und die wenigen noch verbliebenen Fußgänger suchen panisch Unterschlupf vor dem Schauer.

Ihr lautes Schnattern erfüllt den Raum, als Roisin endlich wieder das Wort ergreift. »Ich kenne ihn nicht persönlich, aber nach dem, was Toast so erzählt, ist er wohl etwas speziell.«

»Sind wir das nicht alle?«, kommentiere ich ihre Aussage mit Blick auf ihren übergroßen Ozzy-Osbourne-Gedächtnismantel, dem ich noch nie viel abgewinnen konnte.

»Touché. Er ist wohl eher Einzelgänger und verbringt viel Zeit auf Tinder. Das solltest du nur wissen – hab keine Lust, dass du dir am Ende noch das Herz brechen lässt.«

Ich winke ab. »Also bitte. Ich bin keine zwölf mehr.«

Roisin stößt ein amüsiertes Grunzen aus – absolut ladylike. Dann wird sie plötzlich ernst. »Ich weiß. Davon mal abgesehen … Wie … ist es dir ergangen?«

Die Frage lässt mich schlucken, obwohl ich keineswegs davon überrascht bin. Mir war klar, dass dieses Gespräch, diese Frage, kommen würde, trotzdem klettert mein Puls rasant in die Höhe, kaum hat Roisin die Worte ausgesprochen.

Die Wahrheit ist, dass es mir nicht gut ergangen ist. Aber mehr noch: Ich fühle mich mies, einfach alle Zelte abgebrochen und mich zurückgezogen zu haben. Eigentlich ganz simpel. Aber das in Worte zu fassen ist eine ganz andere Geschichte.

»Okay …?«, äußere ich vorsichtig in Ermangelung eines besseren Anfangs und ernte prompt einen finsteren Blick über den Rand ihrer Kaffeetasse hinweg.

»Dein Ernst?«

»Nein. Nicht gut«, verbessere ich mich. »Es war … schwierig. Zuerst wollte ich mit niemandem reden, habe kaum gegessen oder es überhaupt aus dem Bett geschafft. Mum hat mir das für ein paar Wochen durchgehen lassen, danach hat sie mich zum Arzt geschleift. Psychotherapie, Medikamente … das volle Programm. Hat 'ne Weile gedauert, aber jetzt geht's mir gut … oder sagen wir, *besser*.«

Sie nickt. »Gehst du noch zur Therapie?«

Kopfschütteln.

»Medikamente?«

Nicken.

»Gut. Und wie geht's dir damit?«

Ich nehme selbst einen Schluck Kaffee, der inzwischen etwas abgekühlt ist. Wenn man Roisin so hört, könnte man meinen, sie studiert Psychologie – die Wahrheit ist aber, dass ihre Mutter selbst psychisch nicht ganz auf der Höhe ist und Roisin mit der ganzen Thematik aufgewachsen ist.

»Okay. Nicht perfekt, aber ich schaffe es inzwischen wieder aus dem Bett und irgendwie durch den Tag.« Die Betonung liegt auf *irgendwie.* »Und wie geht es dir?«

»Gut ... also wirklich ... nicht übel. Es hat gedauert, aber irgendwann hat mein Kopf verstanden, dass es weitergehen muss. Ich bin übrigens immer noch angepisst, dass du mich einfach so hast sitzen lassen, aber ich kann's verstehen.«

Was jetzt?

»Das tut mir leid«, erwidere ich aufrichtig. »Ich hätte da sein oder mich zumindest mal melden müssen.«

»Hättest du«, schießt sie undiplomatisch zurück. »Aber das ist okay. Ich weiß, wie es sein kann, und momentan überwiegt meine Freude darüber, dass du an einem Stück zurück bist.«

»Danke.«

»Zumindest bis du mir wieder irgendeine deiner Musikentdeckungen unter die Nase hältst.«

Überrascht lache ich auf. Wann immer mir die Empfehlungen auf Spotify wieder einen abstrakten Indie-Künstler präsentiert haben, musste Roisin mit mir da durch.

»Ich hab 'ne ganze Liste«, gebe ich zwinkernd zurück.

»Gott, nein. Bleib mir weg.« Sie lacht und streicht sich dabei eine Strähne ihres glatten schwarzen Haars hinters Ohr, was sie sofort auf einen Gedanken bringt. »Übrigens. Pink? Kurz? Hab es ja schon auf Facebook gesehen, aber was hat dich dazu inspiriert?«

»Mal was anderes?« Ich zucke mit den Schultern, während ich mir selbst über den Scheitel streiche. Mein Friseurtermin ist jetzt etwas über zwei Wochen her, und noch immer fühlt sich mein Kopf ungewohnt leicht an. Mein ganzes Leben lang hatte ich lange rote Haare – ein typischer Ginger eben –, aber jetzt ist davon nichts mehr übrig.

»Gefällt mir jedenfalls«, meint Roisin. »Sieht mehr nach Ruth aus und nicht nach jungfräulichem Unschuldslamm.«

»Witzig«, zische ich voll falscher Empörung zurück und nehme einen weiteren tiefen Schluck aus meiner Tasse, während ich meine Freundin genau ansehe. Es ist seltsam, wieder hier zu sein, doch noch seltsamer ist ihre Offenheit mir gegenüber.

Ich kenne Roisin seit Kindertagen und weiß, dass sie sehr nachtragend sein kann. Dass nun nach einer kurzen Zurechtweisung, die mehr einem Seitenhieb gleicht, wieder alles in Ordnung sein soll, kommt mir verdächtig vor. Wahrscheinlich hat sie wirklich Verständnis für mein Verhalten, und es fällt ihr in Anbetracht der Umstände leichter, die Vergangenheit ruhen zu lassen.

Aber da ist diese nervige, unsichere Stimme in meinem Hinterkopf, die mich warnen will. Die mir zuflüstert, dass ich aufpassen soll. Dass ich Roisin nicht vertrauen kann. Dass sie nur schauspielert, um an *Infos* zu kommen, bevor sie mich auch schon wieder aus ihrem Leben streicht, so wie ich sie für ein ganzes Jahr aus meinem gestrichen habe. Was für Infos das sein sollen, sagt die Stimme mir natürlich nicht.

Ich hasse meinen Kopf, der mir ständig nur das Schlechteste einreden will.

»Also«, macht meine Freundin sich wieder bemerkbar. »Wie geht's weiter?«

Verwirrt runzele ich die Stirn. »Was meinst du?«

»Mit dir? Was ist dein Plan, jetzt, für die nächsten Wochen, Monate?«

Ich zucke mit den Schultern. »Ich wollte erst mal wieder an die Uni ... mir ein paar Freunde suchen, mit dir sprechen und ...«

»Und?«

»Ehrlich gesagt hätte ich nicht gedacht, dass ich es überhaupt so weit schaffe.«

Roisin grinst mich breit an. »Na, das ist doch schon mal was. Wieso also das lange Gesicht?«

Ach, daher weht der Wind. Sie kennt mich – und muss geahnt haben, dass mir etwas im Kopf herumspukt. Ein Seufzen gleitet mir über die Lippen. Ehrlichkeit fiel mir nie schwer, doch so offen über meine Sorgen zu sprechen hinterlässt ein Gefühl unerwarteter Verletzlichkeit in mir, an das ich mich wohl nie gewöhnen werde. Weder bei meiner Mum oder einem Psychologen noch bei Roisin.

»Ach nur ... ich fühle mich furchtbar, wie ich die Dinge gehandhabt habe. Und es kommt mir falsch vor, dass du mir nicht böse bist.«

»Oh, glaub mir, ich *bin* dir böse«, erklärt sie geradeheraus und verzieht dabei nicht einmal die Miene. »War nicht nett, was du da abgezogen hast. Dass du erst mal deine Ruhe wolltest, kann ich verstehen, aber nach ein paar Wochen hätte es zumindest ein Lebenszeichen mal getan.«

»Ich weiß.« Obwohl ich darauf vorbereitet gewesen bin, verpasst mir die Direktheit ihrer Worte einen schmerzhaften Stich.

»Aber ... es bringt weder mir noch dir was, wenn wir jetzt ewig deswegen rumheulen. Du hattest deine Gründe, und ich weiß sehr gut, dass das, was in unseren Köpfen vorgeht, manchmal eigenartig ist. Also belassen wir es dabei und gehen wieder zurück auf Anfang.«

»Und das ist okay für dich?«

Roisin zuckt mit den Schultern. »Ich kann auch aufstehen, gehen und dich auf dem Campus ignorieren, wenn dir das hilft?«

Sofort winke ich ab, und plötzlich lassen Tränen meine Sicht verschwimmen, ohne dass ich es verhindern kann. Einmal geblinzelt, schon fließen sie, als gäbe es kein Halten mehr. Aufgestaute Emotionen, Ängste – das alles bricht aus mir heraus wie der Regenguss, der noch immer die Menschen von der Straße fernhält.

Ein Schluchzen unterdrückend, vergrabe ich das Gesicht in meinen Handflächen. Kann spüren, wie die warmen Bäche zwischen meinen Fingern hindurchströmen, während mein Verstand verzweifelt versucht, Ordnung in mein völlig chaotisches Gefühlsleben zu bringen.

Ich brauche eine halbe Ewigkeit, bis ich mich wieder beruhige. Dabei ist es mir egal, dass ich mich vor der gesamten Kundschaft des Starbucks zum Affen mache – ich höre erst auf, als keine Tränen mehr übrig sind und in meinem Körper diese berauschende Leere herrscht.

Dann endlich hebe ich den Kopf und blicke in Roisins warme braune Augen. Ein feines Lächeln umspielt ihre Lippen, ihren Kaffee hat sie inzwischen ausgetrunken.

»Besser?«, fragt sie mit sanfter Stimme.

»Besser.«

Amaranth

Dominic

»Was wird das, Malen nach Zahlen?«

Der Blick, den sie mir unter dem Zuckerwattepony hervor zuwirft, ist tödlich. Beinahe erwarte ich, dass mich gleich der Blitz trifft oder ein Aneurysma in meinem Gehirn platzt – aber nichts dergleichen geschieht. Da bin ich wohl gerade noch mal davongekommen.

»Ich schreibe meine Notizen aus der Vorlesung sauber ab«, informiert sie mich kühl. »Auf die Art merke ich mir alles besser und spare mir den Stress zwei Tage vor der Klausur.«

Punkt für sie. Allerdings bin ich trotzdem der festen Überzeugung, dass nur unter Druck Diamanten entstehen – sowohl wörtlich als auch figurativ, weshalb bei mir meistens alles auf den letzten Drücker passiert.

Stirnrunzelnd betrachte ich Ruth über den Rand meines Laptops hinweg, auf dem ich mir gerade die Freistunde mit alten Folgen von *In Teufels Küche* mit Gordon Ramsay versüße. Meine neue Bekanntschaft ist keine zwanzig Minuten hier und hat es dennoch geschafft, gut die Hälfte des riesigen runden Tischs im C.S.-Lewis-Zimmer für sich zu beanspruchen. Drei verschiedene Taschenrechner, Lineale, einzelne Blätter, Textbücher und an die hundert verschiedenfarbige Fineliner liegen darauf verstreut, als arbeite sie gerade daran, einen Beweis für die Entstehung des Universums auszuarbeiten. Oder eben Malen nach Zahlen.

Währenddessen sitze ich nur auf meinem üblichen Platz auf der Bank und klicke mich munter durch YouTube, weil ich mich, anders als sie, nicht dazu aufraffen kann, irgendetwas Produktives zu tun.

»Und dazu brauchst du gleich dein kreatives Malset?«, frage ich sie skeptisch, als sie zu einem anderen Stift greift, um damit den nächsten Absatz zu schreiben.

»Ich mag's gern bunt.« Sie pustet sich ihren Pony aus der Stirn, bevor sie damit weitermacht, die Buchstaben im Schneckentempo auf ihren Block zu malen.

Dass Ruth Whitman seltsam ist, ist mir nicht entgangen. Eigentlich wusste ich das schon vom ersten Moment an. Doch obwohl seit der Convention über zwei Wochen vergangen sind und wir uns inzwischen sogar ein paar Memes gegenseitig zugeschickt haben, überrascht sie mich immer wieder. Was mir wiederum nicht mit der Stickersache weiterhilft.

Mittlerweile weiß ich sicher über sie, dass sie ein Nerd ist. Keiner von der Hipster-Sorte, die Marvel-T-Shirts anziehen, bloß weil sie Thor heiß finden, sondern richtig oldschool. Sie mag Naturwissenschaften, hat ein Faible für Brettspiele und unnützes Wissen und dazu eine beunruhigende Anzahl an Oberteilen mit Nicolas Cages Gesicht drauf. Mit alldem kann ich arbeiten, aber irgendwie stellt mich das trotzdem nicht so ganz zufrieden. Ich will *mehr* wissen.

»Glaub mir, das ist mir schon aufgefallen, als du umgeben von rosa Wölkchen hier reingeschneit bist.«

Sie verdreht die Augen. »Musst du nicht irgendwelche Kids in *Minecraft* fertigmachen?«

Empört ziehe ich Luft ein. »Ich bin auf YouTube.«

»Entschuldige. Musst du nicht dabei zusehen, wie irgendjemand Kids in *Minecraft* fertigmacht?«

Ohne meine Antwort abzuwarten, wendet sie sich wieder ihren Notizen zu. Drei, vier, fünf Zeilen in Hellblau. Dann wechselt sie wieder den Stift.

»Wieso jetzt giftgrün?«, will ich wissen und ernte prompt einen weiteren bösen Blick. Da hat aber jemand schlecht geschlafen.

»Was willst du, Dominic?« Zum ersten Mal, seit sie hier reingekommen ist, legt sie alle Sachen beiseite und starrt mich direkt an. Der Ausdruck in ihren großen hellgrauen Augen verursacht mir immer eine Gänsehaut – vor allem, wenn sie wie heute dicken schwarzen Eyeliner trägt. Auf die Art wirkt ihr Blick gleich noch mal durchdringender.

»Nur verstehen, wieso du so viel Wert drauf legst, dass deine Notizen aussehen, als arbeitetest du im Kindergarten.«

Sie legt den Kopf schief, schweigt kurz. Dann: »Willst du die ehrliche Antwort?«

Das bringt mich doch aus dem Konzept. Wir sind jetzt schon eine Weile miteinander ... nennen wir es *bekannt*. Aber so etwas hat sie mich bisher noch nicht gefragt. Ich glaube nicht, dass sie in irgendeiner Weise unehrlich mit mir war, aber so, wie es klingt, scheint die Antwort etwas Ernsteres zu sein. Und ich weiß nicht so recht, ob ich dafür bereit bin.

»Klar«, mein Mund reagiert, bevor mein Gehirn sich anders entscheiden kann. Der emotional verkümmerte Teil von mir scheut sich vor allem, was tiefer geht als ein paar gemeinsame Freistunden. Doch ein anderer Teil, der, der wie ein Besessener an den Stickern arbeitet, hat momentan die Oberhand.

Ruth nickt und fährt sich dabei in einer nervösen Geste mit

den Fingern über die Schläfe. Als wollte sie sich ihre Haare hinters Ohr streichen, obwohl sie viel zu kurz dafür sind. Ihre Anspannung überträgt sich automatisch auf mich. Was will sie mir sagen?

»Also …« Bei der kurzen Pause befällt ein flaues Gefühl meine Magengegend. »Tatsächlich arbeite ich gerade nicht für die Uni. Das hier sind auch nicht meine Mitschriften. Sondern eine Beschwörungsformel für ein magisches Einhorn, das mir drei Wünsche erfüllt. Ich muss nur …«

Ergeben klappe ich meinen Laptop zu und sehe sie an. »Dein Ernst, Samwise?«

Sie lächelt und versenkt dabei ihre spitzen Eckzähne in der Unterlippe. »Absolut. Krieg ich jetzt den Sticker für *seltsam*?«

Augenverdrehend schüttele ich den Kopf. »Den hast du doch schon seit letzter Woche …«

Offensichtlich hocherfreut darüber, dass sie mich mit der dämlichen Einhornsache drangekriegt hat, kichert sie. Genau deshalb sollte man anderen Leuten nicht vertrauen.

»Welche Sticker habe ich denn noch?«, zwitschert sie vergnügt.

»Den für Quälgeist allemal.« Ich versuche meine Stimme kühl und unbeeindruckt klingen zu lassen, doch tatsächlich ist ihre gute Laune ansteckend – vor allem, weil ich sie noch nie derart ausgelassen erlebt habe. Dann senkt sie allerdings schon wieder den Blick.

»Roisin hat mich zur Kneipentour ihrer Society am Freitag eingeladen … Hättest du Lust, auch mitzukommen?«

Ich blinzele überrascht wegen des plötzlichen Themenwechsels, lehne jedoch gleich ab. »Sorry, Samwise. Kneipen und Alkohol – das ist nicht so meine Welt.«

»Gibt's dafür 'nen Grund?«

»Einige«, erwidere ich ausweichend, während ich den Kopf abwende. Ich sehe zum Fenster hinaus in den wolkenverhangenen Himmel. Dabei kann ich spüren, wie Ruth mich von der Seite mustert, und ich habe die irrationale Befürchtung, dass sie zu viel aus meinem Gesicht herauslesen kann. Aber sie scheint zu verstehen, dass ich nicht gern darüber reden will.

»Ich hab ehrlich gesagt etwas Schiss davor«, äußert sie zu meiner Überraschung. »Klar. Ich freue mich, mal einen Tag zu haben, an dem ich nicht über Netflix und Chips einschlafe ...«

»Klingt für mich nach einem perfekten Abend.«

Im Augenwinkel sehe ich, wie ein schwaches Lächeln über ihre Lippen huscht. »Ist es auch, aber ... früher bin ich gern mit Freunden weggegangen.«

»Wovor hast du Angst?« Meine Stimme klingt überraschend aufrichtig, obwohl mich mein Gehirn erneut davor warnen will, nicht zu tief zu graben. Ahnungslos zuckt Ruth mit den Schultern.

»Es ist das erste Mal, seit ...«

Sie bringt es nicht über sich, den Satz zu beenden, aber das muss sie auch nicht. Inzwischen ahne ich, was sie sagen will: Das erste Mal, seit ihr bester Freund gestorben ist. Bei dem Gedanken legt sich ein bitterer Geschmack auf meine Zunge. Obwohl sie weiß, dass ich mit Roisin darüber gesprochen habe, ist dieser Oliver ein Thema, das wir in allen unseren Konversationen umgehen. Als wäre da eine Mauer, hinter der sie all diese Dinge verbirgt.

Aber um ehrlich zu sein, bin ich dankbar dafür. Sosehr ich Ruths Gesellschaft auch genieße, ich bin wirklich der letzte Mensch, mit dem man über so etwas reden sollte. Bevor ich ihr das jedoch möglichst sensibel beibringen kann – als ob! –, übernimmt Sticker-Dominic wieder die Kontrolle.

»Du kannst mir schreiben, wenn was ist.«

»Was?«

Anscheinend hat sie genauso wenig mit diesem Angebot gerechnet wie ich. Aber jetzt ist es eh zu spät, einen Rückzieher zu machen.

»Ich meine ... ich bin nicht gerade die beste Adresse, wenn du wen zum Ausheulen brauchst ... Aber falls es dir an dem Abend zu viel wird, kann ich dir Katzenvideos oder so was zur Ablenkung schicken.« Ich zucke mit den Schultern, weil mir meine Worte auf einmal furchtbar dämlich vorkommen. »Oder Memes, Online-Psychotests ...« Was rede ich denn da?

Ruth allerdings lächelt. »Das würdest du für mich tun?« Ihre Stimme trieft vor gespielter Rührung.

»Klar. Die Rechnung kommt dann zum Monatsende.«

»Allerliebst. Aber gut – du willst es so.«

Will ich das?

Ein paar Sekunden schauen wir uns noch schweigend an. Irgendwie habe ich das Gefühl, etwas sagen zu müssen, aber mir will einfach nichts einfallen. Stattdessen mache ich mich daran, meinen Laptop in meinem Rucksack zu verstauen und mich innerlich auf die Praxiseinheit zu Datenbanken vorzubereiten. Mit einem Stöhnen schlüpfe ich in den einen noch intakten Riemen, bevor ich langsam zur Mitte des Raumes gehe. Neben Ruth bleibe ich stehen, wodurch ich ihr buntes Chaos zum ersten Mal aus der Vogelperspektive betrachten kann. Tatsächlich wechselt sie alle paar Zeilen konsequent den Stift und scheint dabei keinem System zu folgen.

»Verrätst du mir, was es mit den Farben auf sich hat?«, frage ich neugierig.

Sie hebt den Blick. »Wer sagt, dass es dafür einen Grund gibt?«

»Du willst mir ernsthaft weismachen, dass du nur zum Spaß deine Lebenszeit darauf verschwendest?«

Ertappt heben sich ihre Mundwinkel. »Vielleicht ein anderes Mal, Dominic.«

Etwas in ihrem Blick bringt das Gefühl von vorhin zurück. Die vage Ahnung, dass hinter dieser seltsamen Eigenart doch mehr steckt, als sie zugeben will. Und wieder sollte mein Gehirn mich warnen, meine Finger von dieser Angelegenheit zu lassen. Aber anscheinend bin ich heute so richtig risikofreudig unterwegs. Mein Körper handelt schneller, als ich mir den Einfall wieder ausreden kann.

Spontan schnappe ich mir einen der Fineliner – ein pastelliges Pink – und kritzele damit meine Handynummer an den Rand ihres Blocks. Mit gesenkten Augenbrauen betrachtet sie erst die Zahlen, dann mich.

»Ich schau nicht ständig in mein Facebook-Postfach«, informiere ich sie knapp. »Wenn du ein dringendes Katzenvideo brauchst, schick mir lieber 'ne Nachricht – oder klingel durch.«

»Dir ist schon klar, dass ich die ganze Seite jetzt neu schreiben darf?«, zischt sie zurück.

»Würde schneller gehen, wenn du nur eine Farbe nimmst.«

Achtlos werfe ich den pinken Stift zurück zu den anderen und wende mich auch schon zum Gehen. Nicht dass Sticker-Dominic irgendeine andere schlaue Idee hat, die mich am Ende noch sozial kompetent wirken lässt. Ehe ich jedoch ohne ein weiteres Wort verschwinden kann, wendet sich Ruth erneut an mich.

»Dominic?«

Ein letztes Mal drehe ich mich zu ihr um.

»Hm?«

»Danke.«

Slate

Ruth

Fast muss ich laut auflachen, als der Link zu einem Katzenvideo auf meinem Handy landet, gefolgt von den Worten: »Nur zur Sicherheit«. Fürs Erste klicke ich nicht darauf, schicke jedoch zwei Herzchen zurück, bevor ich mein Handy wieder in die Bauchtasche meines Hoodies gleiten lasse. Mir gegenüber sitzt Roisin über ihrem Buckfast, bei dessen intensivem Geruch nach Rotwein und Essig sich mir der Magen umdreht, und betrachtet mich mit einer Mischung aus Neid und Verachtung.

»Du bist der einzige Mensch, den ich kenne, der sich zu einem YouTube-Tutorial schminkt, nur um am Ende einen gammeligen Hoodie zum Ausgehen anzuziehen.«

Amüsiert hebe ich die Brauen, ehe ich einen Schluck von meinem Bier nehme, weil ich mich im Gegensatz zu meiner Freundin nicht für Tonic Wine begeistern kann. »Du bist nur neidisch auf die Bauchtasche«, entgegne ich ihr über den Rand meines Glases.

»Als ob.«

Natürlich ist sie das. War sie schon immer. Jedes Mal wenn wir früher weggegangen sind, lief es darauf hinaus, dass sie ihr knappstes, unpraktischstes Outfit anzog – natürlich ganz in Schwarz – und ich mit meinem Hoodie und dem Jutebeutel als

Packesel für sie herhalten musste. Wirklich daran gestört habe ich mich nie, und auch jetzt nehme ich nur schweigend ihr Portemonnaie entgegen, das sie mir zuschiebt und das kurz darauf ebenfalls in der Bauchtasche verschwindet. So. Herrlich. Praktisch.

»War das eben Loki?«, fragt sie mit einem auffordernden Nicken. »Wusste gar nicht, dass ihr miteinander schreibt ...« Sie versucht, die Aussage beiläufig klingen zu lassen, aber Subtilität ist nicht gerade Roisins Stärke. Vor allem, wenn nach drei Fläschchen Buckfast ihre Stimme diesen rauen Unterton bekommt.

»Ab und zu«, erkläre ich schulterzuckend. »Hin und wieder ein paar witzige Videos oder Bilder.«

»Früher waren es Rosen und Pralinen, jetzt sind es Katzenvideos und Memes.« Sie kichert über ihren Witz, während ich nur die Augen verdrehen kann. Doch mir entgeht nicht, wie genau sie mich gerade unter die Lupe nimmt. Roisin ist Meisterin darin, selbst aus den kleinsten Regungen in jemandes Gesicht die richtigen Schlüsse zu ziehen, und ich kann sehr genau spüren, dass sie gerade verzweifelt versucht, das bei mir zu tun.

Mein Blick wandert nach oben zur Decke, wo zahlreiche Töpfe und drei Retro-Fahrräder zur Deko angebracht sind. Hier draußen auf der Terrasse des Lavary's ist es ein bisschen frischer, aber ich mag es, dass man sich hier einigermaßen unterhalten kann, ohne sich gegenseitig anbrüllen zu müssen. Dazu lassen einen die üppige Blumendeko und die vielen Lichterketten tatsächlich vergessen, dass man nur im hinteren Teil eines langweiligen Pubs in Belfast sitzt.

Hierher sind Roisin und ich früher schon oft gekommen. Meistens donnerstags nach den wöchentlich stattfindenden Debatten der Literific Society. Doch komischerweise fühlt sich mein Aufenthalt hier tatsächlich ... angenehm an. Den ganzen Tag habe ich zitternd erst in der Vorlesung, dann bei mir zu Hause verbracht. Voller Panik, dass ein Abend in den Kneipen, die wir früher immer besucht haben, das fragile Gleichgewicht, das ich mir die letzten Wochen erarbeitet habe, einfach so zerstören könnte. Aber bisher tut sich nichts. Vielleicht liegt es am Bier, das meine Wangen inzwischen zum Glühen bringt, doch für den Moment fühle ich mich tatsächlich wohl.

Das Handy in meiner Tasche vibriert erneut, und ich greife ein wenig zu hastig danach. Ein gefundenes Fressen für Roisin.

»Aha?«, kommt es provokativ aus ihrer Richtung. Aber ich lese erst, bevor ich ihr antworte.

> Hier noch ein paar mehr, das muss für heute Nacht reichen. Tinder ruft nach mir.

Ich meine mich zu erinnern, dass er in irgendeinem Nebensatz mal erwähnt hat, hin und wieder auf Tinder unterwegs zu sein. Das Ganze ist nicht direkt meine Welt. Und meine einzige Erfahrung mit der App beruht auch nur auf dem einen Mal, als Roisin und ich mit Fotos irgendeiner Influencerin ein paar Leute gecatfisht haben … ach ja …

»Ground Control to Major Ruth«, kommt es dann plötzlich von gegenüber.

Erst jetzt wird mir klar, dass ich in Gedanken kurz weggedriftet bin. Ich leere den Rest meines Biers in einem Zug, um meine Verwirrung zu überspielen. Dann sage ich unschuldig: »Ja?«

Roisin legt missbilligend den Kopf schief. »Ich wiederhole: *Aha?!*«

»Memes«, erkläre ich ihr nur. »Außerdem hat er ein Date heute Abend.«

Oder wie auch immer man das nennt.

»Also muss ich mir keine Sorgen machen, dass du was mit dem Gott des Schabernacks am Laufen hast?«

»Komm schon, Roisin. So schlimm ist er nicht.«

»Sagst du ...«

Ich seufze. Zugegeben, ich verstehe, woher der Eindruck kommt, aber inzwischen weiß ich, dass er nicht ganz so gruselig ist, wie er auf den ersten Blick erscheint. Eher ... missverstanden.

»Sei ein bisschen netter zu ihm«, weise ich Roisin an. »Du hast ihn ja nur einmal gesehen.«

»Ja, und das eine Mal hat er mich in Stalkermanier über dich ausgefragt.«

Ich schnaube amüsiert. »Wollte er mehr über meine Gewohnheiten wissen? Wann ich ins Bett gehe, welchen Weg ich zur Uni nehme?«

»Schon gut«, zischt sie und leert ebenfalls ihren Drink. »Ich mein ja nur. Toast hat erwähnt, dass er nicht ganz unkompliziert ist. Deshalb ...«

»Keine Sorge«, schieße ich zurück. »Ich hab ihn gern um mich rum, aber ich weiß, was du meinst.«

Ein Lächeln huscht über Roisins Gesicht, ihr Blick geht zu ihrer Flasche. »Da wir das nun geklärt haben ... nächste Runde?«

• • •

Im Laufe des Abends wünsche ich mir immer wieder, ich könnte zu der Ruth von vor einem Jahr sprechen und ihr sagen, dass alles schon wieder gut werden wird. Nicht perfekt, aber – ja – gut. Die ersten Stunden verfliegen geradezu. Wir wandern von Kneipe zu Kneipe, trinken etwas, während mich Roisin den Leuten aus ihrer Society vorstellt. Ich bezweifle, dass ich mich an irgendeinen davon erinnern werde. Aber für den Moment ist es wundervoll, sich ausgelassen mit diesen Menschen zu unterhalten und einfach nur den Start ins Wochenende zu genießen.

Gepaart mit der einlullenden Wirkung des Alkohols schwebe ich von einer Bar in die nächste und merke zu spät, dass wir uns inzwischen auf dem Weg zu einem Ort befinden, den ich an diesem Abend nicht eingeplant habe. Die Wolke, auf der ich mich befinde, verpufft, als die ersten tiefen Basstöne in mein Bewusstsein dringen. Schlagartig fühle ich mich nüchtern.

Nein.

Die braune Backsteinfassade mit den schwarz lackierten Holzlatten vor den Fenstern gleicht einem Abbild aus einem Albtraum. Der Schriftzug *Limelight* leuchtet verheißungsvoll über dem Eingang, und während ich verzweifelt nach Roisin Ausschau halte, werde ich von der Gruppe bereits durch den Eingang geschoben. Wie ein winziges Ruderboot auf stürmischer See. Ich habe nicht mal die Chance, mich dagegen zu wehren.

Ruhig bleiben, ermahne ich mich, doch dafür ist es schon zu spät. Ich kann die Panikattacke bereits im Ansatz spüren. Wie sie ihre feinen kalten Klauen über meinen Rücken gleiten lässt. Noch spielt sie mit mir. Noch ist nur der Hauch davon zu erahnen, aber ich weiß, dass es nicht mehr lange dauert. Ein falscher Schritt, ein falsches Geräusch, und ich verliere die Kontrolle.

»Weißt du, wo Roisin ist?«, frage ich an eine Rothaarige aus der Gruppe gewandt. Diese schüttelt allerdings nur den Kopf. Ich frage weiter. Zwei, drei, vier Leute. Keiner will sie gesehen haben. Natürlich. Typisch Roisin – es gibt keinen Abend, an dem sie nicht plötzlich für ein, zwei Stunden verschwindet. Nur muss das ausgerechnet jetzt sein?

Meine Suche nach ihr hat mich inzwischen auf die riesige Tanzfläche getrieben. Mit der hohen, von eckigen Pfeilern getragenen Decke hat das Limelight immer ein wenig etwas von einer

Lagerhalle. Die Musik dröhnt hier so laut, dass sie nur vom schrillen Geräusch der Nebelmaschinen übertönt wird. Ein lautes, kreischendes Pfeifen, das mir Kopfschmerzen bereitet.

An einem Freitag wie diesem ist der Laden brechend voll. Für Menschen von meiner Statur macht dies das Durchkommen umso schwerer – ganz zu schweigen von dem Versuch, meine Freundin in der Menge auszumachen.

Mein Handy vibriert. Eine Nachricht von Roisin.

Wo bist du??

Ist das ihr Ernst?!

Limelight. Hauptfloor. Du?

Gern hätte ich noch etwas Patziges hinterhergesetzt, aber dazu bin ich schon gar nicht mehr in der Lage. Mit dem letzten Hauch an klarem Verstand stelle ich mich an einen der hohen Tische am Rand der Tanzfläche, wo ich versuche, mich ganz darauf zu konzentrieren, meine Freundin in der Menge auszumachen. Entweder das oder sie wird hoffentlich schlau genug sein, meine Nachricht zu lesen und mich hier abzuholen.

Irgendwas.

Jetzt, da meine Möglichkeiten ausgeschöpft sind, kehrt das Gefühl von eben zurück. Zum Warten verdammt, kann ich ganz genau spüren, wie die Kälte meinen Nacken hinabrieselt, wie das Atmen langsam schwerer wird, so als läge ein tonnenschweres Gewicht auf meiner Brust. Deutlich fühle ich mein Herz in der Brust. Jeder einzelne Schlag im Rhythmus des Basses.

Mit zitternden Fingern krame ich mein Handy aus meiner Bauchtasche. Keine Nachricht von Roisin. Zur Ablenkung öffne ich meinen Chat mit Dominic. Ich gehe durch das, was er mir gesendet hat, nur für die Videos reicht mein Empfang nicht.

»Hast du noch ein paar Memes? ☺«, frage ich unschuldig, weil ich es nicht über mich bringe, ihm zu schreiben, dass ich gerade ganz dringend Ablenkung brauche. Ich starre ein paar Sekunden auf das Fenster, doch kein Häkchen erscheint. Natürlich. Er ist beschäftigt.

Ich seufze und blicke wieder in die Menge. Meine Sicht verschwimmt, verwandelt die einzelnen bunten Lichter in lange Fäden. Meine Beine fühlen sich an wie Pudding. Verzweifelt versuche ich, mich an die Atemübungen aus der Therapie zu erinnern, doch mit jeder Sekunde, die verstreicht, wird mein Verstand leerer und leerer. Das Zittern erfasst nun meinen ganzen Körper.

Die Welt um mich herum verschwindet und macht Platz für die Vergangenheit. Laute Musik, grölende Menschen. Der Geschmack von Tequila. Der Duft von Olivers Aftershave. Ein verboten süßer Kuss.

Blind laufe ich los, um den Bildern zu entfliehen. Immer wieder stoße ich gegen einen menschlichen Körper. Der Geruch von Alkohol und Schweiß scheint mich zu betäuben. Erneut bringt das Zischen der Maschinen mein Herz zum Aussetzen, doch statt Nebel verteilen sie auf einmal Konfetti. Wie Nieselregen lässt es sich auf meiner Haut nieder, während ich das Gefühl habe, kaum mehr voranzukommen. Die Szenen von damals spielen weiter unbarmherzig in meinem Kopf.

Dann schlägt mir endlich kühle Nachtluft entgegen, die die Tränen auf meiner Haut beinahe gefrieren lässt. Mit ihr kommen weitere Erinnerungen. Olivers Arm um meine Taille. Ein lautes Hupen. Ein Sturz, schmerzende Hände. Ein Krachen. Stille. Sirenen.

Ich verschwinde aus der Reichweite des Limelight, ehe ein

Türsteher mich fragen kann, ob alles in Ordnung ist. Um nichts in der Welt will ich mich jetzt erklären müssen. Wieder krame ich nach meinem Handy, wähle zitternd Roisins Nummer. Mailbox. Wahrscheinlich ist ihr Akku leer.

»Scheiße.«

Die wenigen Passanten, an denen ich vorbeistolpere, kümmern sich reichlich wenig um das Häufchen Chaos, das ich bin. Als ich auf der Botanic Avenue ankomme, herrscht dort noch immer reges Treiben. Natürlich – ist ja kaum nach elf.

Ich dagegen will nur nach Hause. Zurück in mein Bett. Das Kissen über meinem Gesicht. Und die tosenden Sirenen in meinem Kopf vergessen, deren Lärm noch immer unbarmherzig auf mein Bewusstsein einhämmert und mich verzweifeln lässt. Fast falle ich hin.

Als ich endlich die Tür zu meiner Wohnung erreiche, trifft mich die Erkenntnis wie ein Schlag: keine Schlüssel. Die liegen bei Roisin.

Ich breche vollends zusammen und kauere mich völlig meinen Gefühlen ergeben auf der Treppe vorm Eingang zusammen. Die Kälte sickert schneller in meine Glieder, als mir lieb ist.

Und immer noch diese verdammten Sirenen in meinem Kopf.

In meiner Verzweiflung wähle ich noch mal Roisins Nummer. Nichts.

Ich schicke ihr ein, zwei Nachrichten, die allesamt nicht durchkommen. Gehe zurück zu meinem Chat mit Dominic und verharre zitternd auf seinem Profilbild.

Wenn du ein dringendes Katzenvideo brauchst, schick mir lieber ne Nachricht – oder klingel durch.

In mir sträubt sich alles gegen den Gedanken. Ich will ihn nicht stören oder mit meinem Zustand belasten, wenn ich weiß, dass er zu tun hat. Aber ... ich habe sonst niemanden. Diese Erkenntnis schmerzt. Doch wenn ich nur … wenn ich nur seine Stimme hören könnte, irgendeine Stimme, schaffe ich es vielleicht, mich wieder zusammenzureißen. Klarer zu denken. Mir zu überlegen, wie ich am besten weitermache und zurück in meine Wohnung komme.

Immer noch zögere ich. Sekunden verstreichen. Dann Minuten. Schlotternd vor Kälte kauere ich an der Tür zu meinem Apartment und starre aufs schwarze Display. Soll ich? Kann ich? Darf ich? Selbst jetzt schaffe ich es nicht, die Tränen zu kontrollieren oder meinen Herzschlag zu beruhigen. Die Sirenen in meinem Kopf werden zwar leiser, aber was passiert, wenn sie endlich verklungen sind?

Soll ich?

Es beginnt zu regnen. Feine Tröpfchen sammeln sich auf dem Display, als ich meine Kontakte öffne und Dominics Namen anklicke. Verzweifelt beiße ich mir auf die Lippe. Ein weiterer Schluchzer erschüttert meinen Körper. Und dann weiß ich, dass ich es tun *muss*.

Unicorn Skin

Dominic

Brüste. Netflix. Und ein vollkommen überladener Burrito von Boojum. Das sind die perfekten Zutaten für das, was ein perfekter Abend hätte werden können. *Hätte.*

Warum ich es für eine gute Idee gehalten habe, mich noch mal mit Sunny zu verabreden, ist mir schleierhaft. Ein Romantiker könnte denken, ich hätte doch was für die blonde Schönheit übrig. Die Wahrheit ist aber, dass ich keine Lust auf Pornos und Einsamkeit hatte und alles in allem ein ziemlich furchtbarer Mensch bin.

Immerhin bekomme ich die Quittung dafür, dass ich so gedacht habe, sofort. Sunny hat gefragt, ob ich zu ihr komme, weil sie nach einer langen Schicht ein wenig Gesellschaft wollte. Gentleman, der ich bin, bin ich dieser Einladung gefolgt und war Punkt halb zehn an ihrer Tür. So wie sie auch.

Danach fing alles vielversprechend an. Ein leidenschaftlicher Kuss, ein bisschen Netflix, leckeres Essen – nur dann hat sie sich ins Bad verabschiedet, um sich frisch zu machen. Und das schon vor beinahe einer Stunde. Unterdessen sitze ich hier auf ihrem Bett, während ich mich frage, ob es sehr unverschämt wäre, wenn ich schon mal die nächste Folge schaue – plus die danach, so lange, wie das dauert.

Das bisschen Anstand, das ich besitze, hält mich davon ab, weshalb ich brav bis nach elf Uhr ausharre und dabei den Klängen von Ed Sheeran aus einer billigen Stereoanlage lausche. Wie gesagt: die Quittung fürs schwanzgesteuerte Denken.

Als Sunny allerdings nur mit einem Handtuch bekleidet das Zimmer betritt, vergesse ich meinen Frust sofort. Zu ihrem Anblick schenkt sie mir auch einen zuckersüßen Schmollmund.

»Tut mir so leid«, flötet sie.

Sollte es auch, will ein gemeiner Teil von mir sagen, aber ich verkneife mir den Kommentar. Stattdessen beobachte ich sie dabei, wie sie sich das frisch geföhnte Haar über dic Schultern wirft und zu mir aufs Bett krabbelt. Als sie sich anschließend auf meinem Schoß niederlässt, ist es mir auch egal, was als Nächstes in der Netflix-Show passiert.

Da ist nur noch Sunny, ihr süßes Parfüm und ihre Lippen, die verdächtig nach Apfellipgloss schmecken. Bereitwillig lasse ich zu, dass sie die Führung übernimmt, vor allem, als dann noch unglücklicherweise ihr Handtuch verrutscht.

»Ups!«, säuselt sie gespielt. »So was Ungeschicktes aber auch …«

Ich mag ihren Mund und was sie damit anstellt, aber an die Tatsache, dass sie vor, während und nach dem Sex gern viel plappert, werde ich mich wohl nie gewöhnen. Ihre Hände wandern unter mein T-Shirt, während sie ganz beiläufig ihre Hüften vor und zurück schiebt. Wenig subtil, aber ich werde mich sicher nicht darüber beschweren.

Quälend langsam schiebt sie mir das Shirt über den Kopf, haucht mir einen Kuss auf die Lippen, bevor sie ihre eigenen langsam an meinem Körper hinabwandern lässt. Gedanklich drifte ich bereits in andere Sphären, lehne mich zurück und genieße die Tatsache, dass sie genau weiß, was sie tut. Dann jedoch hält sie plötzlich inne.

»Ist das dein Handy?«

Ich brauche ein paar Sekunden, um geistig wieder ins Hier und Jetzt zu finden. Dann endlich schnallt mein Gehirn, dass die Klänge von Totos »*Africa*« gerade das Zimmer erfüllen.

»Yep, meins.«

Es geschieht so gut wie nie, dass jemand versucht, mich telefonisch zu erreichen – vor allem um diese Uhrzeit, weshalb ich auf Nummer sicher gehen möchte und den Anruf nicht einfach ignorieren. Mit einer Hand taste ich nach dem Handy, während Sunny noch immer auf mir sitzt. Als ich den Namen auf dem Display entdecke, würde ich es am liebsten wegwerfen. Doch ich gehe ran.

»Samwise?« Mir liegt bereits ein Vorwurf auf der Zunge, als ich sie daran erinnern will, dass die Nummer eigentlich nur für Notfälle gedacht war. Dann höre ich jedoch das Schluchzen, und alles in mir zieht sich schmerzhaft zusammen. »Hallo?«

Vergessen ist auf einmal, was eben um mich herum passiert ist. Das leise Schniefen lässt mich hart auf dem Boden der Realität ankommen, obwohl ich genau merke, wie sehr Ruth versucht, sich zusammenzureißen.

»Hey …«, kommt es leise vom anderen Ende der Leitung. Im Hintergrund grölen ein paar Leute. »Wie war das noch mal mit den Notfall-Katzenvideos …?«

Kurz zucken meine Mundwinkel nach oben, doch jedes weitere Wort bleibt einfach in meiner Kehle stecken.

»Ich könnte gerade eins gebrauchen …«

Sie verliert sich wieder im Schniefen. Am Rand bekomme ich mit, wie Sunny von meinem Schoß herunterklettert und sich wieder das Handtuch um den Körper wickelt.

»Wo bist du?«, frage ich mit belegter Stimme.

»Zu Hause … ich hab keinen Schlüssel.«

Mühsam versuche ich, ein Stöhnen zu unterdrücken, weil ich weiß, dass ihr das sicher nicht weiterhilft. Mittlerweile wird meine Wahrnehmung ein wenig klarer, mein Herzschlag beruhigt sich wieder.

»Wo?« Ich kann deutlich Sunnys Blick spüren. Eine eigentümliche Mischung aus ernster Besorgnis und einem pikierten *Dir ist schon klar, dass du mir jetzt den Abend vermiest.*

»Botanic Avenue. Starbucks.«

Ich nicke und greife bereits nach meinem Shirt, bevor mir überhaupt bewusst wird, was ich im Begriff bin zu tun.

»Dominic?« Ich kann das Zittern förmlich aus Ruths Stimme hören. Erst jetzt merke ich, dass ich sie eine Weile angeschwiegen habe.

»Gib mir fünf Minuten.«

Ich beende den Anruf, ehe ich es mir noch mal anders überlegen kann. Hastig streife ich mein Oberteil über und schließe den Knopf meiner Jeans.

Währenddessen sitzt Sunny mit verschränkten Armen auf ihrem Schreibtischstuhl. »Alles okay?« Sie gibt sich Mühe, beiläufig oder bestenfalls besorgt zu klingen, doch mir entgeht der scharfe Unterton in ihren Worten nicht. Sehr wahrscheinlich hat sie grob mitbekommen, was vom anderen Ende der Leitung zu hören war.

»Eine Freundin kommt nicht in ihre Wohnung. Hatte wohl 'nen miesen Abend.«

»Und das ist *dein* Problem?«

Tatsächlich ein guter Punkt. Nein, es ist nicht mein Problem. Bis auf ein paar gemeinsame Freistunden gibt es nichts zwischen mir und Ruth – nichts, was mich in irgendeiner Weise dazu verpflichtet hätte, ihr jetzt zu Hilfe zu eilen. Aber egal, wie sehr ich mir das auch einrede, wie sehr ich versuche, meiner eigenen Philosophie treu zu bleiben und ihr nicht zu nahezukommen ... ich habe nur immer wieder das Bild von ihr im Kopf, wie sie weinend über den Tisch gebeugt saß, als läge die Last der ganzen Welt auf ihren Schultern.

Die Antwort auf die Frage, ob das mein Problem ist, bleibe ich Sunny schuldig. Kommentarlos schlüpfe ich in meine ausgelatschten Sneakers und schnappe mir Geldbeutel, Wohnungsschlüssel und Handy von der Kommode.

»Ich melde mich später bei dir, okay?«, erkläre ich an mein Date gewandt. Ich weiß, dass zumindest ein kurzer Abschiedskuss angebracht wäre, aber ich schaffe es nicht, mich dazu durchzuringen. Vor allem, wenn sie mir diesen Blick zuwirft, als hätte ich sie gerade vor dem Altar abserviert.

»Whatever ...«

Na, wenn sie es so will. Ich mache mir nicht die Mühe, ihren passiv-aggressiven Kommentar mit einer Reaktion zu würdigen. Genau deshalb versuche ich, Beziehungen zu vermeiden. Ich denke praktisch. Ich mag es, wenn Leute direkt sind. Und wenn Sunny irgendein Problem mit mir hat, kann sie mir das klipp und klar sagen, damit wir darüber reden können, wenn sie darauf scharf ist. Ihr ist aber genauso bewusst wie mir, auf welcher Basis unsere *Beziehung* beruht. Und wenn ich ehrlich bin, hätte ich ihre Frage nach einem weiteren Treffen sowieso ablehnen sollen. Das habe ich nun davon.

Draußen hat der Herbst vollends Einzug gehalten. Es stürmt, nieselt und ist noch dazu arschkalt an diesem Freitagabend, was einige Frauen aber trotzdem nicht davon abhält, in kurzen Röcken und High Heels um die Häuser zu ziehen. Ich dagegen schlinge meinen Mantel fester um mich, obwohl das inzwischen in die

Jahre gekommene Ding kaum mehr Isolation bietet als ein paar Lagen Frischhaltefolie.

Von Sunnys Wohnung aus sind es nur ein paar Minuten zur Botanic Avenue, und ich finde Ruth in einer Gasse auf der Rückseite des Starbucks. Dort lehnt sie mit um sich geschlungenen Armen an einer Tür, den Blick starr nach oben gerichtet. Sie ist völlig durchnässt, fertig und dazu über und über mit rosa-grün schillerndem Glitzerstaub bedeckt, was mir ein kleines unpassendes Lächeln entlockt.

»Warst du auf einer dieser Holo-Glitterpartys?«

»Der Glitter ist zweifarbig – das nennt sich dann Unicorn Skin«, lässt sie mich kühl wissen, wobei die Worte fast im Klappern ihrer Zähne untergehen.

Ich verdrehe die Augen. »Hast du mich bloß hier rausgeholt, um mit mir über Glitzer zu quatschen?«

Sie regt sich kaum, als ich vor ihr stehen bleibe. Noch immer geht ihr Blick starr nach oben, doch ich kann auch so sehen, dass sie geweint hat.

»Ich habe dich nicht gebeten herzukommen.«

»Samwise. Ich bitte dich. Wir wissen beide, dass *Katzenvideos* nur ein Codewort für *Hilfe* war.«

Ihre Mundwinkel zucken. »Ich wollte dir nicht den Abend vermiesen.«

»Hast du nicht. Ich war die meiste Zeit allein mit meinem guten Freund Ed Sheeran. Aber kein Kommentar dazu. Also, was wird das hier?«

Unschlüssig hebt sie die Schultern. Sie wirkt um einiges gefasster, als sie eben noch geklungen hat, aber selbst ich sehe, wie hart sie darum kämpft, die Fassung zu wahren. Dabei schimmern Ruths Augen noch immer verdächtig feucht, obwohl ihr Lächeln mir das Gegenteil weismachen will.

»Ich habe Roisin unterwegs verloren und kann sie nicht erreichen«, erklärt sie mir. »Meine Schlüssel liegen in ihrer Wohnung …« Inzwischen hat das Zittern ihren ganzen Körper erfasst. Ruths Stimme bricht.

»Vielleicht bringen wir dich irgendwohin, wo es warm und trocken ist«, schlage ich geschäftig vor.

»Klar. Ich kenne da so einen dieser ›Warm und trocken‹-Läden, der vor ein paar Wochen aufgemacht hat. Ist hier gleich um die Ecke.«

Anerkennend hebe ich die Augenbrauen. »Warst du schon immer so sarkastisch?«

»War ein langer Tag.«

Aye … Obwohl ich die genauen Hintergründe nicht kenne, kann ich mir ungefähr vorstellen, was sich zugetragen haben muss. Ich bezweifle, dass sie mich angerufen hätte, wenn ihr irgendeine bessere Idee gekommen wäre.

»Ich weiß …«, murmele ich stattdessen und ziehe in einer unbeholfenen Bewegung meinen Mantel aus. »Hier.«

Wortlos, aber mit einem Funken Dankbarkeit im Blick nimmt sie das abgetragene Stück Stoff entgegen. Es ist nicht viel, aber immer noch besser als der völlig durchnässte Hoodie und die Leggins, die sie trägt.

»Ich komme mir vor wie Gimli«, murrt sie.

»Eher wie ein Kobold mit dem ganzen Glitter … das krieg ich nie wieder raus.«

»Sorry.«

Ein weiteres Mal kommt der Wind auf und bringt mich zum Frösteln. »Egal. Es ist saukalt, also wollen wir dann mal?«

»Wohin?«, fragt sie mit schief gelegtem Kopf.

»Nach Hause.«

»Ohne Schlüssel?«

Ich bin mir nicht sicher, ob sie sich gerade absichtlich so anstellt. Noch weniger ist mir allerdings bewusst, wann genau ich diese Entscheidung getroffen habe. Ich bin nicht ganz überzeugt von der Idee, aber zwischen Einbrechen, Roisin bei dieser Kälte in ganz Belfast suchen oder noch mal mit Anhang zu Sunny zurück erscheint mir dies immer noch am wenigsten unangenehm. »Zu mir nach Hause.«

Ruth blinzelt überrascht. »Du hast ein Zuhause?!«

»Ich kann dich auch hierlassen«, biete ich ihr an. Mit einem Kopfschütteln löst sie sich von der Wand und stolpert dabei fast über ihre eigenen Füße. »Samwise. Wie viel hast du getrunken?«

Sie verzieht die Lippen auf diese eigenartige selbstironische Art, wie nur sie es kann. Doch statt mir zu antworten, starrt sie mich nur mit ausdruckslosen großen Augen an. »Zu dir also?«

»Ja. Hab keine Lust, an meiner eigenen Nächstenliebe zu verrecken, bloß weil ich dir meine Jacke gegeben hab.«

Wir schaffen gerade so den letzten Zug, der von der Botanic Station aus zu mir nach Hause fährt. Wenn wir stattdessen zu Fuß gehen müssten, wäre das zwar kein Beinbruch, aber bei dem aktuellen Wetter habe ich nicht sonderlich Lust auf einen knapp einstündigen Marsch. Zumal mir das noch einmal viel zu viel Zeit geben würde, mir darüber klar zu werden, was genau ich mir bei dieser Aktion gedacht habe.

Ich habe seit der Primary School niemanden mehr zu mir nach Hause eingeladen – eine Frau schon zweimal nicht. Über Jahre habe ich es bewusst vermieden, irgendjemandem einen zu genauen Einblick in die Details meines Lebens zu geben, weil es schlicht und ergreifend niemanden etwas angeht. Selbst meine letzte Freundin hat nie einen Fuß in die enge, dunkle Wohnung gesetzt.

Und jetzt offenbare ich dieses Geheimnis ausgerechnet Ruth. Aus Mitleid? Nächstenliebe? Oder weil ich gerade einfach nichts Besseres zu tun habe?

»Ist es wirklich okay, wenn ich mit zu dir nach Hause komme?« Es ist das erste Mal, dass sie während der Bahnfahrt überhaupt das Wort an mich richtet, als könnte sie meine kreisenden Gedanken hören.

»Ich bin vierundzwanzig, Samwise«, erkläre ich sachlich. »Und damit aus dem Alter raus, in dem ich meine Eltern fragen muss, ob ich jemanden zum Spielen mitbringen darf.«

Wir sind nicht die einzigen in unserem Abteil, aber niemand schenkt uns Beachtung. Von draußen trommelt der Regen inzwischen unablässig auf die Scheibe, während Ruth mir gegenüber damit beschäftigt ist, die einzelnen funkelnden Flöckchen aus ihrer Frisur zu extrahieren. Mit mäßigem Erfolg.

»Ich meine, ob es für *dich* okay ist, wenn ich mitkomme.« Sie lässt die Frage beiläufig klingen und gibt sich beste Mühe, den Eindruck zu vermitteln, als sei sie ganz auf ihre Haare konzentriert. Dabei entgeht mir nicht, wie sie mich durch die Reflexion im Fenster beobachtet. Ihr Blick ist entwaffnend, was mich einen Moment lang zögern lässt, bevor die Lüge über meine Lippen kommt.

»Klar.« Was sonst soll ich ihr sagen? Zum Bereuen oder für spontane Planänderungen ist es jetzt sowieso zu spät. Die Ansage für die Station Titanic Quarter kommt und damit unsere Haltestelle. »Das Glitzerzeug klebt übrigens auch an deinen Wimpern«, füge ich in Ermangelung einer besseren Alternative hinzu.

Scheinbar unbeeindruckt zuckt Ruth mit den Schultern, während wir uns langsam zur Tür bewegen. »Das Zeug hängt überall. Beim letzten Mal hab ich nach drei Wochen noch was davon in meinen Klamotten gefunden.«

Kaum ist der Satz heraus, zuckt sie auch schon kaum merklich zusammen. Als hätte sie sich versehentlich selbst in eine Wunde gefasst. Ich tue so, als hätte ich nichts davon mitbekommen, sondern konzentriere mich darauf, nicht von der starken Bremsung aus dem Gleichgewicht gebracht zu werden. Für einen Moment kommt mir Ruth dabei trotzdem viel zu nah, als ihr Kopf kurz gegen meine Schulter sackt. Gerade so widerstehe ich dem Bedürfnis, ihr meinen Arm um die Taille zu legen. Der süße Geruch ihres Parfüms steigt mir in die Nase, und einen Augenblick lang erlaube ich mir, die Vorstellung zu akzeptieren, dass ich schon das Richtige tun werde.

Dann kommen wir zum Stehen.

Ruth

Ich muss keine Gedanken lesen können, um zu wissen, dass es Dominic nicht angenehm ist, mich zu sich nach Hause einzuladen. Die Gegend, in der er lebt, ist heruntergekommen, beinahe schäbig und mit der Nähe zur Werft selbst um diese Zeit noch mit Lärm erfüllt. Aber mir könnte das gleichgültiger nicht sein. Ob ein schickes Apartment am Lagan oder ein winziges Kellerabteil in den Falls, ich bin nur froh, endlich ins Warme zu kommen.

»Wohnzimmer. Schlafzimmer. Bad. Küche«, lautet Dominics knappe Hausführung, während er der Reihe nach auf die vier Türen zeigt, die vom schwach beleuchteten Flur aus abzweigen. Es ist kalt in der Wohnung, doch mit einem herzhaften Schlag gegen das Thermostat wirft er die Heizung an, bevor er mich ganz vorsichtig in Richtung Wohnzimmer schiebt.

Ich lasse es bereitwillig zu, weil sich in meinem Kopf nicht mehr als warmer Matsch befindet. Ein Resultat des Alkohols und

Zusammenbruchs, das dazu führt, dass ich mich kaum sicher auf den Beinen halten kann. Erschöpft, angetrunken, überfordert. Erst als ich auf ein altes Ledersofa sinke, schaffe ich es überhaupt, meine Umgebung wahrzunehmen. Doch außer einem Fernseher, einem Bücherregal und einem Pac-Man-Poster ist dieser Raum genauso leer wie mein Kopf.

»Willst du duschen?«

Weil ich nicht gern in fremden Wohnungen dusche, antworte ich: »Eine Decke wäre nett. Und was zu trinken.«

»Okay.«

Müde lehne ich mich zurück, sodass ich kaum mitbekomme, wie Dominic das Zimmer verlässt. Mein Verstand kreiselt, doch immerhin sind die Sirenen verstummt. Langsam fällt die Anspannung von mir ab, und mit ihr lösen sich ein paar weitere Tränen aus meinen Augen, während mir klar wird, was da eben passiert ist.

Scheiße.

»Ruth?« Als Dominic mich beim Namen nennt, schrecke ich kurz hoch. Er steht im Türrahmen, die Hände in den Hosentaschen vergraben, das Haar völlig durchnässt. »Hab dir Sachen zum Wechseln rausgelegt. Ich gehe eben duschen.«

Er wartet nicht auf eine Reaktion, sondern verschwindet sofort wieder. Wahrscheinlich muss er selbst erst mal ein paar Minuten klarkommen – so wie ich. Ich gebe mir noch einen Moment, bis ich mir die Dose Pepsi schnappe, von der ich nicht mitbekommen habe, dass er sie mir hingestellt hat. Gierig trinke ich ein paar Schlucke, bevor ich anschließend aus den nassen Klamotten schlüpfe. Dominic hat mir auch noch ein Handtuch, einen Pullover und ein Paar Jogginghosen gebracht. Aus Letzteren könnte ich mir zwar locker einen Kokon bauen, aber tatsächlich überrascht mich seine Umsicht.

Mit den trockenen Sachen am Leib, dazu eingewickelt in eine abgeliebte Wolldecke, schaffe ich es endlich, ein wenig aufzutauen. Das Zittern lässt nach, während langsam wieder Wärme in meine Glieder sickert. Ich checke mein Handy, nur um erneut zu dem Schluss zu kommen, dass Roisin wohl der Akku ausgegangen ist. Inzwischen ist es kurz nach Mitternacht und noch immer keine Reaktion von ihr. Ob ich mir Sorgen machen sollte?

Außerdem müsste ich langsam meine Tabletten nehmen …

»Alles okay?« Dominics Stimme ertönt so plötzlich, dass ich wieder zusammenzucke. Keine zwei Sekunden später sitzt er auch schon neben mir auf dem Sofa. »Unnötige Frage, entschuldige. Hunger?«

Auf dem völlig zerkratzten Holztisch vorm Sofa landet ein Tablett, auf dem drei Schälchen mit Chips, Gummibärchen und Cadbury Buttons angerichtet sind. Anscheinend Dominics Definition einer ausgewogenen Mahlzeit, was ihm wohl auch selbst bewusst ist.

»Ich krieg nicht oft Besuch«, äußert er, während er ein paar Chips in seinem Mund verschwinden lässt und nach der Fernbedienung greift.

»Du musstest mich nicht hierher einladen«, merke ich vorsichtig an.

»Ich weiß, aber ich konnte dich ja wohl schlecht einfach erfrieren lassen.«

Ziellos zappt er durchs Fernsehprogramm und bleibt schließlich auf einem Programm namens *Man vs. Food* hängen.

»Dann hättest du wenigstens deine Ruhe.«

»Ich bitte dich, Samwise. Nicht bevor ich alle Sticker beisammenhab.«

Ein Lächeln huscht über meine Lippen, während ich zu Dominic hinüberschiele. Falls ihn meine Anwesenheit stört, lässt er es sich inzwischen weniger anmerken als noch vorhin. Nach der Dusche wirkt er entspannter, die dunklen Ringe unter seinen Augen erscheinen nicht ganz so definiert wie sonst. Dazu sind seine Haare feucht und hängen ihm in einzelnen nassen Strähnen ins Gesicht. Normalerweise sind sie dunkelbraun – jetzt beinahe schwarz, was seine Haut umso blasser erscheinen lässt.

Ich ertappe mich beim Starren, bevor er es tut, und wende rasch den Blick ab. Die Wärme, die ich zuvor nur in meinen Armen und Beinen gespürt habe, erreicht nun auch meine Wangen.

Eine Weile folgen wir stumm dem Geschehen im Fernsehen. Ein Amerikaner, der durchs Land tourt und dabei Food Challenges annimmt, bei denen er in kurzer Zeit jede Menge Essen in sich reinschaufeln muss. Nicht meine Vorstellung von gutem Entertainment, aber ich bin dankbar für die Ablenkung. Dann räuspert sich Dominic allerdings.

»Willst du … drüber reden?«

Sofort schüttele ich den Kopf. Gerade bin ich einigermaßen ruhig und schaffe es, die Gedanken und Emotionen im Zaum zu halten. Doch mir ist klar, dass alles am seidenen Faden hängt. Am seidenen Faden und meinem Alkoholpegel, der mich jetzt langsam müde macht. Mit ihm sinkt offenbar aber auch meine Hemmschwelle.

»Du hättest das nicht tun müssen«, wiederhole ich murmelnd, während mein Kopf wie vorhin im Zug schon gegen meinen Willen an seine Schulter sinkt. »Du hättest mich nicht herbringen müssen. Irgendwas wäre mir schon eingefallen, dann könntest du jetzt dein Date genießen.«

Kaum merklich kann ich spüren, wie sich sein Körper anspannt, bevor er sich zu meiner Überraschung ebenfalls in meine Richtung lehnt. Feine Tröpfchen fallen aus seinem nassen Haar auf meine Nase und hinterlassen dort ein leichtes Kitzeln.

»Eifersüchtig?«, fragt er amüsiert.

Klinge ich etwa danach? »Nein ... eher dankbar.«

»So so, du bist mir also dankbar?«

Mit hochgezogenen Brauen rücke ich ein Stück von ihm ab. Als mein Blick seine grünen Augen trifft, zieht sich etwas in mir zusammen. Zu spät wird mir klar, dass ich ihm zu nahe bin. Etwas, das mein völlig überforderter Verstand gerade nicht brauchen kann.

»Du hörst das gern, kann das sein?« Auf meine Frage hin zuckt er ertappt mit den Schultern. »Aber ja, ich bin dir dankbar. Sehr sogar ...« Gegen Ende bricht meine Stimme fast, als mir klar wird, *wie* dankbar ich ihm wirklich sein muss. »Du hast keine Ahnung, wie sehr du mir gerade den Abend rettest.«

Dann sag es mir, Samwise. Seine Worte stehen unausgesprochen zwischen uns. Ich kann sie in der Art lesen, wie er ganz kurz die Lippen öffnet. Aber dazu bin ich nicht bereit. Ich will nicht leugnen, dass ich seine direkte, pragmatische und bisweilen raue Art mag. Dass ich gern in seiner Nähe bin. Aber genau deshalb will ich nicht mit der Tür ins Haus fallen und all die hundert Millionen Probleme, die ich mit mir rumschleppe, ungefiltert vor seine Füße kotzen. Er weiß von Oliver und dass ich noch immer mit seinem Tod zu kämpfen habe – nicht aber, wie sehr.

Mir wird bewusst, dass ich ihn noch immer unverhohlen anstarre. Eine kleine Stimme in mir weist mich an, den Blickkontakt jetzt abzubrechen und mich auf den Fernseher zu konzentrieren, wie ein Fluglotse, der mir den Weg in die richtige Richtung zeigt. Doch entweder ist die Funkverbindung schlecht oder er dringt durch den Nebel aus rasendem Puls, Überforderung, Alkohol und Wärme nicht zu mir durch. Statt auf ihn zu hören, lehne ich mich Dominic nur weiter entgegen und halte erst inne, als nur noch wenige Millimeter unsere Gesichter trennen.

Sobald sich unsere Blicke erneut treffen, versuche ich, in seinen Augen zu lesen, was in ihm vorgeht. Ich meine, so etwas wie neugierige Erwartung darin zu erkennen, einen Hauch Herausforderung und auch eine Warnung. Als wüsste er selbst nicht ganz, wie er mit dieser Situation umgehen soll.

Die Worte »Darf ich?« liegen mir stumm auf den Lippen, und kurz zucken seine Mundwinkel, als hätte ich die Frage laut ausgesprochen.

Wenn du dich traust ...

Wieder ist da diese Stimme in meinem Kopf, die mich davor warnen will. Die mir zuflüstert, dass all das hier nur eine Reaktion meines überforderten Gehirns ist, die ich ganz schnell bereuen werde. Dass ich das hauchdünne bisschen Freundschaft, das zwischen mir und Dominic ist, kaputtmachen könnte. Aber ich höre schon gar nicht mehr zu.

Stattdessen überwinde ich auch den letzten Abstand zwischen uns und küsse ihn.

Dominic

Ich weiß nicht, was beängstigender ist: Die Tatsache, dass ich sie küsse, oder die, dass ich die letzten Minuten geahnt habe, dass es passieren wird, und jede Gelegenheit, auf Abstand zu gehen, ignoriert habe?

Mir bleibt keine Zeit, mir über das eine oder andere Gedanken zu machen, denn im selben Moment verstummt mein Verstand. Eben noch dieser kurze warme Schauer über ihre Dankbarkeit – jetzt ist alles leer in meinem Kopf. Süße, betäubende Leere. Das Gefühl ihrer weichen Lippen auf meinen. Ihre eiskalten Finger, die mir so sanft über die Wange streichen wie ein Windhauch. Sonst nichts.

Die Warnung, dass ich das Ganze zu sehr genieße, poppt kurz auf und verschwindet sofort wieder. Ich lasse mich treiben, erwidere den Kuss genauso vorsichtig – obwohl ein nicht unbedeutender Teil von mir am liebsten jedes Zögern über Bord geworfen hätte.

Der Moment endet so schnell, wie er begonnen hat. Unsagbar langsam entzieht Ruth sich mir wieder. Kurz verfangen sich unsere Blicke, der Hauch eines Lächelns auf ihren Lippen. Dann, ohne ein weiteres Wort, wendet sie sich ab und richtet ihre Aufmerksamkeit wieder auf den Fernseher.

Völlig perplex bleibe ich sitzen, während mein Verstand quälend langsam die Arbeit aufnimmt. Noch immer habe ich das Gefühl, den Kuss zu spüren. Es kostet mich alles an Disziplin, Ruth nicht weiter anzustarren, doch obwohl ich meine Augen ebenfalls wieder der Show zuwende, dringt nichts davon in mein Bewusstsein durch.

Was zur Hölle war das gerade?

Juniper

Ruth

»Es tut mir so leid!!«

Die Umarmung, in der ich mich beim Betreten des Apartments wiederfinde, hält mich fast vom Atmen ab, wobei das wenige bisschen Luft, das ich noch bekomme, nach Zigarettenqualm, Tequila und Roisins teurem Parfüm riecht. Erschöpft lasse ich mich gegen ihren Körper sinken, ein gemurmeltes »Schon okay« auf den Lippen.

Sie schiebt mich sofort wieder von sich, nur um mich kurz darauf in ihre Wohnküche zu ziehen. »Nein. Nichts ist okay. Ich hab nicht nachgedacht und dich allein gelassen und ...«

Selbst jetzt kann ich die lange Nacht und den Alkohol aus ihrer Stimme heraushören. Mir ist klar, dass sie ihre Entschuldigung in jedem Fall ernst meint, aber nüchtern ist sie normalerweise nicht so gefühlsduselig. Sie verfrachtet mich an den Frühstückstresen und lässt mir, ohne zu fragen, einen Kaffee aus der Maschine.

Roisin stammt aus einem recht vermögenden Elternhaus. In der Öffentlichkeit geht sie damit nicht gern hausieren, aber bei sich zu Hause ist das eine andere Geschichte. Ihre Küche ist zwar nicht riesig, aber mit dem Kaffeevollautomaten und dem schwarz lackierten Retro-Kühlschrank teuer ausgestattet. Die Morgensonne fällt durch die hohen Fenster, hinter denen die weißen Mauern der Belfast City Hall in die Höhe ragen, und bringt die kleinen Kristallelemente in der schwarzen Arbeitsplatte zum Funkeln. In jedem einzelnen Detail von dem dunklen Holzfußboden über die metallenen Lampenschirme bis hin zu dem Retro-Radio neben dem Gasherd erkennt man Roisins Handschrift. Ein harscher Kontrast zu der Wohnung, in der ich die letzte Nacht verbracht habe.

»Hunger?«, fragt sie, als sie mir auch schon mein Getränk serviert und Karamellsirup und Milch daneben stellt. Sie weiß, was ich gerade brauche, weshalb ich auch auf ihre Frage hin nicke.

Eine Weile beobachte ich sie schweigend dabei, wie sie alle Register zieht, um uns beide mit Frühstück zu versorgen. Es ist gerade mal sieben Uhr, und mir hätten zwei Scheiben Toast mit Butter schon gereicht. Doch dafür ist man bei Roisin an der falschen Adresse. Tatsächlich überrascht es mich sogar, dass ich *nur* ein Fry bekomme und kein michelinstern-würdiges Fünf-Gänge-Menü.

Kaum braten die Würstchen in der Pfanne, wendet sie sich zu mir um. Über den Tisch gebeugt kommt mir ihr Gesicht wieder so nah, dass ich die lange Nacht buchstäblich an ihr riechen kann – ihre braunen Augen wirken allerdings hellwach.

»Sorry.«

»Alles okay.« Ich ringe mir ein Lächeln ab, auch wenn meine Gedanken munter Achterbahn fahren.

»Wie geht's dir?«

Zur Antwort zucke ich nur mit den Schultern. Was soll ich auch schon sagen, wenn die Worte *emotionales Wrack* meinen Zustand am besten beschreiben? Da ist so viel in meinem Kopf, dass ich – sobald ich mir nur die Gelegenheit gebe – mit einem einzigen falschen Wort eine ganze Lawine auslösen könnte. So geht's mir.

»Das ist keine Antwort, Ruth«, lässt mich Roisin wissen, bevor sie sich wieder dem Herd zuwendet.

»Okay.« Ich bezweifle, dass sie mich über das Brutzeln des Fetts und den Lärm der Dunstabzugshaube hinweg hören kann, doch es dauert ohnehin nur ein paar Sekunden, bevor sie wieder bei mir ist.

»Wo warst du?«

Natürlich musste diese Frage kommen. Die ganze Zugfahrt und den Fußweg zu Roisins Wohnung habe ich damit verbracht, mich darauf und auf mögliche Reaktionen auf die Antwort vorzubereiten. Obwohl sie mir fürs Erste erspart, darüber zu sprechen, wieso der Abend überhaupt so verlaufen ist, schnürt sich mir die Kehle zu.

»Dominic.«

Roisins Augen werden schmal. »Aha?«

Augenverdrehend wende ich mich ab und schaue stattdessen auf die dunkelgrauen matten Fronten der Küchenschränke. Was jetzt?

»Ist irgendwas passiert?«, bohrt meine Freundin weiter.

Ich antworte mit einem hilflosen Nicken, da wendet sie sich bereits wieder von mir ab. In einer geschickten Bewegung verfrachtet sie die Würstchen in eine Schale aus Glas und dann in den Ofen. Anschließend legt sie den Speck in die Pfanne.

»*Aha?*« Unter dem Blick, den sie mir zuwirft, werde ich kleiner als ohnehin schon. Überfordert schlürfe ich an meinem viel zu heißen, ungesüßten Kaffee, um einer Antwort aus dem Weg zu gehen. Doch das hilft nur, bis der bittere Geschmack mich beinahe würgen lässt.

»Ich hab ihn geküsst.« Meine Stimme bleibt mir fast im Hals

stecken, während ich alle Konzentration darauf verwende, zwei Pumps Karamellsirup in meiner Tasse zu versenken.

»Du hast *was*?!«

Ein bisschen fühle ich mich wie ein Reh im Fernlicht eines heranrasenden Autos. Pure Fassungslosigkeit steht Roisin ins Gesicht geschrieben, was durch ihre verschmierte Mascara vom Vorabend noch einmal einen dramatischeren Effekt bekommt.

»... ihn geküsst«, murmele ich kleinlaut.

»Wieso?! Ich dachte, wir hätten das geklärt ... Ich meine ... was ist in dich gefahren?!«

So wie sie mit einer Zange den Speck nimmt, ihn wendet und anschließend in die Pfanne presst, kann ich mir gut vorstellen, dass sie gerade gern dasselbe mit meinem Gesicht machen würde, nur um mich zum Reden zu bringen. Ich seufze. Doch obwohl mein Stolz es mir verbietet, lasse ich die Worte einfach heraus.

»Ich hab ihn angerufen, weil ich keine Schlüssel hatte. Danach hat er mich abgeholt und mit zu sich nach Hause genommen ... und ja. Irgendwie war alles zu viel, und er war nett und ...«

»*Nett*?!«

»Nein, äh ... Ach, verdammt.« Ich beiße mir auf die Lippen. Mit einem Mal ist jegliche Müdigkeit aus meinem Körper verschwunden. »Ich kann's nicht erklären. Ich war emotional überfordert, angetrunken, und da war er und ja ...«

»Du hast dich ihm also an den Hals geworfen, weil du nicht mehr klargekommen bist?«

»So in etwa.« Auch wenn Roisins Worte hart klingen, so treffen sie doch ziemlich genau den Nagel auf den Kopf.

Mit einem Seufzen wendet Roisin sich wieder dem Kochen zu, wirft den Speck zu den Würstchen in den Ofen und anschließend die Farls in die Pfanne. Der Geruch des bratenden Kartoffelbrots, der die Küche erfüllt, lässt mir das Wasser im Mund zusammenlaufen, ist dabei aber nur halb so tröstlich, wie ich es gern hätte.

»Okay«, äußert Roisin sich nach langer Pause. »Ich lehne mich jetzt so weit aus dem Fenster und sage, wir waren alle schon mal dort, wo du jetzt bist. Vielleicht nicht ich persönlich, weil ich tatsächlich Anstand und Würde besitze ...«

Ich muss grinsen. »Als ob.«

»Jedenfalls. Was dann? Seid ihr im Bett gelandet? Habt ihr euch zum Date verabredet? Hast du so getan, als ob du einschläfst, und dich morgens heimlich rausgeschlichen?«

Verbittert verziehe ich die Lippen. »Ein bisschen was in der Richtung. Kuss. Ferngesehen. Er ist in sein Bett, und ich hab gewartet, bis deine Nachricht kam.«

»Und kein Wort darüber, dass ...?«

Ich schüttele den Kopf, sowohl zur Antwort, als auch bei der Erinnerung an letzte Nacht. Nein. Das war ja das Seltsame. Ein Kuss. Unschuldig, zart und gleichzeitig in diesem Moment wie ein Anker, der meinen Verstand davon abgehalten hat, wieder in die Panik hineinzudriften. Ich habe mich Dominic entgegengelehnt, ihn geküsst, er hat zurückgeküsst. Und dann, ja – *puff* –, sind wir auseinandergerückt, als hätte es den Moment nicht gegeben.

»Du siehst aus wie damals nach deiner ersten Vorlesung für höhere Mathematik«, informiert mich Roisin trocken.

»So fühle ich mich auch ...«

»Na ja, ... denkst du, er will vielleicht mehr?«

Nachdenklich lege ich den Kopf schief. »Hm ... er war vorher bei einem Tinder-Date.«

»Das er wegen dir hat sitzen lassen?«

Ich zucke mit den Schultern, während ich die Oberfläche meines Kaffees betrachte. »Schon ... aber ... wie du schon sagtest. Glaube, er ist nicht der Typ für irgendwas Ernstes ...«

»Und du? Wie siehst *du* die Sache?«

»Na ja, vor ihm auf die Knie fallen und ihm ewige Liebe schwören steht erst mal nicht auf meiner To-do-Liste.«

»Na, Gott sei Dank.«

»Ich finde ihn attraktiv. Hab ihn gern um mich herum, aber ich weiß selbst, dass er erstens nicht ideal für mich ist. Und ich zweitens aktuell nicht ideal für irgendjemanden bin.«

»Sehr vernünftig.«

Kurz zucke ich zusammen, als ein randvoller Teller mit Frühstück vor mir landet – inklusive Spiegelei und Bohnen. Ich bin so in Gedanken versunken gewesen, dass ich nicht einmal mitbekommen habe, wie Roisin das Essen fertig gemacht hat. Nun lässt sie sich auf dem Hocker neben mir nieder und beginnt augenblicklich damit, ihre Bohnen unter das Spiegelei zu mischen. Eine ihrer seltsamen kulinarischen Vorlieben, der ich nie etwas abgewinnen konnte.

»Und was sagst du ihm?«

»Die Wahrheit? Ich bin keine Vierzehnjährige mehr, die daraus ein unnötiges Drama machen würde, und hab wenig Lust, dass jetzt alles komisch wird, bloß weil ich mich nicht im Griff hatte.«

»Schieb's auf den Alkohol.«

»Oder das ...« Ich muss lächeln, weil mir im selben Moment genau diese Idee gekommen ist. Aber das klingt doch am vernünftigsten. Und nicht ganz so erbärmlich wie *Sorry, mein Gefühlsleben hat mich überfordert.*

»Danke.« Für einen Moment kommt es mir so vor, als wäre das Wort allein nicht genug. Nicht nur für das Frühstück und das offene Ohr, sondern auch dafür, dass Roisin mich derart widerstandslos zurück in ihr Leben gelassen hat. Dass sie kein Problem damit zu haben scheint, dort anzuknüpfen, wo wir letztes Jahr aufgehört haben – diese eigentümliche Tradition eines gemeinsamen Frühstücks nach einer langen Nacht.

Ein Lächeln huscht mir über die Lippen, als ich den ersten Bissen zu mir nehme. Beinahe wären mir sogar wieder die Tränen gekommen. Trotz Überforderung, trotz des Horrors im Club durchflutet mich auf einmal eine Welle des Optimismus, denn das, was mir mein Therapeut immer und immer wieder eingebläut hat, sackt nun langsam auch in mein Bewusstsein: Manche Dinge brauchen länger als andere. Und egal, was kommt, es gibt immer einen Weg, damit klarzukommen.

Dominic

Geschlagene zwei Stunden liege ich im Bett, starre an die Decke und versuche irgendwie auf mein Leben klarzukommen. Beziehungsweise auf das, was in der Nacht damit passiert ist. Ich habe ordentlich verschlafen – es ist inzwischen Nachmittag –, weshalb ich zuerst Probleme hatte, überhaupt zu erkennen, ob ich den letzten Abend nur geträumt habe.

Aber nein. Ein Blick auf die Liste meiner eingegangenen Anrufe, zwei verpasste von Sunny und ein angenommener von Ruth, und sofort ist mir klar, dass das, was da passiert ist, nicht meiner durchgedrehten Fantasie entsprungen ist. Ich habe mein Tinder-Date sitzen lassen, um Ruth abzuholen, weil die keinen Schlüssel zu ihrer Wohnung hatte. Ich habe sie mit zu mir genommen, was allein schon unglaubwürdig genug ist. Und dann …

Automatisch verziehe ich die Lippen bei der Erinnerung an den Kuss. Nicht weil es ein furchtbarer Kuss war oder so. Es war sogar ganz nett. Kein Gesabber, kein Übereinanderherfallen, kein Gesülze. Nur ... was zur Hölle ist da passiert?!

Der vernünftige Teil in meinem Kopf will mir sagen, dass ich nicht zu viel in die Sache hineininterpretieren soll. Sie war angetrunken, müde und alles andere als emotional stabil – vielleicht nur eine Kurzschlussreaktion auf den Wunsch, irgendwie wieder runterzukommen. Das würde auch erklären, wieso danach nichts weiter passiert ist. Das und weil ich bestimmt keine alkoholisierte Frau ausnutze, um mein gecanceltes Date zu ersetzen.

Seufzend schleppe ich mich in die Küche und schnappe mir eine Dose Pepsi, die ich sofort runterstürze. Es wäre schön, das alles nur als Fiebertraum bezeichnen zu können, doch die Spur aus hauchzartem Glitter, die ich selbst auf der Arbeitsplatte finde, zeugt vom Gegenteil. Ruth muss sich heute Morgen noch was zu trinken geholt haben – ihr Glas steht gewaschen und abgetrocknet neben der Spüle. Als hätte sie es dorthin gepflanzt, um mir die Realität vor Augen zu führen. Obwohl es einfach ist, mir eine vernünftige Erklärung für den Kuss zusammenzureimen, kann ich gleichzeitig spüren, wie der nicht rationale Teil meines Gehirns zunehmend die Kontrolle erlangt.

Was, wenn eben doch mehr dahintersteckt?

Was, wenn sie nur auf die Gelegenheit gewartet hat, mich zu küssen?

Was, wenn – Gott bewahre! – sie tatsächlich irgendwelche Gefühle für mich hegt?

Shit. Ich kann spüren, wie sich mein Inneres querstellt. In meinem Leben habe ich es immer vermieden, Leute zu nah an mich ranzulassen, weil ich keine Lust mehr habe, am Ende sowieso durch die Hölle gehen zu müssen.

Und jetzt? Sollte ich besser den Rückzug antreten. Ein Kuss – so klein und unschuldig er auch gewesen sein mag – könnte am

Ende nur zu Komplikationen führen, wenn ich nicht sofort gegensteuere. Auf die Art mache ich Ruth sofort klar, dass es ein *Mehr* in meinem Leben nicht gibt. Und gleichzeitig mir selbst, dass – Sticker hin oder her – ich das schon viel früher hätte tun sollen.

Mein Schädel brummt, als ich den letzten Rest Pepsi meine Kehle hinabschütte, doch selbst Koffein und Zucker reichen nicht, um meinen Kopf aus dieser merkwürdigen Episode zu befreien. Unruhig wandern meine Augen durch den Raum und bleiben an dieser einen Schublade hängen. Selbst jetzt meine ich das Parfüm an den Umschlägen darin riechen zu können. Dabei weiß ich genau, wie viel intensiver es wird, wenn ich sie erst einmal öffne. Dieser Versuchung halte ich heute allerdings stand. Allein der Gedanke an die Briefe reicht meinem Kopf als Mahnung – und Bestätigung.

Ich brauche keine Nähe.

Körperlich schon. Aber emotional oder seelisch? Niemals. Und auch wenn ich kein Experte in Sachen Ruth bin, so hat mir der letzte Abend doch gezeigt, dass sie genau das braucht. Jemanden, der für sie da ist, der sie auffängt, wenn sie fällt. Aber das kann ich nicht, denn so was muss auf Gegenseitigkeit beruhen.

Eine eingehende Nachricht holt mich blitzartig in die Realität zurück. Die Dose rutscht mir aus der Hand und landet mit einem markerschütternden Scheppern auf dem alten Linoleumboden. Als ich Ruths Namen auf dem Display meines Handys entdecke, sackt mir mein Magen fast bis in die Kniekehlen.

Sorry für den Überfall gestern Nacht – wollte dich nicht von deinem Date wegzerren. Ich war ein bisschen verzweifelt (und angetrunken, haha). Alles klar bei dir?

Der beiläufige Tonfall entgeht mir nicht. Ebenso, wie ausweichend ihre Formulierung ist. Beides ist mir nicht geheuer.

Ein Teil von mir will ihr antworten, unverbindlich, knapp, freundlich, und sich erkundigen, ob sie gut nach Hause gekommen ist. Vielleicht wäre das ein passender Ansatz. Den Elefanten im Raum ignorieren und einfach weitermachen.

Andererseits könnte sie das als Einladung verstehen, mit genau dem Thema weiterzumachen. Und darauf habe ich keine Lust. Ich will ehrlich mit ihr sein, gleichzeitig bringe ich es aber nicht über mich, ihr ins Gesicht zu knallen, dass ich kein Interesse an einer Beziehung habe. Das kann sie im Moment sicher nicht gebrauchen, so wie es ihr gestern Abend ging.

Was mache ich also? Genau: das, was ich am besten kann. Andere Menschen ghosten, sobald es mir zu ernst wird, und mich auf die wichtigen Dinge im Leben konzentrieren. Hab gehört, bei Smyths Toys sind diese Woche PS4 im Angebot ...

Aegean

Ruth

In meiner Therapie habe ich einen Kerl kennengelernt, der vielleicht zwei, drei Jahre jünger ist als ich. Ich kann mich nicht an seinen Namen erinnern, doch an Tagen wie heute muss ich immer an ihn denken, weil er Depressionen mit einem Typen verglichen hat, der mit einem Baseballschläger am Rande einer dunklen Gasse auf dich lauert. Du gehst nichtsahnend spazieren, und schon im nächsten Moment trifft dich ein Schlag, und du merkst nur noch, wie du von den Füßen gerissen wirst.

Der Vergleich mag morbide sein, aber treffender hätte ich es nicht formulieren können. Den metaphorischen Hieb mit dem Baseballschläger spüre ich in dem Moment, als ich die Augen aufschlage und von der Dunkelheit der Nacht in Empfang genommen werde. Aus meiner kleinen Anlage blubbern noch immer die *Songs of Distant Earth* vor sich hin und tun das schon, seit ich mich vor Stunden ins Bett gelegt habe.

Angestrengt starre ich aus dem Fenster, doch es ist so stockdunkel, dass meine Hoffnung, es könnte zumindest nur früher Abend sein, augenblicklich zunichtegemacht wird. Was eigentlich nur ein kurzes Nickerchen werden sollte, hat mich möglicherweise bis ins nächste Jahrhundert katapultiert. Meine Kopfschmerzen und der brennende Durst bestätigen das. Doch um das Vernünftige zu tun, aufzustehen und etwas zu trinken, bin ich viel zu gerädert. Stattdessen drückt eine bleierne Schwere meine Existenz in die Matratze.

Müde taste ich mit der Hand nach meinem Handy. Ich weiß nicht, was mir eher die Tränen in die Augen treibt – das gleißende Licht meines Displays oder die niederschmetternde Gewissheit, dass ich gut sechzehn Stunden am Stück geschlafen und damit den ganzen Samstag verpasst habe. Man könnte das als Studentenleben bezeichnen, doch mit meiner Diagnose ist das gar nicht so einfach. Ein vernünftiger Schlafrhythmus ist für mich hart erkämpft und ein routinierter Tagesablauf ein Muss, um irgendwie mein seelisches Gleichgewicht zu erhalten.

Durch den verpassten Tag, den ich eigentlich zum Lernen nutzen wollte, gerät dieses schon gefährlich ins Wanken, und die Frustration darüber macht es noch schlimmer. Die beißende Gewissheit, bei einer so einfachen Sache wie »Nicht verschlafen« versagt zu haben, und die Panik davor, mich schnell in einer Spirale des Kontrollverlusts wiederzufinden, sind im wahrsten Sinne des Wortes deprimierend.

Ich weiß, dass mein Kopf in dieser Situation mein ärgster Feind ist, aber diese Feststellung hilft nicht gegen die Schwere, die meinen Körper befallen hat.

In der Theorie ist es so leicht. Es ist kurz nach vier. Ich habe genug geschlafen, um den Tag zu beginnen. Einfach aufstehen, etwas trinken, eine Kleinigkeit essen, meine Tabletten nehmen, weil ich sie schon den zweiten Abend in Folge vergessen habe. Danach hinsetzen, lernen, produktiv sein. Aber ich bleibe wie ans Bett gefesselt, während meine Gedanken trotz der bleiernen Trägheit, die mich erfasst hat, rasen.

• • •

Irgendwann muss ich doch wieder weggedriftet sein. Zurück in die Dunkelheit eines traumlosen Schlafs, der mich erst wieder aus seinen Fängen entlässt, als es draußen taghell ist. Als ich dieses Mal aufwache, ist die Schwere verschwunden. Mein Frust dagegen ist umso größer, als ich merke, dass es schon früher Nachmittag ist – ich de facto also mehr als vierundzwanzig Stunden geschlafen habe.

»Scheiße.«

Mich zu bewegen fällt mir jetzt leichter, und statt Müdigkeit spüre ich ein Kribbeln in meinen Gliedern. Mein erster Gedanke geht zu meinen Medikamenten, aber ich beschließe, damit besser bis zum Abend zu warten, um die Routine beizubehalten. Zumal die Tabletten mich immer ein bisschen müde machen – und davon habe ich erst mal genug.

Ich greife zuerst nach meinem Handy, beantworte Roisins besorgte Nachricht damit, dass ich ein bisschen meine Ruhe gebraucht hab nach der langen Nacht, es mir aber sonst gut geht. Anschließend schreibe ich meiner Mutter, um ihr Bescheid zu geben, dass ich heute Abend kurz anrufen werde. Ich scrolle durch Social Media, like ein paar Bilder und nehme an Elon Musks Umfrage teil, ob Teslas neue Fabrik eine »Rave Cave« im Keller haben sollte. Selbstverständlich.

Nachdem ich am Handy fertig bin, fühle ich mich ein bisschen mehr mit mir im Reinen. Duschen und ein spätes Frühstück tun ihr Übriges.

Roisins Nachricht erreicht mich, als ich mich gerade an meinen Laptop setze. Wahrscheinlich ist sie wie ich eben erst aufgestanden – doch anders als bei mir gehört das bei ihr zur Normalität und führt nicht unmittelbar zu einer existenziellen Krise.

Geht's dir etwas besser?

Ich öffne den Messenger im Browser und tippe:

Ja. Nur von Clubs hab ich erst mal genug.
Zumindest bis Musk seinen im Keller der neuen
Fabrik aufmacht.

Als ich ihr den Link zum Tweet schicke, bekomme ich nur ein »Neeeerd …« zurück, aber das nehme ich ihr nicht krumm. Unsere Freundschaft basiert weniger auf gemeinsamen Interessen (die man an einer Hand abzählen könnte), sondern eher auf dem schwarzen Humor, den wir teilen, und der Tatsache, dass wir uns schon seit Ewigkeiten kennen.

Als ich mein Pensum, das eigentlich fürs ganze Wochenende angedacht war, ansehe, ist der Frust wieder zurück. Planmäßig wollte ich mich Samstag und Sonntag komplett zu Hause einbunkern und mich mit den Vorlesungen zu Relativität beschäftigen, die ich in meinem Jahr Pause fast komplett aus meinem Gehirn gelöscht habe. Jetzt habe ich dazu nur einen Nachmittag und einen Abend, was bedeutet, dass ich morgen noch mal ranklotzen darf. Uff.

Irgendwelche News von Loki?

Die Nachricht taucht am unteren Bildschirmrand auf, und erst weiß ich gar nicht so recht, was sie damit meint. Dann dämmert es mir wieder.

»Ach, fuck.«

Ganz bewusst habe ich die Details des Geschehenen verdrängt, doch mit Roisins Nachricht erschlagen mich die Erinnerungen förmlich. Nicht nur der Abend im Club, sondern jetzt auch die Panikattacke und mein Abstecher zu Dominic nach Hause. Ich checke meine Nachrichten, doch auf meine fadenscheinige Entschuldigung kam keine Antwort. Hm.

»Nope«, schreibe ich Roisin und denke nach. Im Gegensatz zu mir wird er wohl kaum einen kompletten Tageszyklus verschlafen haben, weshalb ich davon ausgehe, dass er mir bewusst nicht antwortet.

»Hast du ihm denn geschrieben?«, kommt es von meiner Freundin zurück.

Gestern schon. Hab mich entschuldigt und gefragt, ob alles okay ist.

Und darauf nichts? Soll ich mal bei Toast checken, ob er noch am Leben ist?

Passt schon. Ich seh ihn nächste Woche bestimmt auf dem Campus, da rede ich einfach noch mal mit ihm und sag ihm, was Sache ist.

Das erscheint mir am sinnvollsten. Zumindest besser, als dämlich nachzufragen, ob er meine letzte Nachricht nicht bekommen oder bewusst ignoriert hat. Auf die Art kann ich außerdem vermeiden, dass er irgendwas von meinen Worten missversteht. Das Letzte, was ich brauche, ist, dass er denkt, ich sei unsterblich in ihn verliebt oder so.

Klingt gut. Hoffe nur, dass er mit sich reden lässt.

Ach komm, was soll er schon tun? Einfach vor mir

davonrennen? Queen's ist nicht so riesig, früher oder später laufen wir uns bestimmt über den Weg.

Na, wenn du meinst.

Dominic

Mir ist vorher nie aufgefallen, wie oft ich Ruth während der Uni tatsächlich über den Weg laufe, und das, obwohl unsere Vorlesungen meistens in zwei unterschiedlichen Fakultäten stattfinden. Montags klappt es noch einwandfrei, sie zu meiden – solange ich mich nur von der Bibliothek fernhalte –, doch schon am Dienstag mache ich beinahe einen Hechtsprung in den nächstgelegenen Busch, als sie uns auf dem Weg vom Computer Science Building zum Hauptcampus entgegenkommt.

Im letzten Moment packe ich Toast am Arm und zerre ihn mit mir durch das große Metalltor in die Botanic Gardens. Der Umweg ist nicht ungewöhnlich für uns, doch seiner messerscharfen Beobachtungsgabe entgeht meine Panik natürlich nicht.

»Sag mir nicht, die Regierung ist hinter dir her«, kommentiert er amüsiert, dabei scheint ihm der spontane Richtungswechsel entgegenzukommen. Sofort zückt er sein Handy und startet Pokémon Go.

»Nein«, erwidere ich eine Spur zu hastig. »Hab nur in der Vorlesung gesehen, dass SeasideDave aus der Arena raus ist. Dachte, wir nutzen die Gelegenheit …«

So richtig gelogen ist das nicht, aber es wäre naiv zu glauben, dass Toast mir die Ausrede abkauft. Mit einem Seufzen streicht er sich das schwarze Haar aus der Stirn und rückt sich das breite Brillengestell zurecht. Auf den ersten Blick mag er mit seiner schlaksigen Statur und den abstehenden Ohren aussehen wie der typische Nerd, doch man merkt schnell, dass er sich im Vergleich zum klischeehaften Informatiker nicht den ganzen Tag im Keller versteckt. Dazu hat er die unliebsame Angewohnheit, aus mir lesen zu können wie aus einem offenen Buch.

»Vor wem rennst du weg, Dom?«, fragt er mich in einem väterlichen Tonfall, der mich fast würgen lässt.

»Vor niemandem.«

»Dann lass mich die Frage anders stellen ...« Er hebt den Blick, um mich mit seinen stahlblauen Augen festzunageln. »Wieso verhältst du dich auf dem ganzen Campus wie ein aufgescheuchtes Huhn?«

»Tu ich nicht ...«

»Willst du deine Aussage überdenken, oder soll ich jede einzelne Gelegenheit seit gestern aufzählen?«

»Schon gut«, erwidere ich und halte beschwichtigend die Hände vor mich, weil ich weiß, dass er recht hat. Selbst jetzt zögere ich zu sprechen, bis wir genug Abstand zwischen uns und das Tor gebracht haben. Als hätte Ruth Fledermausohren. Schweigend gehen wir bis zu der Bank auf der Rückseite des Ulster Museum, von der aus man die dortige Pokémon-Go-Arena erreichen kann, bevor Toast sich noch einmal räuspert.

»Also?«

»Es geht um Ruth ...«

»Deine kleine Freundin mit den coolen T-Shirts?«

»Genau die.« Auch wenn ich sie nicht als *meine kleine Freundin* bezeichnen würde.

»Was ist mit ihr? Hat sie gemerkt, dass du außer gutem Aussehen auch noch einen unvergleichlichen Charakter vorzuweisen hast, und ist jetzt ganz verliebt?« Er lacht selbst bei seiner Wortwahl. Arsch.

»Na ja …«

»Scheiße, was?!« Vor Überraschung rutscht Toast fast das Handy aus der Hand. »Wieso erzählst du mir nichts? Wieso erzählt Roisin mir nichts? Wieso erzählt niemand mir irgendwas?«

»Pssst!« Sein Aufruhr beschert uns die Blicke sämtlicher Personen, die um diese Zeit durch die Parkanlage streifen. »Es ist kompliziert.«

»Ist es das bei dir nicht immer?«

Kurz entwischt mir ein Lächeln. Er kennt mich einfach zu gut … und das, obwohl Tinder mein Datingleben eigentlich vereinfachen sollte. »Schon …«

»Und wann wolltest du mir davon erzählen?«

Ob ich ihm überhaupt davon erzählen *wollte*, weiß ich nicht. Stattdessen entscheide ich spontan, dass jetzt der beste Zeitpunkt ist, es einfach zu tun. Angefangen bei meinem geplatzten Date mit Sunny, die mir anscheinend aber wieder vergeben hat, so viel, wie sie mir schreibt. Dann Ruths Anruf, die Zugfahrt zu mir nach Hause, der Kuss …

Am Ende fühle ich mich nicht nur so hilflos wie noch vor zwei Tagen, sondern auch ein bisschen beschämt, Toast überhaupt davon erzählt zu haben. Ich regele meine Angelegenheiten lieber selbst, weil ich keine Lust habe, dass er ein Riesendrama veranstaltet.

Doch er überrascht mich. Weder ist er empört noch übermäßig aufgeregt über meine Schilderungen. Er nickt nur und schweigt, als ich mit meiner Story ende, als müsste er selbst darüber nachdenken.

So habe ich ihn ehrlich gesagt nicht eingeschätzt – aber andererseits: Wann in meinem Leben habe ich ihm je von etwas erzählt, das ein tieferes Gefühl als *Hunger* beinhaltete? Genau einmal, um genau zu sein. Aber das ist eine andere Geschichte.

»Okay«, bringt er schließlich mit einem Stöhnen hervor. »Hättest du mich vorgewarnt, hätten wir uns lieber bei Greggs hingesetzt.«

Der perfekte Ort für Nervenzusammenbrüche, höre ich ihn mit meinem Kopf noch mit singender Stimme hinzufügen, weil er das ständig tut.

»Und da war nur der Kuss?«

Ich nicke und starre in den diesigen Himmel. Gerade bringe ich es nicht über mich, ihm in die Augen zu sehen – aber selbst so ist mir klar, dass Toast mich sehr genau mustert.

»Dass sie nur ein wenig angetrunken war, ist dir nicht in den Sinn gekommen? Oder sie war vielleicht einfach nur überfordert?«

»Schon.«

»Aber?«

Ungewollt entgleitet mir ein Seufzen, bevor ich mich wieder in Bewegung setze. Ich weiß, dass ich nicht vor der Frage davonrennen kann, aber im Gehen fällt es mir leichter, meine Gedanken in Worte zu fassen.

»Was, wenn es eben nicht so ist?«, bringe ich hervor.

»Wäre das denn so tragisch?« Ich werfe Toast einen ernsten Blick zu, den er sofort mit einem beschwichtigenden Händewedeln erwidert. »Ich mein ja nur. Sie ist hübsch, studiert Physik, mag *Star Wars* …«

»Dir ist schon klar, dass ein Fandom keine Persönlichkeit ausmacht?«

»Schon, aber …«

»Du hast gehört, was deine Freundin von der Society gesagt hat …«

»Roisin?«

»Genau die. Ich bin der Letzte, der jemanden verurteilt, weil er irgendwelche Probleme hat, aber ich bin weiß Gott nicht dafür geeignet, so jemandem nahe zu sein. Oder überhaupt irgendwem.«

Inzwischen sind wir vorm Palm House stehen geblieben, als Toast mich plötzlich mit ungewohnter Ernsthaftigkeit mustert.

»Ist das Angst, die da aus dir spricht, oder so eine Tragische-Vergangenheit-Sache?«

Mein Blick geht in Richtung des tropischen Gewächshauses, das ungewohnt gut besucht ist für einen Montag. Während ich die Leute beim Rein- und Rausgehen beobachte, zögere ich die Antwort hinaus, solange ich kann.

»Ein bisschen was von beidem.«

»Aber du magst sie?«

Überfordert zucke ich mit den Schultern. »Das tut nicht wirklich was zur Sache. Du kennst mich und weißt, ich bin ...«

» ... ein Arsch?«

»Genau. Abgesehen davon, dass ich es selbst kaum ertrage, jemanden in meiner Nähe zu haben, wäre ich umso ungeeigneter für jemanden wie sie ... Von tieferen Gefühlen ist hier übrigens nicht die Rede, Toast, bevor du mir gleich eine Moralpredigt über den Zauber der Liebe oder so hältst. Ich seh's in deinem Blick.«

Er schenkt mir ein hilfloses Grinsen. »Du weißt, dass du mir erzählen kannst, *wieso* du es nicht erträgst, jemanden in der Nähe zu haben.«

»Tragische Vergangenheit, schon vergessen?«

»Du weißt, was ich meine, Dom.«

Seufzend vergrabe ich die Hände in den Jackentaschen und sehe ernst zu ihm hinüber. Ich weiß, dass er es nur gut meint und dass er helfen will. Unter allen Leuten würde ich Toast als den bezeichnen, der mir am nächsten steht, und dennoch ist da eine Art Kluft zwischen uns, die ich einfach nicht so überwinden kann.

Mir ist klar, dass ich allein für diese Distanz verantwortlich bin, aber alte Gewohnheiten sind schwer abzulegen, auch wenn ein nicht unbedeutender Teil von mir genau das will: ihm vertrauen.

In seinem Blick liegt eine Mischung aus Mitgefühl, Verständnis und Sorge, die mich trifft wie ein kalter Windzug im Nacken.

»Du musst mir nichts erzählen, was du nicht erzählen willst. Aber ich kann dir besser helfen, wenn ich verstehe, was genau in deinem seltsamen Kopf vor sich geht.«

»Ich will keine Hilfe«, erwidere ich schroffer als beabsichtigt.

»Ich weiß.« Trotz meines Tonfalls kehrt Toasts Lächeln zurück. »Dann lass mich dir aber wenigstens einen Tipp geben: Rede mit ihr, statt wegzurennen. Frag sie, was Sache ist. Gib ihr eine Chance, sich zu erklären, und wenn sie wirklich mehr will, kannst du immer noch Nein sagen.«

Als ob das so beschissen einfach wäre, würde ich ihm am liebsten entgegenzischen, dabei weiß ich selbst, dass es zumindest am vernünftigsten wäre. Aber ... ein Schatten scheint meine eigenen Gedanken zu streifen. Der Hauch von Sorge, dem ich mich nicht entziehen kann. Was ist, wenn genau *das* nur mehr Probleme verursacht?

Ich suche das Gespräch – gebe ihr damit vielleicht sogar Hoffnung. Sie sagt mir, dass sie sich mehr vorstellen könnte. Ich, ganz der Gentleman, erkläre, wie geschmeichelt ich bin, aber dass ich leider ablehnen muss, weil ich mir meine Liebe ausschließlich für meine neue Nintendo Switch aufspare, die sich beim Shoppen am Wochenende doch gegen die PS4 durchgesetzt hat. Und dann?

Normalerweise sorge ich mich herzlich wenig darum, was dieses *und dann* bedeuten mag. Aus dem Auge, aus dem Sinn. Aber nachdem ich Ruth jetzt schon zweimal völlig am Boden zerstört gesehen habe, sind die Bilder in meinem Kopf zu lebendig, als dass ich sie ignorieren könnte. Ich will sie auf keinen Fall mit meiner Inkompetenz als Freund verletzen, aber genauso wenig mit Ablehnung.

»Einen Penny für deine Gedanken«, holt mich Toast schließlich zurück in die Realität.

Ich antworte kopfschüttelnd, bevor ich ihm wortlos signalisiere, dass wir uns wieder auf den Weg machen sollten. »Glaub mir, so viel sind die nicht wert.«

Mulberry

Ruth

Die schlimmsten Träume sind nicht die Albträume, sondern die, die an eine Erinnerung geknüpft sind. Aus einem Albtraum wache ich nass geschwitzt, mit rasendem Herzen, jedoch auch der Gewissheit auf, dass es jetzt vorbei ist. Die Erinnerungen dagegen bleiben wie Kletten in meinem Kopf, nachdem mein Unterbewusstsein sie wiederaufbereitet und zu bittersüßer, grausam unerreichbarer Realität gemacht hat.

Die Erinnerungen sind am allerschlimmsten.

Kühle Luft schlägt mir entgegen, als ich aus dem Sicherheitsbereich des Flughafens in die kleine Halle trete. Müde ziehe ich den Koffer hinter mir her, als wäre ich eine Gefangene, die man mit dem Gewicht an der Flucht hindern will. Dabei ist mir die bereits gelungen.

Ich bin so erschöpft, dass ich Oliver erst entdecke, als er mir den dampfenden Costa-Becher unter die Nase hält. Der Geruch von Kaffee und Karamell trifft augenblicklich meine Sinne – ein willkommener Weckruf nach der durchgemachten Nacht und dem viel zu frühen Flug.

»Du siehst mies aus«, informiert Oliver mich direkt, wie er es schon immer gewesen ist. Mir fehlt die Kraft, ihm eine schnippische Antwort entgegenzuschleudern, aber ich bin trotzdem unendlich froh, ihn zu sehen.

»Danke fürs Abholen«, murmele ich stattdessen nur, weil ich mich erinnere, wie kurzfristig meine Anreise überhaupt ist. Mein Flug ist um fünf in Edinburgh gestartet ... keine acht Stunden nachdem ich überhaupt gebucht habe.

Ohne ein weiteres Wort zu sagen, schiebt Oliver mich hinaus auf den Parkplatz zu seinem Auto. Die kalte Luft kitzelt die Lebensgeister aus mir heraus und trägt den Duft von Meerwasser und Winter in sich. Oliver ist in seiner schweigsamen Phase, hat nur dieses rätselhafte Lächeln aufgesetzt, als hätte er etwas mit mir vor.

Mir könnte das nicht gleichgültiger sein, ich bin nur glücklich, dass ich endlich hier bin. Hier und nicht zu Hause in Edinburgh. Ich kann förmlich spüren, wie sämtliche Restanspannung von mir abfällt, als er den Motor startet und uns auf die A2 bringt, während sich über uns der Himmel langsam hell färbt.

Die Fahrt zieht wie im Zeitraffer an mir vorbei. Lichtpunkte verschwimmen, Geräusche werden zu weißem Rauschen, und dann stehe ich auf einmal auf der Klippe und blicke in den Sonnenaufgang. Goldene Strahlen küssen meine Haut und prickeln gegen die Kälte des Winters.

»Wieso hast du mich hierhergebracht?«, höre ich mich sagen. Die ersten Worte, die mir seit dem Flughafen über die Lippen kommen.

Oliver bleibt neben mir stehen. Ein verstohlener Blick zu ihm hinüber, und ich kann sehen, wie die Morgensonne seiner Haut einen warmen Schimmer verleiht. Auch jetzt ist da dieses Lächeln auf seinen Lippen, das mein Herz kurz zum Aussetzen bringt. Ich kann noch immer nicht ganz fassen, dass ich hier neben ihm stehe, wo uns doch sonst hundertfünfzig Meilen und das Meer trennen.

»Weil ich mir dachte, dass du das jetzt gebrauchen kannst.« Natürlich. Wer sonst, wenn nicht Oliver, kennt mich besser als ich selbst?

Mein Blick gleitet über die Aussicht, die sich mir bietet. Die Stadt zu meinen Füßen, das Meer daneben, alles umhüllt von feinen Nebelstreifen. Hier oben auf Cave Hill fühlt es sich fast so an, als wären wir in unserer eigenen

Realität, in der es nichts gibt außer Oliver, mich und das Tosen des Windes. Ich spüre nicht, wie die Kälte des Dezembers mir in die Knochen kriecht, realisiere zu spät, dass ich zu zittern begonnen habe.

Ganz beiläufig legt Oliver mir den Arm um die Taille. Sein Körper streift meinen. Schweigend genieße ich die Illusion, dass seine Wärme an jedem noch so kleinen Berührungspunkt auf mich übergeht, während ich noch immer wie hypnotisiert auf den Sonnenaufgang blicke.

Der erste Sonnenaufgang nach einer viel zu langen Nacht.

Als mein Wecker mich zurück in die Gegenwart holt, würde ich am liebsten in Tränen ausbrechen. Mit weit geöffneten Augen starre ich an die Decke, während ich noch immer das Gefühl habe, die Sonne scheine in mein Gesicht.

Alles nur ein Traum. Die wärmenden Strahlen, die ich spüre, nur eine Illusion, denn der Sonnenaufgang, den wir gemeinsam von Cave Hill aus bewundert haben, liegt Jahre zurück. Und Oliver? Nur noch Sternenstaub, unendlich weit entfernt. Unerreichbar. Es ist nicht so, als könnte ich mir einfach ein Raumschiff und ein Netz schnappen, um dort raufzufliegen und ihn einzufangen. Schön wär's.

Der Psychiater hat mich gewarnt: Die Tabletten, die ich zum Einschlafen brauche, können dafür sorgen, dass Träume wesentlich intensiver werden als normalerweise. So intensiv, dass der Übergang zwischen ihnen und der Wirklichkeit keine klare Linie ist, sondern vielmehr ein zäher Verlauf. Meistens stört mich das nicht sonderlich, doch seit ich Oliver ständig darin wiedersehe und Szenen meines Lebens erneut erleben muss, spiele ich mit dem Gedanken, lieber gar nicht zu schlafen, als das jedes Mal durchzumachen.

Nach wie vor klingelt neben mir der Wecker. Inzwischen müssen ein paar Minuten vergangen sein, doch noch immer haftet mein Verstand irgendwo zwischen dem Traum und dem penetranten Klingeln. Als ich mich endlich dazu durchringen kann, es abzuschalten, laufen mir Tränen über die Wangen.

Scheiße.

Irgendwo in meinem Inneren weiß ich, dass ich jetzt aufstehen und mich für die Uni fertig machen muss, aber für Vernunft ist kein Platz mehr in meinem Kopf. Da sind nur noch Kälte und der Moment aus meinem Traum in einer Endlosschleife.

Das Ganze hat sich vor zwei Jahren ereignet. Eigentlich wollte ich den Term Break im Januar damit verbringen, für meine A-Levels zu lernen, stattdessen habe ich rausgefunden, dass mein damaliger Freund schon eine Weile zweigleisig gefahren ist, nachdem wir schon gut anderthalb Jahre zusammen waren.

Ich war nie der Überzeugung, dass es so etwas wie ewige und einzig wahre Liebe gibt. Hätte er mir einfach gesagt, was Sache ist, wäre ich womöglich ganz gut damit klargekommen. Aber hinterrücks erfahren zu müssen, was los ist, hat die Angelegenheit schlimmer gemacht. Nicht nur war ich verletzt, sondern auch wütend über meine eigene Naivität. Also habe ich den nächsten Flug nach Belfast gebucht, um die Beziehung nicht nur symbolisch hinter mir zu lassen, sondern auch ein paar Tage lang alles vergessen zu können.

Wenn ich jetzt so daran denke, stelle ich mir immer wieder die irrationale Frage, ob ich das, was passiert ist, hätte verhindern können. Ob ich mit irgendetwas, das ich getan habe, die Kausalität der Ereignisse und damit den Unfall überhaupt möglich gemacht habe. Wie ein Schmetterling, der mit seinen Flügeln schlägt und nichtsahnend am anderen Ende der Welt einen Tornado auslöst.

Bullshit. Aber sag das mal meinem Kopf.

Als Roisin hereinkommt, habe ich es immer noch nicht aus meinem Bett geschafft. Ich höre ihre schweren Stiefel erst im Flur und bilde mir ein, jeden einzelnen Schritt als kleine Erschütterung im Boden zu spüren. Instinktiv verkrieche ich mich tiefer unter der Decke, da erhellt bereits gleißendes Licht den Raum.

»Lebst du noch?«

»Leider«, gebe ich zurück, bereue meine Wortwahl jedoch sofort. Zynismus hin oder her, aber so was sollte ich nicht sagen. Vor allem nicht zu Roisin.

Glücklicherweise ignoriert sie meinen Kommentar und reißt stattdessen nur die Vorhänge auf. Einen großen Unterschied macht das nicht. Der Himmel draußen ist trüb und grau, erinnert mich daran, dass es inzwischen schon November ist.

»Was ist mit Vorlesung?«, fragt sie ungnädig.

»Ich hab Kopfschmerzen.«

»Ach, wirklich?«

Ich seufze und schiele sie über den Rand meiner Decke hinweg an. »Nein.«

Was will ich ihr auch vormachen? Sie weiß genau, was Sache ist und wie zunehmend mies es mir in den letzten Wochen ging. Die Nacht im Club hat, obwohl sie glimpflich ausgegangen ist, eine alte Wunde aufgerissen, die einfach nicht verheilen will. Die Träume sind zurück, und mein Alltag dümpelt zwischen Vorlesungen, Lernen und gelegentlichen Treffen mit Roisin derart ereignislos vor sich hin, dass ich immer wieder in den Strudel gerate, der mich hinab in die Dunkelheit meiner Gedanken zieht.

»Nimmst du deine Tabletten?«

Erst jetzt nehme ich wahr, dass sie sich an meinen Schreibtisch gesetzt hat und mich mit verschränkten Armen mustert. Meine Tabletten habe ich normalerweise dort liegen, daher muss sie wohl darauf kommen.

»Ja.« Was in Wirklichkeit heißt: *so einigermaßen.*

Sie blickt mich erwartungsvoll an, als wüsste sie, dass noch etwas kommen sollte, doch das Geständnis will mir nicht über die Lippen. Es ist schlimm genug, dass meine beste Freundin mich morgens aus dem Bett werfen muss, damit ich es rechtzeitig zur Uni schaffe.

Ursprünglich habe ich ihr den Zweitschlüssel nur für den Notfall gegeben. Doch als wir festgestellt haben, dass wir morgens fast immer zur selben Zeit anfangen, ist es zu einem Ritual geworden, dass sie mich abholt und wir uns unten bei Starbucks unser Frühstück holen. An Tagen wie heute ein absoluter Rettungsanker.

Ich zwinge mich, die Erinnerung an den Traum beiseitezuschieben, um Roisin nicht noch mehr Grund zur Sorge zu geben. Stattdessen winde ich mich aus meiner Decke und beginne damit, mich fertig zu machen.

»Steht heute irgendwas an?«, frage ich, während ich mir frische Klamotten raussuche.

»Nicht dass ich wüsste. Es ist Donnerstag, wenn du Bock hast, zur Debatte zu kommen.«

»Thema?«

»›Dieses Haus glaubt an einen EU-Superstaat‹.«

Ich verziehe die Lippen. Hin und wieder gehe ich gern zu den Debattierrunden von Roisins Club an der Universität, aber bei den hochpolitischen Themen setze ich doch lieber aus.

»Nicht ganz meins.«

»Dachte ich mir schon. Was machst du am Wochenende?« Die Frage kommt zu präzise, als dass sie als beiläufig durchgehen könnte. Eben noch wollte ich mir meinen Pullover überziehen, jetzt stocke ich.

»Das Übliche, wieso?«

»Toast feiert Geburtstag.«

Ich runzele die Stirn. »Okay?«

»Er wollte wissen, ob ich dich nicht mitbringen möchte.« Während sie mich analytisch betrachtet, rotiert sie auf meinem Drehstuhl hin und her. Mich streift eine Ahnung, worauf sie hinauswill.

»Klar, warum nicht?«

Ein Seufzen. »Es ist eine ganz normale Hausparty«, erklärt sie mir und klingt dabei, als wollte sie mehr sich selbst beruhigen als mich. »Also keine Clubs oder zu laute Musik.«

»Aber?«

»Dominic wird vielleicht da sein. Hat er sich noch mal bei dir gemeldet?«

Ich setze mich aufs Bett, um mich nicht vollkommen zum Affen zu machen, wenn ich meine Strumpfhosen anziehe.

»Nö.« Und das letzte Mal ist jetzt drei, vier Wochen her?

»Arsch.«

Schulterzuckend schaue ich zu Roisin. »Na ja. Muss er selbst wissen.«

Mir ist nicht entgangen, wie bemüht er war, mir ja nicht über den Weg zu laufen. Mehr als einmal habe ich ihn irgendwo entdeckt, bevor er scheinbar zufällig in eine andere Richtung davongehuscht ist. Ein bisschen kindisch finde ich das Ganze schon, aber wenn er keine Lust auf mich hat, kann ich daran auch nichts ändern.

»Und wie geht's dir damit? Das hast du nie erzählt.«

»Ganz okay«, erwidere ich und schlüpfe in meine Strumpfhosen. Das entspricht nur in Teilen der Wahrheit. Es ist einfach, mir einzureden, dass da nichts gewesen ist und dass er sowieso keinen Gedanken wert ist, wenn er mich nach einem Kuss einfach ignoriert.

Tatsache ist aber, dass ich mich hin und wieder dabei erwische, wie ich ihn vermisse. Nicht so, wie ich Oliver vermisse oder auch meine Mum. Aber manchmal würde ich mich doch über Gesellschaft freuen, wenn ich beim Lernen in der Bibliothek mal wieder den Verstand verliere. Oder ein Meme während der Vorlesung. Nichts davon ist essenziell oder irgendwie emotional wertvoll, aber eben ... *ganz nett*.

Stumm beobachtet mich Roisin dabei, wie ich mir die Stiefel zubinde, bevor ich mich selbst prüfend im Spiegel betrachte. Ich bin ungeschminkt, meine kurzen Haare sind das pure Chaos, das dringend mal wieder Farbe gebrauchen könnte, und ich sehe allgemein furchtbar aus – aber ich bin wach und aus dem Bett. *Yay*.

»Dein Ernst?«, kommentiert sie meine Erscheinung amüsiert, als ich mich gespielt vor ihr in Szene setze.

»Was meinst du? Das Shirt oder die Holo-Stiefel?«

Angewidert betrachtet sie meine Schuhe. Für Roisin gibt es nur Schwarz – etwas Farbiges oder gar bunt Schimmerndes kann sie mit ihrer Existenz nicht vereinen. Doch statt meine Stiefel zu kommentieren, steht sie auf und fährt mit der Hand durch meine Haare.

»Du musst dringend nachfärben.«

Dominic

Am liebsten würde ich mein Handy zum Fenster rausschleudern. Oder dem Typen, der in der Reihe vor mir mit dem Kugelschreiber klickt, gegen den Hinterkopf.

»Erklär mir noch mal, wieso du dir das gibst«, raunt Toast mir zu, weil er natürlich halb über meinen Laptop gebeugt meinen

Chat mitliest. »Warum lässt du die hier Klammeräffchen spielen, während du andere abservierst?«

Mit *andere* meint er Ruth. Nach unserer Unterredung vor ein paar Wochen habe ich ihm irgendwann doch meine Gedanken anvertraut – allerdings ohne dafür einen Penny zu sehen. Mit meinem Plan, auf Abstand zu ihr zu gehen, war er zwar nicht einverstanden, aber er hat es akzeptiert. Zumindest bis er das mit Sunny rausgefunden hat – seither lässt er mich gar nicht mehr in Ruhe.

Was machst du morgen Abend? xx

Entschieden schließe ich den Facebook-Tab, bevor Toast noch in Versuchung kommt, ihr in meinem Namen zu antworten, und tue so, als würde ich mich auf die Datenbank vor mir konzentrieren. Leise stelle ich klar: »Ich lasse sie nicht Klammeräffchen spielen.«

»Und wie nennst du das da?« Er deutet auf die Ecke meines Bildschirms, wo eben noch das Chatfenster offen war.

»Und was soll ich deiner Meinung nach tun?«

»Ihr sagen, dass du kein Interesse an was Festem hast.«

»Hab ich schon.«

»Sie ignorieren?«

»Versucht.«

»Aber?« Die einfache Antwort auf diese Frage wäre, weil ich ein Weichkeks bin, der leider gern jegliche Vernunft ignoriert, sobald Brüste im Spiel sind. Toast kann sie mir wohl im Gesicht ablesen, denn er verdreht genervt die Augen. »Schon klar.«

Ich zucke unverbindlich mit den Schultern und versuche, mich auf die Aufgaben zu konzentrieren, die der Dozent uns für diese Einheit gegeben hat. Unten rechts erscheint jedoch ein Popup: »Hallo?«

Genervt verdrehe ich die Augen und tippe: »Vorlesung.«

»Ich meine nur, dass dein Verhalten ein bisschen widersprüchlich ist – findest du nicht auch? Du hast Ruth nicht mal Gelegenheit zum Reden gegeben, aber tolerierst das da?«

Ich wende mich Toast zu: »Ruth ist eine andere Hausnummer, zumal …« Mir kommt eine Idee. »Was weißt du, was ich nicht weiß?«

»Gar nichts.« Die Antwort erfolgt zu schnell, als dass ich sie glauben könnte.

»Toast?«

»Wirklich nichts, ich schwöre.«

Das bezweifle ich, aber nachfragen bringt hier nichts. Ein Geheimnis ist bei ihm in etwa so gut aufbewahrt wie die Kronjuwelen im Tower of London. Keine Chance, etwas aus ihm rauszubekommen.

Nach einer kurzen Pause räuspert er sich jedoch. »Um aber ein anderes, völlig unverwandtes Thema anzusprechen: Du kommst doch morgen, oder?«

Da liegt der Hund also begraben. Ich will nachbohren, ob Ruth auch eingeladen ist und ob er mich deshalb so scheinbar unauffällig fragt, verkneife es mir allerdings. Ihm zuliebe werde ich so oder so auf seiner Geburtstagsparty erscheinen. Das bin ich ihm schuldig, nachdem er sich jetzt schon seit einer gefühlten Ewigkeit mit meinem Ego rumschlägt.

»Klar.«

»Klasse. Kannst du Bier mitbringen?«

Ich wittere eine Falle und bin mir fast sicher, dass er Ruth ebenfalls gefragt beziehungsweise Roisin gebeten hat, sie mitzuschleppen. Bei dem Gedanken ist mir nicht sonderlich wohl, denn in Toasts WG sind meine Fluchtmöglichkeiten begrenzt. Und wenn ich aus dem Fenster springe, merkt auch noch der letzte Mensch, dass etwas nicht stimmt.

Bleibt mir nur, das Ganze mit Fassung zu ertragen. Vielleicht ist meine stumme Botschaft angekommen, und sie wird gar nicht erst versuchen, mit mir zu reden. Oder es bei Small Talk belassen. Damit könnte ich leben.

Falls am Ende doch alle Stricke reißen und sie den Kuss zur Sprache bringt, kann ich ihr immer noch ganz einfach sagen, was Sache ist.

Danke, Samwise. Du bist ganz hübsch, aber ich bin leider nicht für eine Beziehung bereit.

Zack – so einfach. Wieso habe ich das nicht gleich gemacht? ... Ach ja. Weil ich ein rückgratloses Arschloch bin.

Magenta

Dominic

Hätte ich die Wahl zwischen a) zu Hause hocken und auf Twitch einem Kerl Mitte dreißig dabei zusehen, wie er Pokémon in Weltrekordgeschwindigkeit durchspielt, oder b) auf eine Party zu gehen, unter die Leute zu kommen und einfach mal richtig abzufeiern, würde ich mich für Ersteres entscheiden. Vor allem jetzt, wo mir klar wird, dass Toast seine Falle tatsächlich hat zuschnappen lassen.

Weil meine Schicht im Supermarkt so ungünstig liegt, komme ich gut eine Stunde später an als alle anderen Gäste. Die karge Wohnung mit den hohen Decken ist bereits gut besucht, und es dauert nur einen Sekundenbruchteil, bis ich Ruth unter den Anwesenden erkenne. *Überraschung*.

Viel Zeit, mich mit ihr oder irgendeinem der anderen Gäste, die dort im Wohnzimmer hocken, auseinanderzusetzen, bleibt mir jedoch nicht, denn Toast nimmt mich sofort in Beschlag.

»Ich dachte schon, du kreuzt gar nicht mehr auf.«

Ohne zu fragen, nimmt er mir den Zwölferpack Bierdosen ab und bedeutet mir, ihm in die Küche zu folgen. Dort, auf einem runden hellen Holztisch, der so gar nicht zum hässlichen Braungrau der Schränke passen will, tummelt sich bereits eine wilde

Auswahl an Getränken. Von Buckfast über Wodka, Gin bis Capri-Sun Fairy Drink ist alles dabei.

»Sorry, musste Überstunden schieben.«

»Schon klar. Huch?«

Irritiert blickt mein Kumpel auf das Päckchen, das ich ihm entgegenhalte. Ein kleiner, ungeschickt verpackter Quader, der unter Toasts aufgeregtem Schütteln leise klappert. »Ist das ...?!«

Ich nicke und sehe ihm dabei zu, wie er schnell aus dem Geschenkpapier Geschichte macht. Stolz betrachtet er den transparenten Klotz, in dessen Innerem sich seine liebsten Accessoires befinden: Würfel.

»Geil.«

Wie ein Kind an Weihnachten schüttelt er die kleine Box noch mal und hält sie anschließend nach oben, sodass sich das Licht im Material der Würfel fängt und sie zum Funkeln bringt. Transparent mit kupferfarbenen Flecken und grünem Glitter.

Ein Lächeln huscht mir über die Lippen, als ich merke, wie glücklich ich ihn mit meinem einfallslosen Geschenk gemacht habe. Doch sosehr mich das selbst zufriedenstellt, leider ist meine Anwesenheitspflicht damit noch nicht vom Tisch. Wäre auch zu schön, mich einfach wieder zu verpissen.

»Danke, Mann.« Immer noch zufrieden lässt Toast das Geschenk in der Bauchtasche seines Hoodies verschwinden. »Was zu trinken?«

Skeptisch blicke ich auf das Chaos auf dem Tisch, als auf einmal Connor an meine Seite tritt und sich ein Fläschchen Buckfast schnappt. Als er den Deckel aufschraubt, dreht mir der Geruch nach gammeligen Trauben augenblicklich den Magen um.

»Dominic!«, kommt es von ihm, als würde er mich jetzt erst wahrnehmen. »Was geht ab?!«

»Bin gerade reingekommen, nicht viel ...« Ich werfe Toast einen fragenden Blick zu, doch dieser hat nur ein unbeholfenes Schulterzucken übrig. Es ist offensichtlich, dass unser Engelchen Connor schon jetzt zu viel intus hat. Sein Blick wirkt glasig, und ich kann sehen, wie er leicht schwankt.

»Ich glaube, es wird Zeit für 'ne Runde *Cards Against Humanity*, was meinst du?«, wirft Toast in den Raum, da hat er Connor bereits am Ellenbogen gepackt und langsam zur Tür hinausgezogen. »Kommst du, Dom?«

»Sekunde, ich will mir nur …« Ich muss mir nicht mal die Mühe machen, meinen Satz zu beenden, denn die beiden sind bereits verschwunden. Allein in der Küche, erlaube ich mir, einen Moment durchzuatmen. Hier ist es etwas ruhiger, dennoch kann ich deutlich das Stimmengewirr aus dem Wohnzimmer hören, an dem ich beim Hereinkommen vorbeigelaufen bin. Die Menge der Gäste ist überschaubar. Neben Toasts Mitbewohnern, unserer *DnD*-Gruppe, bestehend aus mir, Connor, Ethan und Holly, sind nur noch eine Handvoll Leute aus dem Debattierclub zu Gast. Darunter auch Roisin und Ruth. Es könnte ein lustiger Abend werden …

Könnte.

»Ist Bier dir nicht erwachsen genug?«

Ich muss fast darüber lachen, dass Ruth es nach wie vor schafft, sich wie ein Geist von hinten an mich heranzuschleichen, wäre da nicht die Tatsache, dass ich eigentlich vermeiden wollte, allein mit ihr in einem Raum zu sein. So viel dazu.

Pikiert sehe ich hinab auf meine Capri-Sun und dann zu Ruth, die mit einem vorsichtigen Lächeln im Türrahmen steht. Mein Körper reagiert sofort, lässt mein Herz vor Panik schneller schlagen. Wann bin ich noch mal derart gefühlsduselig geworden?

Im grellen Licht der Küchenlampe fällt mir zum ersten Mal auf, dass Ruth sich von der Zuckerwatte verabschiedet hat. Ihre

Haare sind ein kleines Stück länger, der Pony hängt ihr noch immer in die Stirn, doch statt rosa sind sie nun eine Mischung aus lila, blau und grün, als hätte sie sich nicht entscheiden können. Dazu trägt sie ein viel zu weites kariertes Hemd, T-Shirt, zerrissene Jeans und ist im Vergleich zu unserer letzten Begegnung glitterfrei.

»Die wirklich harten Leute wissen, dass nichts so sehr knallt wie ein Fairy Drink«, erkläre ich und hebe die Capri-Sun wie zum Toast.

Ihr rechter Mundwinkel zuckt amüsiert, sodass sich ein Grübchen in ihrer Wange bildet. »Alles klar bei dir?«

Ich nicke. »Bei dir?«

Sie nickt.

Peinliche Stille.

»Ich will dich gar nicht lange nerven«, platzt es da plötzlich aus ihr heraus. »Nur etwas klarstellen.«

»Okay?« Stirnrunzelnd starre ich sie an, während ich beginne, meinen Feentrank zu schlürfen.

Ein Seufzen kommt ihr über die Lippen, fast so, als würden die Worte schon viel zu lange in ihrer Kehle stecken.

»Es ist okay, wenn du keinen Bock auf mich hast. Ehrlich. Nur denkst du, du kriegst es einen Abend lang hin, dich mir gegenüber normal zu verhalten und nicht gleich aus dem Fenster zu springen, wenn ich einmal falsch atme?«

Ihr Tonfall ist weder belehrend noch vorwurfsvoll. Auch nicht flehend. Eine schlichte, einfache Bitte, die dennoch das mühsam zurückgehaltene schlechte Gewissen in mir hochkommen lässt.

Es wäre zu einfach, ihr jetzt zu sagen, was Sache ist, worüber ich mir Gedanken mache und dass ich einfach nicht der Typ für eine Beziehung bin. Aber nichts davon bekomme ich zustande, außer ein völlig unverbindliches: »Klar. Kein Thema.«

Sie lächelt erneut, doch dieses Mal wirkt es enttäuscht. Dann wendet sie sich auch schon wieder ab. Was im nächsten Moment in mir vorgeht, kann ich nicht erklären. Mein Körper bewegt sich wie von allein, überbrückt die Distanz zwischen uns und schließt die Finger um ihr Handgelenk, um sie aufzuhalten.

»Hör mal …« *Was tue ich da?* »Es tut mir leid … falls ich dich vor den Kopf gestoßen habe.«

Ruth sieht mir nicht mal in die Augen, sondern starrt nur auf meine Hand auf ihrem Arm. »Hast du nicht. Mir tut leid, was passiert ist. Ich war ein bisschen überfordert, aber das ist keine Rechtfertigung, dass ich dich so angefallen hab.«

Angefallen, hm? Noch immer ist mein Puls völlig durcheinander, was sich leider auf mein Denkvermögen auswirkt. Ich habe keine Ahnung, was ich darauf erwidern soll.

»Nur …«, fügt sie hinzu. »Du musst wirklich nicht vor mir wegrennen. Ein Wort, und ich hätte dich in Ruhe gelassen.«

Ich hebe entschuldigend die Mundwinkel und fühle mich gleichzeitig so armselig. »Wenn ich eins nicht kann, dann ist es reden.«

»Hab ich gemerkt. Mache ich dir Angst?«

»Mir machen viele Dinge Angst, Samwise. Die Unausweichlichkeit des Todes, die Bootszene in *Charlie und die Schokoladenfabrik* …«

» … wenn eine betrunkene Frau sich dir an den Hals wirft.«

Ihr süffisantes Grinsen gibt mir schließlich den Rest, und ich bekomme nur am Rande mit, dass ich sie immer noch festhalte. Dabei sollte ich genau das Gegenteil tun. So wie die ganzen letzten Wochen schon.

»Ja, das ist besonders beunruhigend.«

»Weil du es nicht gewohnt bist oder weil du Angst vor Frauen hast?«

Zwar bewundere ich ihre Direktheit, fühle mich davon gleichzeitig allerdings mehr und mehr in die Ecke gedrängt. Möglichst langsam nehme ich einen weiteren Schluck Capri-Sun, um die Nervosität zu überspielen. Entweder ist Ruth angetrunken, obwohl sie nicht den Anschein erweckt, oder sie weiß genau, worauf sie mit diesem Gespräch hinauswill.

»Weder noch, die Sache ist …«

»Kompliziert?«

»Ja.«

»Bekomme ich eine Erklärung?«

Ich will sie darauf aufmerksam machen, dass ich ihr die nicht schulde. Schließlich ist sie diejenige, die mich nachts von meinem Date weggerissen und mich schließlich geküsst hat. Aber ich bin es leid, vor ihr zu fliehen. Außerdem will ich Toast nicht den Abend vermiesen, indem ich wie Captain Awkward in der Ecke sitze, weil ich den Mund nicht aufgemacht bekomme.

»Hat Toast mich verraten?«

»Ein bisschen …« Sie schüttelt den Kopf, als müsste sie einen lästigen Gedanken loswerden. »Nur fürs Protokoll, Dominic: Bloß weil ich dich küsse, bedeutet das nicht gleich, dass ich unsterblich in dich verliebt bin und für immer mit dir zusammen sein will.«

»Ach, nicht?« Meine Stimme klingt nervöser, als es mir lieb ist. Ertappt.

»Sorry, falls dich das enttäuscht.« Zwinkernd beißt sie sich auf die in dunklem Violett geschminkte Unterlippe, und ich kann gar nicht anders, als genau dorthin zu starren. »Was ich damit aber sagen will, ist: Es tut mir leid, falls ich dich mit der Aktion aus der Bahn geworfen hab, aber ich kann dir versichern, dass keine tieferen Gefühle dahinterstecken. Ich mag dich – und ob du's glaubst oder nicht, ich hab dich ganz gern um mich rum. Du bist gut darin, mich abzulenken. Und ich würde lügen, wenn ich behaupte, du seist unattraktiv. Aber ich hab wirklich andere Probleme, als nach einer Beziehung zu suchen.«

Fassungslos starre ich sie an. Meine Kinnlade muss dabei auf halber Höhe zum Boden hängen, denn Ruth hebt nur amüsiert die Brauen.

»War das zu viel Info?«

»Minimal.« Ein Wunder, dass meine Stimme überhaupt noch funktioniert, denn mein Gehirn tut es sicher nicht.

»Na ja … mehr gibt es auch nicht, falls dich das erleichtert. Ich wollte nur ehrlich mit dir sein und nicht, dass du dir unnötig Sorgen machst oder wegen mir auf dem Campus noch größere Umwege einschlagen musst …«

Inzwischen bekomme ich keinen Ton mehr raus, spüre nur am Rande, wie sie ihren Arm langsam meinem Griff entzieht. Ein paar Sekunden lang, in denen sie mir nur so aufrichtig in die Augen schaut, dass ich Gänsehaut bekomme, herrscht absolute Stille. Dann auf einmal schnappt sie sich meine Capri-Sun und grinst. Noch ehe ich Beschwerde einlegen kann, raunt sie: »Ich geh dann mal wieder.«

Ruth

Als ich nach draußen in die kalte Nachtluft trete, ist mein Körper hin- und hergerissen zwischen einem feierlichen Dab und einem Nervenzusammenbruch. Mein Herz rast in meiner Brust, und ich kann mich nur mühsam zwingen, meinen Atem ruhig und gleichmäßig zu halten. Das Haus, das Toast mit vier anderen Mitbewohnern teilt, liegt in der Nähe des Lagan und keine zehn Gehminuten von der Uni entfernt. Die Zimmer sind klein, die Fassade hat auch schon bessere Zeit gesehen, aber immerhin bietet die Bleibe einen kleinen Garten.

Wobei Garten nicht ganz das richtige Wort für die winzige, mit schweren Betonplatten bedeckte Fläche hinter dem Haus ist. Dennoch könnte ich gerade nicht dankbarer sein für die Möglichkeit, frische Luft zu schnappen, ohne dabei hinaus auf die belebte Straße zu müssen. Die inzwischen fast winterliche Kälte prickelt auf meinen geröteten Wangen.

Durchatmen.

Ein Teil von mir ist stolz auf mich. Zwar bin ich Dominic gegenüber buchstäblich mit der Tür ins Haus gefallen, aber dass ich dazu überhaupt das nötige Selbstvertrauen habe aufbringen können, damit hätte ich nicht gerechnet. Offen, direkt, ohne Angst vor Rückschlägen. Ihm einfach so zu sagen, was Sache ist, ist etwas, das die alte Ruth problemlos gemacht hätte. Und es fühlt sich wundervoll an zu wissen, dass sie noch da ist. Auch wenn mein Kreislauf gerade ordentlich zu kämpfen hat.

Mit den Worten von meiner Seele und der Schwere aus meiner Brust gebe ich mir ein paar Minuten, um wieder von meinem seltsamen Rauschzustand herunterzukommen. Jetzt, wo ich endlich den Haken an die ganze Dominic-Thematik gesetzt habe, geht es mir ein Stück weit besser – auch wenn ich nicht weiß, was die Zukunft bringen wird.

Zuversichtlich trete ich wieder zurück ins Haus, doch noch ehe ich es bis ins Wohnzimmer schaffe, kommt mir Roisin schon entgegen. Ihr Blick geht zuerst auf mein Gesicht, huscht dann aber nach unten, als sie die Capri-Sun in meiner Hand entdeckt.

»Das richtig harte Zeug, was?«, kommentiert sie amüsiert. Schulterzuckend nehme ich einen Schluck davon und muss grinsen, als das pappsüße Zeug meine Zunge berührt. Dann wird Roisins Stimme wieder ernst: »Alles klar?«

»Ja, wieso?«

Ihr skeptischer Gesichtsausdruck geht förmlich durch meine Haut. »Ich nehme an, du hast mit ihm geredet.«

»Yep.«

»Und?«

Da ist immer noch ein bisschen Restadrenalin in meinem Blut, das eine leichte Hysterie mit sich bringt. Ungläubigkeit darüber, dass ich das eben wirklich durchgezogen hab. »Ich hab ihm nur gesagt, was Sache ist. Dass ich überfordert war und keine tieferen Gefühle hege oder so.«

»Das ist alles?«

»Mhm.« Dass ich ihm auch noch ins Gesicht geknallt hab, dass ich ihn attraktiv finde und seine Gesellschaft ganz angenehm, muss ich Roisin nicht gleich noch mit auf die Nase binden. Allerdings scheint sie auch so zufrieden mit meiner Antwort. Verschwörerisch senkt sie die Stimme.

»Als er reinkam, sah er aus, als hätte er einen Geist gesehen.«

»Ich war nur ehrlich.«

»Und bist wahrscheinlich in alter Ruth-Manier mit der Tür ins Haus gefallen.«

Ich schnaube amüsiert auf. »Wäre gut möglich.«

Fassungslos öffnet Roisin kurz den Mund, sieht dann jedoch wieder auf meine Capri-Sun. »WKD?«, bietet sie mir an.

In ihrer Hand hält sie eine Flasche des elektrisch blauen, nach Himbeere schmeckenden Likörs, der sich nur WKD nennt. Unser altes Standardgetränk, bei dem sich unsere Geschmäcker ausnahmsweise mal nicht scheiden. Doch ich lehne ab. Heute ist mir nicht nach Alkohol zumute.

»Ich bleib bei diesem Feenzeug.«

Und mit diesen Worten machen wir uns beide auf den Weg zurück ins Wohnzimmer, wo die Luft wegen Überfüllung schon ganz stickig geworden ist. Dort bietet sich mir das Bild einer Geburtstagsparty, die ich so noch nicht erlebt habe. Die Leute haben sich in Gruppen zusammengefunden und spielen in unterschiedlichen Ecken des Raumes diverse Karten- und Brettspiele.

Amüsiert raunt Roisin mir zu: »Willkommen bei den *Neeeerds*.«

Sie lässt es wie ein Schimpfwort klingen, dabei ist das hier genauso unser Ding wie eine Kneipentour. Schon immer haben Roisin, ich und damals auch Oliver nirgends so wirklich reingepasst. Für diese typischen Cliquen zwischen Sportlern, Nerds, Künstlern und was man sich sonst noch unter Unileben vorstellt, hatten wir nie etwas übrig. Und wenn ich ehrlich bin, ist mir das gerade auch tausendmal lieber als der Abend im Limelight letztens.

Hier im Raum herrscht zwar auch eine Lautstärke nahe der Schmerzgrenze, doch statt wummernder Bässe höre ich die Leute nur über ihre Kombinationen bei *Cards Against Humanity* lachen oder sich bei *Munchkin* gegenseitig ausstechen.

Zusammen mit Roisin nehme ich am Boden Platz, wo sich eine kleine Runde bestehend aus Toast, Dominic, Connor und zwei anderen Jungs, die ich nicht kenne, breitgemacht hat, um *Exploding Kittens* zu spielen. Dabei ernte ich einen unsicheren Blick von Dominic, den ich mit meinem breitesten Lächeln erwidere, bevor Toast auch schon das Deck mischt.

Mit Depressionen ist es so eine Sache. Nach der Nacht im Club habe ich fest daran geglaubt, nie wieder wie ein normaler Mensch einen Abend unter Leuten verbringen zu können, ohne dass irgendwas gehörig schiefgeht. Die letzten Wochen, in denen ich es kaum aus dem Bett geschafft habe, haben diese Befürchtung zusätzlich bestärkt. So sehr, dass ich vorhin noch überlegt habe, einfach zu Hause zu bleiben. Doch nun bin ich froh, dass Roisin mich aus der Wohnung gezwungen hat.

Der Abend gibt mir ein wenig das Gefühl von Normalität zurück. Zeit mit anderen Menschen zu verbringen, statt eingekugelt in meinem Bett und mir den Kopf über unausgesprochene Worte zu zerbrechen. Und vielleicht ist es genau das, was ich die ganzen letzten Wochen so dringend gebraucht habe.

Galaxy

Dominic

Und vergiss nicht, extra Gravy mitzubringen, ja?

Missmutig starre ich auf die SMS, die Toast mir eben noch hinterhergeschickt hat, obwohl wir noch keine zehn Meter von seiner Wohnung entfernt sind, und lasse sie unbeantwortet.

»Haben sie ihre Meinung noch mal geändert?«, fragt Ruth mich amüsiert.

»Nur mehr Soße.«

»Natürlich.«

Das Problem an Partys, bei denen Brettspiele, Alkohol und Diskussionen über irgendwelche Netflix-Serien im Spiel sind, ist, dass Chips und Süßigkeiten früher oder später nicht mehr genug sind. In diesem Fall war Toast derjenige, der gegen elf geäußert hat, dass er Bock auf einen Bucket Chicken Popcorn von KFC hätte. Und weil es Toast ist, dem man eh nicht widerspricht, wenn er Hunger hat, und der dazu noch Geburtstag hat, befinden Ruth und ich uns jetzt auf einer noblen Quest, um seine königliche Majestät mit frittierten Hähnchenstückchen zu versorgen. Und das nur, weil wir beide diejenigen waren, die bei *Exploding Kittens* verloren haben. Große Klasse.

Zunächst verbringen wir den Fußweg schweigend, obwohl ich ehrlicherweise gestehen muss, dass ich schon seit einer Weile auf eine Gelegenheit wie diese gewartet hab, um endlich wieder mit Ruth unter vier Augen zu sprechen. Genauer gesagt seit ich meine Irritation über die Situation vorhin wieder unter Kontrolle habe.

Dass sie mich mit ihrer Ansage überrumpelt hat, ist ein absolutes Understatement, doch ich kann es nicht ertragen, einfach nur hilflos dazustehen, während ich für ihre Erklärung nur einzelne Silben übrig hatte.

Als wir das Ende der Straße erreichen, in dem Toasts Apartment liegt, und auf die Stranmillis Road einbiegen, habe ich mir im Kopf auch endlich die Worte zurechtgelegt, mit denen ich die Konversation beginnen will.

»Samwise, wir müssen reden.«

Ich verkneife es mir, mich ihr zuzuwenden. Doch selbst im Augenwinkel entgeht mir ihr spitzbübisches Grinsen nicht. »Müssen wir das?«

»Ja müssen wir, ich hätte mich zwar lieber von hinten angeschlichen, so wie du es ständig machst, aber dann eben so.«

Ein leises Kichern dringt aus ihrer Richtung. »Ich schleiche mich doch gar nicht an … aber schön. Worüber willst du reden?«

Irgendwas ist anders an ihr. Was genau, kann ich noch nicht einschätzen, doch verglichen mit dem, was ich bisher von ihr kennengelernt habe, wirkt sie unendlich viel offener als noch vor ein paar Wochen. Vielleicht bilde ich mir das aber auch nur ein, nachdem ich so lange vor ihr geflohen bin. Aber das ist im Moment Nebensache. *Jetzt* muss ich erst mal meine Gedanken sortieren.

»Was ich sagen will, ist … bilde dir nicht ein, dass ich dich nicht leiden kann oder so. Ich wollte mit dir reden, ehrlich, aber wie schon gesagt …«

»… reden ist nicht so deins. Ich weiß. Du musst das auch jetzt nicht tun.«

Nun sehe ich sie doch an. Die Aufrichtigkeit in ihrer Stimme und ihrem Blick ist absolut entwaffnend.

»Ich finde, das bin ich dir schuldig, nachdem du so offen mit mir warst. Also … lass mich das eben zusammenfassen.« Ich klinge wie ein Viertklässler, der sein erstes Referat hält. »Ich find dich ganz okay. Du redest nicht viel und nervst mich nicht. Manchmal bist du auch ganz witzig.«

Sie starrt mich irritiert an. »Soll ich dir jetzt für dieses unterirdische Kompliment danken?«

»Was ich damit sagen will: Das Problem bin ich. Der Kuss, das alles, das hat mich einfach überrumpelt. Ich bin gern der Typ, der dir nachts hilft, wenn du nicht in die Wohnung kommst, dich mit Memes versorgt oder dir auch mal beim Lernen Gesellschaft leistet. Aber ich bin wirklich nicht zu tieferen Gefühlen fähig. Und bei Weitem der Letzte, auf den du dich in irgendeiner Weise verlassen willst.«

»Du hast also Angst davor, dass jemand dir zu nahe kommt?«

»Ja.«

»Gibt's dafür einen Grund?«

»Einige«, antworte ich ausweichend. »Jedenfalls … ich weiß, dass du deine eigenen Probleme hast … und das ist vollkommen okay. Ich will … Ich bin nur nicht derjenige, der dir damit helfen könnte, sondern mache am Ende alles nur noch schlimmer.«

Da ist es auch schon raus. Doch der erhoffte Applaus dafür, dass ich es einmal in meinem Leben geschafft habe, mich einem Menschen gegenüber zu öffnen, bleibt aus. Enttäuschend.

Eine Weile herrscht Schweigen zwischen uns, während wir zuerst am Ulster Museum vorbeilaufen und anschließend am Hauptcampus, der um diese Zeit vollkommen verlassen daliegt.

»Ich verstehe, was du meinst«, erwidert sie schließlich. »Aber ich glaube, du schätzt mich da ein bisschen falsch ein. Ich weiß nicht, wie viel Roisin oder Toast dir gesagt haben. Aber ich habe schon seit einer ganzen Weile Probleme und weiß inzwischen einigermaßen, wie ich damit umgehen soll – und das kann ich am besten allein. Ich meine damit nicht, dass Freunde nicht helfen können, aber ich würde mich nie mit jemandem anfreunden – geschweige denn jemanden daten – und dann erwarten, dass sie mein kaputtes Gehirn heilen.«

»Oh …« Ich merke langsam, wie schlecht ich damit zurechtkomme, wenn die Leute derart direkt zu mir sind. Mehr bringe ich nämlich nicht zustande. *Oh*, und die unangenehme Feststellung, dass ich völlig umsonst Panik geschoben habe. Sofern Ruth mir das nicht nur sagt, damit ich mir eben keine Sorgen mache … ach fuck.

Ehe ich noch mehr herausbringe, erreicht mich eine weitere Nachricht auf dem Handy und lässt mich so erschrocken zusammenfahren, dass ich sogar kurz stehen bleibe. Fragend schaut Ruth mich an, als mein Blick aufs Display fällt. Meine Hoffnung, es könnte nur eine weitere Bestellung sein, verpufft sofort, als ich den Absender erkenne.

Na, wie ist die Party? Vermisse dich … Willst du später noch vorbeikommen? xx

Ein entnervter Seufzer huscht über meine Lippen. Sunny hat freundlicherweise auch ein Bild angehängt, das durchaus Raum für Ideen lässt für den Fall, dass ich später doch noch bei ihr vorbeischaue.

»Deine Freundin?« Ich kann Ruth die Neugier nicht einmal übel nehmen. Das offenherzige Foto, das Sunny mir gesendet hat, nimmt kurzzeitig meinen gesamten Bildschirm ein – unmöglich zu übersehen. Zur Antwort schüttele ich resigniert den Kopf.

»Mein Tinder-Date ...«

Ruhelos nehme ich den Weg wieder auf.

»Dasselbe wie neulich?«

»Aye ...«

»Widerspricht das nicht irgendwie dem, wofür Tinder gemacht ist?«

»Tut es ... aber sag das mal ihr.«

Missmutig stecke ich das Handy wieder weg, während wir den Campus hinter uns lassen. Die Zerrissenheit in meinem Inneren ist plötzlich wieder zurück. Einerseits will ich Sunny nicht weiter dazu ermutigen zu denken, dass sie doch mehr ist als ein One-Night-Stand – auf der anderen Seite begrüße ich die Gelegenheit, heute Nacht nicht noch zwei Stunden nach Hause laufen zu müssen – und natürlich auch andere Vorzüge.

»Ich verstehe einfach nicht, wieso sie so klammern muss.« Mein Mund funktioniert schneller als mein Verstand.

»Hast du ihr nicht dieselbe Ansprache gehalten wie mir?«, bohrt Ruth amüsiert nach.

»Ruth. Ich bitte dich. Ich hab sie auf Tinder kennengelernt. Nicht zu klammern steht quasi in den AGBs.«

»Weiß sie das auch?«

Ein erneutes Seufzen. »Sollte sie. Ich hab ihr schon mehr als einmal gesagt, dass ich kein Beziehungsmensch bin und keine Lust auf irgendwelche Verpflichtungen habe.«

»Und sie?«

»Sagt, sie versteht das vollkommen, aber ...«

» ... hofft wahrscheinlich, dass sie die eine Frau ist, die dein Herz erweichen und einen anderen Menschen aus dir machen kann.«

Erneut bleibe ich stehen und werfe meiner Begleitung einen skeptischen Blick zu. »Was wird das hier, Samwise? Wieso horchst du mich aus?«

»*Du* hast damit angefangen, dich darüber zu beschweren, dass deine Flamme klammert«, informiert sie mich.

Natürlich hat sie recht … Unschlüssig wedele ich mit den Händen und lasse meinen Blick über die Umgebung schweifen. Wir befinden uns auf Höhe der Crescent Church. Noch immer fünf Minuten vom KFC entfernt, doch wegen der Nähe zum Lavery's Pub sind hier einige Fußgänger unterwegs. Keiner davon scheint mich zu beachten, wie ich mühsam um Worte ringe, während Ruth mich nur mit diesem feinen Lächeln bemisst.

»Ich verstehe es nicht … Ist es so schwer, einfach Spaß zu haben, ohne dass es darauf hinausläuft, dass man am Ende vorm Altar steht?«

»Ich würde sagen, es kommt ganz drauf an, mit wem du es zu tun hast«, erwidert sie schulterzuckend, als wäre die Antwort auf meine Frage derart einfach. »Ich persönlich bin auch nicht besonders heiß auf den Altar.«

Für einen Moment stocke ich, als hätte jemand in meinem Gehirn das Licht ausgeknipst. Fassungslos mustere ich Ruth, wie sie da vor mir steht, noch immer lächelnd, noch immer aufrichtig und mit einem fast schon herausfordernden Funkeln im Blick. Mein Herz macht einen Satz, meine Lippen bewegen sich zu schnell.

»War das ein Wink mit dem Zaunpfahl?«

Sie zuckt mit den Schultern. »Ich sage nur, was ich denke, und kann gut verstehen, dass du keine Lust auf eine Beziehung oder *tiefere Gefühle* hast.« Bei den letzten Worten zeichnet sie Anführungsstriche mit ihren Fingern in die Luft.

»Und du?« Was rede ich da? »Wie stehst du dazu?«

»Wie gesagt, ich hab momentan andere Sorgen als eine Beziehung. Aber ich bin keine sechzehn mehr und weiß, dass Sex auch dann Spaß macht, wenn nichts Emotionales dahintersteckt.«

Ihre Worte erreichen meinen Kopf und hallen dort als Endlosecho wider, während ich sie nur weiter anstarren kann. Ich betrachte ihr Gesicht, das spitze Kinn, die großen Augen und das Lächeln, das ihre perfekten Zähne entblößt. Ihre Worte von vorhin dringen wieder in mein Gedächtnis. *Und ich würde lügen, wenn ich behaupte, du seist unattraktiv.*

Das Kompliment kann ich nur erwidern. Sie ist attraktiv, hübsch, und unter Umständen habe ich mir das ein oder andere Mal vorgestellt, wie es wäre, wenn ... *Stopp.*

»Wollen wir weiter?« Ihre Frage klingt, als käme sie aus einer anderen Dimension zu mir.

Soll es wirklich derart einfach sein? Ja, macht Ruth mir gerade regelrecht ein Angebot? Sex, aber ohne die Verpflichtungen oder nerviges Klammern?

»Dominic?«

Ich weiß nicht, was mich eher aus den Gedanken reißt. Der Klang meines Namens oder doch die Feststellung, wie nah ich ihr gerade bin. Nah genug jedenfalls, dass ich den schwarzen Glitter erkennen kann, der ihre Augenlider bedeckt, und ihr süßliches Parfüm mir in die Nase dringt.

»Samwise«, beginne ich meinen Satz vorsichtig. »Angenommen, du meinst das, was du da eben von dir gegeben hast, wirklich ernst ... glaubst du echt, es wäre so einfach? Spaß ohne Verpflichtungen – wie bei *Destiny*?«

Überrascht lacht sie auf. »Vergleichst du gerade eine Freundschaft Plus mit Onlinespielen?«

»Es passt doch ... Du findest jemanden, mit dem du ein paar

Raids machst, ihr habt Spaß, und wenn ihr fertig seid, machst du den Rechner aus und kümmerst dich um deinen eigenen Kram.«

Augenverdrehend wendet sie sich zum Gehen, doch wieder schließt sich meine Hand reflexartig um ihren Unterarm, um sie aufzuhalten. Dabei leistet sie wie vorhin schon keinen Widerstand, als ich sie näher zu mir ziehe und ihr in die klaren grauen Augen blicke.

»Also Sex, aber keine Verpflichtungen?«

»Machst du mir gerade ein Angebot, Dominic?« Ihr Gesicht ist meinem so nahe, dass ihr Atem meine Lippen streift und mein Denken lahmlegt.

Tue ich das?

»Hast du es nicht eben selbst angeboten?«

Das Grinsen, das sie aufsetzt, sorgt fast dafür, dass ich ihr keine Gelegenheit mehr zum Antworten gegeben hätte. Ich weiß nicht, was es ist, das mich gerade so an ihr anzieht. Ist es ihr Aussehen? Die Tatsache, dass sie ihr Herz heute buchstäblich auf der Zunge trägt? Oder dass sie mir genau das verspricht, was ich so gern hätte?

»Ich habe nur gesagt, dass ich kein Problem damit habe, Sex und Liebe voneinander zu trennen. Und dass ich dich vielleicht oder vielleicht auch nicht ganz attraktiv finde.«

»Vielleicht oder vielleicht auch nicht?«

Ich hebe amüsiert die Brauen und beuge mich noch ein weiteres Stück nach vorne. Wie von allein wandern meine Hände um ihre Taille herum.

Sie zuckt mit den Schultern, bleibt unverbindlich, als wollte sie selbst sehen, wie weit ich bei diesem Spiel gehe.

Doch wenn ich ehrlich bin, kann ich jetzt nicht mehr auf die Bremse treten, geschweige denn den Rückwärtsgang einlegen. So viel zu »Abstand halten und ignorieren«. Ein dunkler Nebel wabert um meine Vernunft, als hätte Ruths Anwesenheit heute Abend mich mit einem Zauber belegt.

Mit einem Mal sind ihre schmalen blassen Finger zwischen unseren Lippen. Ihr Blick ist ernst, wie auch ihre Worte. »Ich will dich zu nichts zwingen, worauf du keine Lust hast, Dominic«, erklärt sie raunend. »Es ist nur ein Vorschlag, der uns vielleicht beiden ganz gelegen kommt.«

»Und inwiefern kommt der Vorschlag *dir* gelegen?«

Die Vorteile für mich sind mir klar, doch wie sieht das bei ihr aus? Meint sie ihre Worte wirklich so, wie sie sie gesagt hat? Will sie das? Oder hat sie nicht doch am Ende dieselben Hintergedanken wie Sunny auch?

Ihre Finger wandern über mein Gesicht zu meinem Nacken und vergraben sich dort in meinen Haare. Dabei verziehen sich ihre Lippen zu einem Lächeln, das ich beinahe spüren kann. Jedes einzelne ihrer Worte ist mit einem Mal ein verführerischer Hauch auf meiner Haut.

»Vielleicht oder vielleicht auch nicht habe ich den Kuss letztens ja auch ein bisschen genossen.«

»Du musst schon etwas konkreter werden«, flüstere ich zurück, wohl wissend, dass wir immer noch auf offener Straße stehen und uns dabei so nah sind wie nie zuvor. »Mit einem *vielleicht* kann ich nicht arbeiten.«

Die Antwort bleibt aus. Stattdessen stellt sie sich nur auf die Zehenspitzen und überwindet auch den letzten Abstand zwischen uns.

Ruth

»Willst du nicht antworten?«, fragt Dominic mich mit einem Unschuldslächeln, das so gar nicht zu dem passen will, was wir im Begriff sind zu besprechen.

Mein Handy liegt neben mir auf der Arbeitsplatte, und fast im Sekundentakt leuchtet das Display auf, als eine weitere knappe Nachricht von Roisin mich erreicht. Im Grunde ist der Inhalt überall gleich.

Du hast was?!

Meine Taktik ist einfach, nämlich ihr in erster Linie so wenig Information und Kontext wie nur irgend möglich zu geben, gleichzeitig aber genug, um mich vor ihren Kommentaren – oder schlimmer noch einem spontanen Besuch in meiner Wohnung zu bewahren. Alles, was sie weiß, ist, dass ich Dominic heute bei mir übernachten lasse, weil es auf der Party ziemlich spät geworden ist und er keine Bahn nach Hause mehr bekommt. Dass da möglicherweise mehr dahintersteckt, habe ich mit keinem Wort erwähnt. Und das möchte ich auch so lange wie möglich beibehalten. Zumindest bis ich selbst verstehe, was genau ich da gerade tue.

Ihm das Angebot für eine Friends-with-Benefits-Vereinbarung zu unterbreiten war eine spontane Idee, geboren aus seinem Frust über sein Tinder-Date, meiner viel zu großen Klappe und der Tatsache, dass ich ... ja was? Etwas Abwechslung in meinem Leben brauche? Sex sicher die Lösung all meiner Probleme ist?

So genau weiß ich das nicht. Nur jetzt sitze ich Dominic hier, in meiner viel zu engen Küche, gegenüber und bin zwischen Vernunft und einer gewissen Yolo-Einstellung hin- und hergerissen.

Ich stelle mein iPhone auf lautlos, um mein Gewissen in Form von Roisin abzustellen und mich stattdessen ganz auf Dominic zu konzentrieren. Ruhig betrachte ich ihn dabei, wie er an seiner

Dose Red Bull nippt, während er mich über deren Rand hinweg mustert. Im schwachen Licht der Küchenlampe wirken seine Augen dunkler, und seine hohen Wangenknochen werfen markante Schatten auf seine blasse Haut.

Ein nicht unbedeutender Teil von mir will endlich da anknüpfen, wo wir vor unserem Besuch bei KFC aufgehört haben. Aber mir ist klar, dass ich nichts überstürzen sollte. Zumindest nicht mehr als ohnehin schon.

»Ich glaube, wir müssen ein paar Sachen klären«, bestimme ich und bin überrascht, dass meine Stimme selbstbewusst klingt, obwohl der feine Schweißfilm auf meinen Handflächen etwas anderes suggeriert.

Mit einem Nicken stellt Dominic seine Dose ab. So wie er da steht, lässig gegen meine Küchenzeile gelehnt und kaum eine Armeslänge von mir entfernt, nehme ich ihn zum ersten Mal so wahr, wie ich es mir bisher verkniffen habe. Die Art, wie das schlichte schwarze Shirt über seinen flachen Bauch fällt, sein intensiver Geruch, die Sehnen, die an seinem Hals hervortreten, wenn er so wie jetzt den Kopf kreisen lässt.

Gott. Bis jetzt ist mir nie klar gewesen, wie attraktiv ich ihn *wirklich* finde. Unruhig rücke ich auf der Arbeitsplatte hin und her, auf der ich sonst immer sitze, wenn ich abends darauf warte, dass meine Mikrowelle mich mit Essen versorgt. So müsste Dominic nur einen Schritt nach vorne machen und …

»Bist du dir sicher, dass du das alles ernst meinst, Samwise?«, fragt er mit einer Aufrichtigkeit in seiner Stimme, die ich von ihm nicht kenne. »Ich hab kein Problem damit, wenn du es dir noch mal anders überlegst oder wenn dir das zu viel wird.«

Ich schüttele den Kopf. Tatsächlich ist es nicht das erste Mal, dass ich mich auf eine Vereinbarung wie diese hier einlasse. Wobei es in der Vergangenheit nie ein klärendes Gespräch dazu gab, sondern ich einfach in die Situation reingerutscht bin. Für Männer war ich schon immer der Kumpeltyp. Jemand, mit dem sie einen draufmachen können oder über Videospiele diskutieren. Ich kann mir nicht erklären, wieso es in den meisten Fällen nie zu mehr gereicht hat außer einer Freundschaft mit Extras, aber ehrlich gesagt mag ich das Konzept. Die Unverbindlichkeit, die damit einhergeht. Und ich habe mich so gut wie nie in der Position gesehen, dass ich irgendwann dachte, ich will *mehr*. Genau genommen ist mir das nur ein einziges Mal passiert …

Ich kneife die Augen zusammen, um den lästigen Gedanken loszuwerden, und ringe mir ein Lächeln ab. Was Dominic wohl von mir denken mag? Welche Sticker bekomme ich jetzt?

»Glaub mir, mir wird das nicht zu viel«, erkläre ich vorsichtig und füge dann hinzu: »Es wäre nicht das erste Mal.«

Überrascht hebt er die Augenbrauen, was mich zum Kichern bringt.

»Was, passt das nicht in deine bunten Sticker?«

»Nicht ganz, sorry. Als ich mich vorhin auf den Weg zu Toast gemacht hab, hätte ich nicht damit gerechnet, dass ich den Abend in deiner Küche ausklingen lassen werde.«

»Wir müssen nicht zwangsläufig in der Küche bleiben …« Ich beiße mir auf die Unterlippe. Böse, lüsterne Ruth. Doch Dominic schmunzelt nur. Ob aus Überforderung oder weil ihm meine direkte Art tatsächlich gefällt, kann ich schwer sagen. Allerdings tendiere ich eher zu Letzterem, als er einen Schritt auf mich zu macht. Seine Hände landen beidseitig neben mir auf der Küchenzeile, sodass ich zwischen seinen Armen wie in der Falle sitze. Dabei würde ich nicht einmal im Traum daran denken, mich ihm jetzt zu entziehen.

»Also Ruth …« Während er spricht, streift sein warmer Atem mein Gesicht. Die Nähe zu ihm lässt mein Denken gefährlich langsam werden, und ich frage mich, ob es ihm genauso geht. Ob er mich genauso sehr will wie ich ihn gerade. »Du meinst es also absolut ernst?«

»Ja.« Sein Blick nagelt mich förmlich fest. Wieder stelle ich fest, wie grün seine Augen sind, wenn man sie nur aus der Nähe betrachtet. Grün mit einem grauen Schimmer, wie Tannen an einem kalten Wintertag. Mühsam schlucke ich den Kloß in meinem Hals runter.

»Und du hoffst nicht im Stillen, einen besseren Menschen aus mir zu machen oder irgendwelche Gefühle in mir zu wecken.«

»Nein.«

»Gut. Das würde auch nicht funktionieren.«

Ist auch nicht mein Plan – jetzt gerade habe ich da nämlich einen ganz anderen.

»Keine Gefühle«, betone ich noch einmal. »Wir sind nur Freunde.«

Er nickt. »Gut. Mir wäre es außerdem ganz recht, wenn wir das für uns behalten. Das Letzte, was ich will, ist, Toast an der Backe zu haben, der mich bekehren will oder so.«

»Vollkommen okay für mich«, kommt die Bestätigung von mir. Ich kann durchaus auch ohne Roisins belehrenden Ton leben, wenn sie mitbekommt, dass ich mich schon wieder in so eine Situation gebracht hab. »Sonst noch was?«

Dominic grinst anzüglich. Der Intensität seines Blickes kann ich mich nicht mehr entziehen. »Irgendwelche Vorlieben, über die ich Bescheid wissen müsste?«

Endlich löse ich mich aus meiner Starre, um meine Hände in seinem Nacken zu verschränken. »Wieso findest du es nicht raus?«

Und damit wird jedes weitere Wort überflüssig. Ich weiß nicht, wer letzten Endes die noch fehlenden Millimeter zwischen uns überwindet, aber zum ersten Mal küssen wir uns ohne jegliche Zurückhaltung.

Plötzlich steht mein ganzer Körper unter Strom. Das, was ich zuvor nur als leichtes Prickeln gespürt habe, scheint nun jede meiner Zellen erfasst zu haben. Ich denke nicht mehr an Roisins mögliche Vorwürfe, Konsequenzen oder auch darüber nach, dass das hier eine ganz miese Idee sein könnte, sondern lasse mich fallen.

Begierig drängen sich Dominics Lippen gegen meine, und als seine Zunge sie streift, öffne ich meinen Mund nur zu bereitwillig. Unterdessen gehen meine Hände auf Wanderschaft, vergraben sich erst in seinem dichten dunklen Haar und gleiten schließlich über die scharfe Linie seines Kiefers, seinen Oberkörper hinab hinunter zum Saum seines Shirts. Als meine Finger sich darunterschieben und seine Bauchmuskeln ertasten, kann ich spüren, wie er lächelt.

»So ungeduldig?«, raunt er leise, während sein Mund von meinem ablässt und stattdessen erst zu meinem Ohr und dann hinab zu meiner Halsbeuge wandert. Ein Schaudern durchfährt meinen Körper, während ein lautloses Stöhnen meinen Lippen entweicht, als er diese eine empfindliche Stelle berührt. Bevor ich jedoch etwas erwidern kann, schließt er die Arme um mich und hebt mich von der Küchenzeile, als wäre ich eine Feder. Reflexartig schlinge ich die Beine um seine Hüften, während meine Lippen wieder auf seine treffen.

Nur am Rande bekomme ich mit, wie wir die Küche hinter uns lassen, doch als wir mitten auf dem Flur stehen, hält er plötzlich inne. Sein Blick findet meinen, fragend hebt er die Brauen, und ich weiß auch ohne Worte, was er wissen will.

»Diese hier«, mit dem Kinn deute ich in Richtung Schlafzimmertür. Anstatt jedoch die Klinke zu drücken und mich dann sanft über die Schwelle zu tragen, spüre ich nur noch, wie er mich mit seinem Körper gegen das kühle Holz drückt und wir uns erneut in einem innigen Kuss wiederfinden. Dominics Hände gleiten von meinem Po zu meinen Oberschenkeln, während er seine Hüften gegen mich presst. Falls ich irgendwann daran gezweifelt haben sollte, ob er mich ebenso sehr will wie ich ihn – ist davon jetzt nichts mehr übrig. Ich kann mehr als deutlich spüren, dass es ihm genauso geht.

Seine Finger bewegen sich wieder nach oben, gleiten unter mein Shirt, das er langsam nach oben schiebt. Auf einmal sind seine Lippen nicht mehr auf meinen, sondern hinterlassen eine heiße, prickelnde Linie auf meiner nackten Haut. Achtlos landet mein Shirt auf dem Boden, mein BH folgt nur wenige Sekunden später, und das, obwohl wir es nicht einmal bis ins Schlafzimmer geschafft haben.

Immer gieriger presst sich Dominic gegen mich, und alles, woran ich denken kann, ist, wie sehr ich ihn gerade will. Mein Inneres zieht sich vor Hitze und Verlangen zusammen, doch alles, was ich von mir geben kann, ist ein gehauchtes Seufzen, als die Spur seiner Küsse ihren Weg zu meinen Nippeln findet. Als wüsste er genau, welche Knöpfe er bei mir drücken muss. Aber ich war schon immer empfindlich.

»Es ist noch nicht zu spät, es dir noch mal anders zu überlegen.« Ich habe nicht einmal mitbekommen, dass er den Kopf wieder gehoben hat. Seine Lippen sind meinen so nahe, dass ich die Ironie in seinen Worten beinahe schmecken kann.

Grinsend blicke ich an uns herab. Ich bereits oben ohne gegen die Tür meines Schlafzimmers gedrückt. Er mit sichtbar gierigem Blick und einer nicht zu leugnenden Beule in seiner Hose.

»Tut mir leid, dass ich dir das so sagen muss«, erwidere ich, »aber ich glaube, es ist doch *ein bisschen* zu spät dafür.«

»Sicher?«

»Ich will dich, Dominic«, hauche ich gegen seine Lippen und beobachte mit Genugtuung, wie seine Pupillen sich auf meine Worte hin weiten. »Nur bevorzugt nicht auf dem kalten Flur.«

»Schade.«

Ich verziehe den Mund. »Vielleicht ein andermal.«

»Okay.«

Er umfasst mit einer Hand wieder meinen Hintern und öffnet endlich mit der anderen die Tür zu meinem Schlafzimmer und trägt mich hinein.

»Sekunde.« Ich winde mich aus seinem Klammergriff, um die LED-Beleuchtung über meinem Bett anzumachen, und fange amüsiert seinen Blick ein, als er den Raum unter die Lupe nimmt.

»Irgendwie hätte ich ja mit Lichtschwertern an der Wand oder so gerechnet«, erklärt er und tritt auf mich zu.

»Ich bitte dich. Die sind noch bei meiner Mum in Edinburgh.«

Sein Lächeln bringt mein Herz zum Flattern, doch dann keimt etwas Dunkleres in seinen Augen auf, die sich nun ganz auf mich fokussieren. Die Spannung zwischen uns scheint greifbar, wartet nur darauf, sich endlich zu entladen. Doch es wäre zu einfach, mich jetzt von ihm aufs Bett verfrachten zu lassen. Als er seine Hände auf meine Schultern legt, um genau das zu tun, weiche ich ein Stück zurück.

Jetzt bin ich am Zug.

Ich kann in seinem Gesicht sehen, wie sehr er es will. Wie sehr er *mich* will. Doch mit einem Mal lasse ich mir Zeit. Verführerisch hauche ich ihm einen Kuss auf die Lippen, während meine Hände erneut unter sein Shirt wandern und es langsam nach oben schieben, bis Dominic sich seiner selbst entledigt. Meine Finger folgen den Linien seiner definierten Bauchmuskulatur. Erst hinauf zu seiner glatten Brust, dann wieder tiefer ... und tiefer. Am Bund seiner Hose halte ich inne und sehe ihm ins Gesicht.

Noch immer ist das Grinsen auf seinen Lippen, doch inzwischen bröckelt seine coole Fassade.

»Bist du dir sicher?«, frage ich, gebe ihm aber nicht mehr Gelegenheit, mir zu antworten. Ich stelle mich auf die Zehenspitzen, um ihn erneut zu küssen, während ich geschickt seine Hose öffne und meine Hand unter den rauen Stoff seiner Jeans gleiten lasse. Ein erregter Atemzug verlässt Dominics Lippen, als meine Finger noch etwas tiefer rutschen, während er sich selbst nun daranmacht, seine Hose loszuwerden. Obwohl ich dieses langsame Spielchen mag, merke ich allmählich, wie auch ich die Geduld verliere.

Rasch schiebe ich seine Shorts hinunter, bevor ich mich auch von meinen übrigen Klamotten verabschiede und Dominic vorsichtig, aber bestimmt aufs Bett drücke.

Bereitwillig lässt er zu, dass ich die Kontrolle übernehme, seinen nackten Oberkörper mit Küssen bedecke und dabei langsam wieder nach unten wandere. Seine Hände legen sich um meinen Kopf, je tiefer ich gelange. Ganz unauffällig dirigiert er mich so in die richtige Richtung, und dieses Mal will ich ihm den Gefallen tun. Meine Hand schließt sich um seinen harten Schaft, während ich meine Zunge genüsslich über seine Spitze gleiten lasse.

Eine Weile genieße ich dieses Spiel, necke ihn mit meinen Berührungen, während ich auf das zustimmende Stöhnen höre, das Dominic von sich gibt. Doch dann halte ich es nicht mehr aus.

Ich lasse von ihm ab, was mir ein unwilliges Raunen beschert, jedoch nur, bis er das Kondom sieht, das ich aus meinem Nachttisch zutage fördere.

»Hast du das etwa alles geplant?«, fragt er amüsiert.

Ich zwinkere, als ich die Packung aufreiße. »Ich bin nur gern vorbereitet.«

Mit einem Mal holt Dominic sich die Kontrolle zurück. Er nimmt mir das Kondom aus der Hand und zieht es sich selbst über. Plötzlich bin ich unter ihm. Ich kichere fast. Soll mir nur recht sein. Bereitwillig öffne ich die Beine und lasse zu, dass er sich zwischen ihnen platziert.

»Es ist noch nicht zu spät, deine Meinung zu ändern«, flüstere ich ihm zu, dabei wissen wir beide, dass wir diese Ausfahrt schon lange verpasst haben.

Doch statt einer Antwort haucht er mir einen Kuss auf die Lippen, bevor er endlich das tut, wonach ich mich die ganze Zeit schon gesehnt habe, und in mich hineingleitet.

Marigold

Dominic

Ich weiß nicht, wie, aber ich wache erst am späten Vormittag auf. Normalerweise bin ich kein Mensch, der sich nach dem Sex sofort verpisst, doch es passiert nur sehr selten, dass ich nicht schon ein paar Stunden später auf den Beinen bin und mich in aller Seelenruhe aus der Wohnung schleiche.

Als ich die Augen aufschlage, ist das Bett neben mir leer, und Ruth sitzt über ihren Laptop gebeugt an ihrem Schreibtisch. Selbst auf die Distanz kann ich erkennen, dass sie die PowerPoint-Präsentation irgendeiner Vorlesung offen hat, während sie sich dazu kunterbunte Notizen macht. Mit einem unterdrückten Seufzen wende ich mich ab.

Ruths Zimmer ist klein, aber überraschend gemütlich. Das viel zu bequeme Doppelbett nimmt einen Großteil der Fläche ein. Dennoch findet sich hier außerdem Platz für einen Schreibtisch, einen Kleiderschrank und ein extra Regal nur für Schuhe. Während die Wände in einem dunklen Blau gestrichen sind, befinden sich auf dem Boden alte Holzdielen, die leise knarzen, als Ruth ihr Gewicht auf dem Stuhl verlagert. Dazu liegt der Geruch von schwarzem Tee und Karamell in der Luft.

Eine Weile starre ich nur teilnahmslos vor mich hin und versuche mich an diese neue Situation zu akklimatisieren. Ich brauche mir nicht einreden, dass ich keine Ahnung habe, wie ich hier gelandet bin, denn Tatsache ist: Ich weiß es noch sehr genau. Angefangen bei meiner hilflosen Erklärung für mein Verhalten über Ruths (oder mein?) Angebot bis zu dem Moment, in dem wir uns von der Party verabschiedet haben und zu ihr gegangen sind. Jeder einzelne Augenblick des letzten Abends läuft gestochen scharf vor meinem inneren Auge ab. Als ich zum letzten Teil komme, huscht ein Grinsen über mein Gesicht.

Einerseits will ich mir einreden, dass alles schon seine Richtigkeit hat. Andererseits bin ich noch immer verunsichert, was ich von alledem halten soll.

Mein Blick geht wieder zu Ruth, und sofort bildet sich ein Kloß in meinem Hals. Die Reue erwischt mich so plötzlich, dass ich am liebsten das Gesicht im Kissen vergraben hätte. Doch meine Kommilitonin sitzt einfach nur über ihre Unterlagen gebeugt da, als wäre es das Normalste der Welt, dass ich hier bin. In meinem Kopf poppt die Stickerfrage wieder auf. Aber inzwischen bin ich in der Hinsicht in einer vollkommenen Sackgasse gelandet.

Anfangs hätte ich sie noch als schüchtern und verschlossen bezeichnet – vielleicht sogar prüde. Tja, so viel dazu. Egal, welches Etikett ich auch versuche ihr aufzudrücken, mittlerweile wollen sie alle nicht kleben bleiben. Die Gewissenhaftigkeit, mit der sie an einem Sonntagmorgen ihre Vorlesungen aufarbeitet, passt so gar nicht zur fast schon vollkommenen Unbekümmertheit, mit der sie mir gestern erklärt hat, dass sie offen gegenüber einer Freundschaft mit Extras sei.

»In der Küche habe ich Tee und Instantkaffee, falls du Lust hast«, richtet sie auf einmal das Wort an mich, ohne auch nur eine

Sekunde aufzusehen. »Oder du kannst dir unten bei Starbucks was holen.«

Erst blinzele ich überrascht, ehe ich mich zusammenreiße. Ich muss endlich anfangen, nicht jede einzelne ihrer Handlungen und Aussagen zu hinterfragen. »Hat es irgendeinen bestimmten Grund, wieso du ausgerechnet über einem Starbucks wohnst? Ist das ein neues Level von Basic White Girl, von dem alle bisher dachten, es sei unmöglich, es zu erreichen?«

Mir ist selbst klar, wie lahm dieser Spruch ist. Aber da ich eben erst aufgewacht bin, funktioniert mein Gehirn nur schleppend. Vor allem in Anbetracht dessen, was es sonst noch so zu verarbeiten hat.

»Meine Mum hat die Wohnung organisiert«, erwidert Ruth knapp. »Aber ich werde mich nicht darüber beschweren.«

Noch immer hebt sie den Blick nicht von ihren Unterlagen, als wäre sie ganz vertieft in das, was aus der Distanz aussieht wie Differenzialgleichungen. Allein bei dem Gedanken daran erschaudere ich und mache mich stattdessen daran, mir meine Klamotten zusammenzusuchen.

»Seit wann bist du wach?«, frage ich Ruth vorsichtig.

»Zu lange …« Ein Seufzen. »Ich habe nicht wirklich viel geschlafen.«

»Sorry.«

»Nicht deinetwegen. Schlaf und ich, das ist nur so eine Sache. Aber ich bin's gewohnt.«

Ihr Tonfall klingt so übertrieben beiläufig, dass mir automatisch klar wird, dass es mehr sein muss als *nur so eine Sache*. Aber ich hüte mich, weiter zu bohren, und ziehe stattdessen meinen Pullover vom Vortag über, der nach der langen Nacht eine nicht ganz appetitliche Mischung aus Schweiß und Alkohol verströmt.

Danach bleibe ich etwas unschlüssig im Zimmer stehen, weil

mein Gehirn einfach nicht auf solch eine Situation vorbereitet ist. Mit einem Quietschen ihres Stuhls wendet sich Ruth zu mir um. Schon auf den ersten Blick sehe ich ihr an, wie wenig sie wirklich geschlafen hat. Die dunklen Ringe unter ihren Augen lassen deren hellgraue Farbe geradezu hervorstechen, und ihre kurzen bunten Haare sind ein einziges Vogelnest. Dennoch lächelt sie, was mich kurz stocken lässt.

»Du kannst dich auch am Kühlschrank bedienen«, informiert sie mich. »Oder du verschwindest einfach so. Ich kann auch wegsehen oder mich schlafend stellen, wenn du dich dabei wohler fühlst.«

»Bitte?!«

Sie zwinkert, aber mir ist selbst klar, wie überfordert ich gerade aussehen muss. Bin ich wirklich derart leicht zu durchschauen?

»Falls du dich an unsere Abmachung erinnerst«, erklärt sie dann etwas ernster. »Du bist weder mein Gefangener noch sonst in irgendeiner Weise verpflichtet, zum Frühstück zu bleiben oder mir Gesellschaft zu leisten. Außer du bestehst drauf.«

»Sorry«, erwidere ich etwas hilflos. »Ich versuche, nur damit klarzukommen, dass du eine Frau bist und trotzdem derart ungezwungen.«

»Sehr sexistisch«, informiert sie mich, allerdings ohne einen allzu großen Vorwurf in ihrer Stimme. »Also Frühstück oder nicht?«

»Eher nicht«, erkläre ich knapp und warte darauf, so etwas wie Enttäuschung auf ihrem Gesicht zu sehen. Doch Ruth zuckt nur unbeeindruckt mit den Schultern und wendet sich wieder ihren Notizen zu.

»Okay. Dann wohl bis später «, sagt sie.

Und das war's.

Erledigt.

Einfach so verlasse ich ihr Haus. Ohne schlechtes Gewissen. Ohne Klammerängste. Nur mit einem mulmigen Gefühl im Magen, dass das nicht alles sein kann. Dass die Sache irgendeinen Haken haben muss, auf den ich einfach nicht kommen will.

Was, wenn sie doch romantisches Interesse an mir hat?

Was, wenn sie früher oder später romantisches Interesse an mir entwickelt?

Was, wenn irgendein anderer Plan dahintersteckt?

Was auch immer die Antworten auf diese Fragen sind, mit der Möglichkeit, dass Ruth tatsächlich nur Freundschaft und ein bisschen Spaß will, kommt mein Kopf einfach nicht klar. Wie eine durchgestrichene Option bei einem Computerspiel, die nicht zulässt, dass ich einen Goblin-Paladin bei WoW spiele. Ach verdammt.

Zum ersten Mal im Leben spüre ich tatsächlich das Bedürfnis, mit jemandem über die Sache zu reden.

Ruth

»Und du schwörst, dass da nichts gelaufen ist?«

Müde hebe ich den Blick. Es ist Montagnachmittag und das sechste Mal, dass Roisin einen Versuch unternimmt, mich über das Ende von Toasts Geburtstagsparty auszuquetschen. Beziehungsweise das, was danach passiert ist. Meine Antwort bleibt jedoch immer gleich: »Ich habe ihn *nur* bei mir übernachten lassen.«

»Wo genau?«

Endlich blicke ich von meinen Unterlagen auf und sehe meiner besten Freundin ins Gesicht. »Müssen wir das Ganze noch mal durchkauen? Hoffst du, dass ich mir irgendwann in meinen Aussagen widerspreche und dir somit einen Beweis liefere, dass doch etwas passiert ist?«

»Sollte ich darauf denn hoffen?«

»Nein.«

Seufzend wende ich mich wieder meinen Aufgaben zur Quantentheorie zu, kann mich inzwischen aber kaum darauf konzentrieren. Mir ist nicht sonderlich wohl bei dem Gedanken, Roisin anlügen zu müssen, dennoch kann ich nicht verhindern, dass mein Kopf immer wieder zurück zu den Ereignissen von Samstagnacht schwankt.

»Ich mein ja nur. Eben noch hat der Kerl panikartig die Flucht ergriffen, sobald du in der Nähe warst, und auf einmal hat er kein Problem damit, bei dir zu übernachten.«

»Ich hab dir doch gesagt, dass wir das geklärt haben«, informiere ich Roisin. »Er hat zu viel reininterpretiert, ich habe ihm klipp und klar zu verstehen gegeben, dass ich nicht heiß auf ihn bin. Bäm. Thema beendet.«

»Einfach so?«

»Verdammt, Roisin!«

Als ich erneut aufsehe, hebt sie beschwichtigend die Hände. Ihr Lächeln ist entschuldigend, ihr Blick dagegen schon fast besorgt. »Sorry. Ich will nur sichergehen, dass er dich nicht bedrängt hat oder irgendein anderes krummes Ding abzieht.«

»Er ist immer noch nicht der Gott des Schabernacks ... Und ich verspreche dir, alles ist ganz normal und wie vorher auch.«

Na ja ... so gut wie. Tatsächlich habe ich sogar das Gefühl, dass es *besser* läuft als vor dem Missverständnis. Das Körperliche einmal außen vor gelassen, ist auch jede andere Interaktion mit ihm plötzlich angenehm unkompliziert. Als hätte sich der Schalter endgültig umgelegt, nachdem er gestern von mir los ist. Jetzt bekomme ich hin und wieder Memes zugeschickt und ab und zu auch ein Status-Update von wegen *Uni ist langweilig*, was ich mit etwas Small Talk erwidere.

Tatsächlich erreicht mich in diesem Moment eine weitere Nachricht, doch ich unterdrücke das Bedürfnis nachzuschauen, um nicht noch weiter Öl in Roisins Feuer zu gießen.

»Na gut«, gibt diese schließlich klein bei und vertieft sich wieder in ihre Lektüre. Im Gegensatz zu mir nutzt sie die freie Zeit zwischen Vorlesungen nicht, um zu lernen, sondern zieht sich am liebsten mit einem alten Schmöker in eine stille Ecke zurück. Dass sie mir heute dabei ausnahmsweise im C.S.-Lewis-Zimmer Gesellschaft leistet, liegt wahrscheinlich nur an ihrem Inquisitionsprogramm. Mich stört das allerdings wenig, denn nachdem das Thema für sie beendet ist, wird sie still, sodass ich mich wieder meinen so heiß geliebten Beweisen widmen kann.

Viel Zeit bleibt mir dafür nicht. Es vergehen vielleicht zehn, fünfzehn Minuten, als plötzlich Schritte vor dem Saal laut werden. Eine Seltenheit, wenn man bedenkt, dass wir uns im dritten Stock der Bibliothek befinden, der sich sonst nur zu Klausurzeiten füllt.

Als ich dann noch das Quietschen der Schranktür höre, blicke ich auf, direkt in Toasts strahlendes Gesicht.

»Ladys?«

Hinter ihm erkenne ich noch ein paar weitere Gestalten, was meinen Magen einen kurzen Satz machen lässt.

Roisin stößt gespielt empört Luft aus. »Boah, nee, Ruth, die *Nerds* wollen wieder mit uns abhängen.«

Daraufhin wird Toasts Grinsen falls möglich noch breiter. »Meine Gefolgschaft und ich erbitten Unterschlupf vor dem wütenden Sturm.«

Ein Blick nach draußen, und ich verstehe, was er meint. Das

Wetter ist so mies, dass ich vor Regen kaum das nächste Gebäude erkennen kann, doch weil ich seit drei Stunden hier drin sitze, habe ich davon nicht einmal etwas mitbekommen.

»Kommt drauf an, was ihr vorhabt. Ich hoffe, keine *Nerdsachen*.«

Ich glaube, es war im ersten Semester, als Roisin mit diesem Running Gag um die Ecke kam. Von Oliver weiß ich, dass sie zu Schulzeiten immer bei den »coolen Kids« war, doch seit sie an der Uni und vor allem im Debattierclub ist, hat sich ihr Freundeskreis gewandelt. Wahrscheinlich ist es nur ein Ausdruck von Selbstironie, wenn sie Toast und auch manchmal mich damit aufzieht, obwohl sie doch früher diejenige war, die Leuten wie uns das Lunchgeld abgenommen hat.

»Heute steht das Briefing für unsere neue Kampagne an. Wir hätten auch noch Plätze frei.«

»Boah, Toast, hör auf, alles und jeden zu *DnD* einzuladen!« Wenn mich nicht alles täuscht, ist das Holly, die ich im Hintergrund erkenne.

»Ruth, was meinst du?«, fragt mich Roisin mit einem Zwinkern.

Ich blicke hinab auf meine Unterlagen und spiele ernsthaft mit dem Gedanken abzulehnen, weil sie sehr wahrscheinlich den Tisch brauchen, den ich schon wieder fast komplett eingenommen habe. Doch andererseits kann ich mich sowieso nicht auf meine Sachen konzentrieren. Und ich bin neugierig. Also nicke ich.

Toast klatscht aufgeregt in die Hände, während ich beginne, ihm und seiner kleinen Gefolgschaft Platz zu machen. Neben Holly, Ethan und Connor ist auch Dominic mit von der Partie. Ein Kribbeln legt sich in meinen Nacken, als ich ihn im Augenwinkel entdecke. Dabei kann ich nur zu genau Roisins Blick auf mir spüren, die jede noch so kleine Reaktion registriert.

Ich tue ihr den Gefallen nicht, mich irgendwie zu outen, sondern schenke Dominic nur ein kurzes, freundliches Nicken, bevor ich alle meine Stifte wieder einsammele und in meine Tasche werfe. Unwillkürlich erinnere ich mich an unsere letzte Begegnung hier im C.S.-Lewis-Zimmer, als er mich danach gefragt hat, wieso ich meine Notizen mit verschiedenfarbigen Finelinern anfertige. Die Antwort darauf schulde ich ihm noch immer.

»Hast du hier eine Bastelstunde veranstaltet?«, kommentiert Holly den Anblick trocken.

Ich schüttele schweigend den Kopf. Wie oft wir miteinander gesprochen haben, lässt sich an einer Hand abzählen, und auch jetzt habe ich das Gefühl, dass sie sich ungewöhnlich distanziert gibt. Dabei bin ich nicht sicher, ob es an mir liegt oder einfach ihre Art ist.

Kaum habe ich eingepackt, nehmen die anderen auch schon ihre Plätze rund um den riesigen Narnia-Tisch ein. Links von mir Connor, rechts von mir eine skeptisch dreinblickende Roisin und mir gegenüber: Dominic.

Das Kribbeln in meinem Nacken wird stärker. Dabei zerbreche ich mir weniger den Kopf darüber, wie ich mich ihm gegenüber verhalten soll, sondern wie Roisin mein Verhalten auslegen wird. Verdächtigt sie mich mehr, wenn ich ganz normal mit ihm umgehe oder wenn ich ihn ignoriere?

Meine Sorge ist vorerst unbegründet, denn statt mich weiter zu mustern, blickt sie erwartungsvoll in die Runde, in der jeder Papier und Stift oder wie Dominic einen Laptop zückt.

»Also«, sagt Roisin. »Was wird das?«

»Wir starten nächste Woche eine neue *DnD*-Kampagne«, erklärt Ethan. »Das steht für *Dungeons and Dragons* für all die Nichtnerds.«

Auf sein anzügliches Zwinkern zeigt Roisin ihm nur den Mittelfinger. Bisher kenne ich Ethan nur am Rande sowohl von der Convention als auch von den Debatten der Literific Society. Er ist fast so klein wie ich, dabei allerdings bei Weitem charismatischer. Soweit ich weiß, studiert er Theologie – und er datet Holly.

»Ich bin der Dungeon Master, kurz DM«, erklärt Toast nun feierlich. »Das heißt, ich leite die Runde, kenne die Story, die Welt und versuche, euch auf jede nur erdenkliche Weise umzubringen.«

»Klingt nett«, kommentiere ich sarkastisch.

»Wir spielen immer samstags ab nächster Woche, falls ihr zwei es euch überlegen wollt. Heute besprechen wir nur die Kampagne und entwickeln unsere Charaktere.«

»Aha.« Roisin wirkt nur wenig begeistert, während ich sogar neugierig bin. An meiner alten Highschool in Edinburgh gab es einen Club für Tabletop-Spiele, aber damals war ich zu scheu, ihm beizutreten.

Bevor ich mich jedoch weiter auf Toast konzentrieren kann, vibriert mein Handy erneut, dieses Mal schaue ich drauf.

Sorry.

Ein wenig zu schnell geht mein Blick nach oben und trifft dort auf den von Dominic. Jetzt bemerke ich auch die Nachricht, die er mir davor geschrieben hat.

Bist du im C.S.-Lewis-Zimmer?

Anscheinend wollte er sichergehen, dass es nicht zu genau so einer Situation wie dieser kommt. Aber dafür ist es nun zu spät.

»Hab die Nachricht erst jetzt gesehen«, sende ich zurück und schiele zur Sicherheit nach rechts. Doch Roisin interessiert sich gar nicht mehr für mich. Stattdessen ist sie ganz auf Toasts Erklärung fokussiert, was genau ein Pen-&-Paper-Rollenspiel ist und wieso man wie in Dominics Fall nicht zwangsläufig Papier und Stift dazu braucht.

Überlegt Roisin ernsthaft mitzumachen?

Dominics Nachricht lässt mich schmunzeln, denn tatsächlich scheint sie sich mit jeder weiteren Information mehr und mehr für das Thema begeistern zu können. Auch wenn sie nach wie vor das Gegenteil behauptet.

Sieht ganz danach aus. Ich seh sie schon als Hulk Hogan, der Barbar, alles niederwalzen.

Hast du schon mal gespielt?

Nein. Aber ich verbringe zu viel Zeit auf YouTube.

Als ich von meinem Handy aufsehe, bemerke ich, dass Dominic bereits wieder eine Nachricht tippt. Dann jedoch räuspert sich Toast, um die Aufmerksamkeit aller wieder auf sich zu ziehen.

»Also Leute ... was haltet ihr von einer Steampunk-Kampagne?« Seine Stimmlage erinnert ein wenig an einen übermotivierten Ansager auf einem Rummelplatz. Die Stille, die darauf folgt, könnte ironischer nicht sein.

»Dein Ernst?« Holly ist die Erste, die sich zu Wort meldet. »Das macht doch momentan jeder.«

Toast lacht. »Spaß beiseite. Ich wollte nur eure Reaktion sehen. Was ich vorbereitet hab, geht mehr in Richtung H. P. Lovecraft.«

Auf diese Ankündigung folgt zustimmendes Gemurmel sowie eine weitere Nachricht auf meinem Handy.

Bist du auch dabei?

Ich weiß nicht. Ich will mich nicht unbedingt in deinem Freundeskreis festegeln.

Über den Tisch hinweg kann ich sein Schulterzucken sehen. Während er die nächste Nachricht tippt, behält Dominic den Blickkontakt bei.

Ich hab kein Problem damit. Wenn du Lust drauf hast, nur zu. Denk aber dran: Jeden Samstag. Wenn nicht, sucht dich Toasts Geist bis in alle Ewigkeit heim.

Mein Gefühl von vorhin bestätigt sich. *Etwas* hat sich sehr wohl zwischen uns verändert.

Klingt vielversprechend. Ich schau's mir heute an und überleg's mir.

»Okay, Leute. Ich geh gleich den Background mit euch durch, und danach könnt ihr euch an eure Charaktere setzen. Aber dass eins klar ist: *keine Vogelmenschen.*«

Als Dominic darauf antwortet, ist es, das erste Mal, dass er überhaupt etwas zur Konversation beiträgt. »Du willst mich doch verarschen.« Gleichzeitig erreicht mich eine weitere Nachricht von ihm.

Heute Abend schon was vor?

Mauve

Ruth

Am Ende des Tages bin ich zwar mit Lernen im Rückstand, aber immerhin um ein Alter Ego reicher. Moira Nightblade ist der wenig kreative Name einer Halbling-Schurkin, die sich möglicherweise schon bald in eine von H. P. Lovecraft inspirierte und von Toast kreierte Fantasywelt stürzt. Noch immer bin ich unsicher, ob ich wirklich mitmachen soll, doch wenn ich mir Roisins überraschende Begeisterung anschaue, habe ich am Ende wohl keine Wahl.

Wieso fallen mir die guten Namen erst jetzt ein?!

Ich kichere leise, als mich schon wieder eine Nachricht erreicht – die gefühlt hundertste, seit wir zurück in die Vorlesung mussten.

»Sie scheint echt Spaß an der Sache zu haben«, kommentiert Dominic Roisins Beschwerde amüsiert, als ich ihm mein Handy unter die Nase halte. Mein Kopf lehnt an seiner Schulter, während im Fernseher eine Serie auf Netflix läuft, für die ich mich nur mittelmäßig begeistern kann.

»Wer hätte das gedacht?« Ich grinse zufrieden in mich hinein, denn tatsächlich habe *ich* geahnt, dass sie Spaß daran haben könnte, ein paar Stunden die Woche in die Rolle eines Helden zu schlüpfen. Oder in ihrem Fall Steve, der Goliath-Barbar, weil sie unbedingt jemand sein wollte, der ordentlich draufhauen kann. Ich tippe nur ein »Ich bin mir sicher, dass du das noch ändern kannst«, bevor ich das Handy wieder wegpacke.

Es ist seltsam, bei Dominic zu Hause zu sein. Vor allem ohne den watteartigen Nebel aus Emotionen, Alkohol und Kälte. Jetzt nehme ich das enge, dunkle Wohnzimmer viel klarer wahr. Das kühle, abgewetzte Leder des Sofas, der in die Jahre gekommene Fernseher, eine Nintendo Switch und antiquierte Videospiele, die überall im Raum verteilt liegen wie aus einer lang vergessenen Kindheit.

Dominics Wohnung bietet nicht viel, ist karg, leer, doch immerhin hat er sie für sich allein. Allerdings verwundert mich genau das. Es wäre vermutlich billiger, ein Zimmer in einer WG zu mieten als ein komplettes Apartment. Selbst hier im heruntergekommenen East Belfast.

Ich werde mich allerdings hüten, danach zu fragen. Entweder er sagt es mir von sich aus, oder es steckt wirklich nicht mehr dahinter, außer dass er gern seine Ruhe hat. In diesem Punkt stimme ich ganz mit ihm überein.

Erschöpft sinkt mein Kopf wieder gegen seine Schulter, während ich mich auf den Fernseher konzentriere. Oder es zumindest versuche, denn ich bin hundemüde. Mit Schlaf wird es inzwischen immer schwieriger bei mir. Egal, wie ausgelaugt ich bin, ich liege wach bis in die frühen Morgenstunden, und wenn der Wecker klingelt, schaffe ich es kaum noch aus dem Bett.

Neben der fehlenden Routine halten mich jedoch vor allem meine kreisenden Gedanken wach, sobald ich auch nur ein paar Minuten mit mir selbst allein bin. Insofern bin ich dankbar für Dominics Angebot, den Abend bei ihm zu verbringen. Auch wenn ich nicht plane, eine ganze Nacht draus zu machen. Während ich mich an ihn lehne, verharrt sein Arm ungerührt auf der Sofalehne hinter mir.

Eine Weile folgen wir so stumm dem Geschehen in der Serie, bis er sich plötzlich leise räuspert. »Hast du Hunger?«

Mein erster Blick geht zum Fenster hinaus, wo augenscheinlich die Nacht hereingebrochen ist. Um diese Jahreszeit kann das trügerisch sein. Es kommt mir vor, als wäre es schon kurz vor Mitternacht, dabei ist es laut meinem Handy gerade einmal sieben.

»Ein bisschen«, gebe ich zu. »Hast du was da?«

»Müsste nachschauen. Aber ich bezweifle es. Wünsche?«

Ich zucke mit den Schultern. »Ich kann uns was bestellen. Geht auf mich.«

»Na dann. Ich hab Flyer in der Küche ... oder du bestellst online.«

»Ich schau nach, muss eh kurz ins Bad.«

Natürlich biete ich das nicht ganz ohne Hintergedanken an. Denn nun bin ich neugierig auf Dominics Wohnung geworden, weil ich beim letzten Mal zu sehr darum bemüht war, so schnell wie möglich zu verschwinden, statt mich wirklich umzusehen. Doch wenn ich auf irgendwelche Überraschungen oder Offenbarungen gehofft habe, werde ich enttäuscht. Das Badezimmer fällt normal und bis auf die knalltürkisfarbenen Fliesen aus den Achtzigern vollkommen unspektakulär aus. Die Küche liefert ein ähnliches Bild wie das Wohnzimmer. Als wäre Dominic bestens darum bemüht, dem Ort ja keine persönliche Note zu verleihen. Oder es interessiert ihn einfach nicht.

Als ich den Kühlschrank öffne, werde ich von gähnender Leere empfangen. Bis auf ein paar Dosen Pepsi findet sich darin nur eine halb leere Flasche Dr. Pepper und Fertiglasagne für eine Person. Mein Magen grummelt bei dieser Auswahl empört.

Ich lasse meinen Blick über die schlichten Holzschränke gleiten und erinnere mich daran, mir beim letzten Mal vor meinem Aufbruch ein Glas Wasser geholt zu haben. Damals ist es jedoch so dunkel gewesen, dass ich nicht einmal gemerkt habe, dass sich auf der Tapete kleine Marmeladengläschen befinden. Ein freundliches Muster, das so gar nicht zu Dominic passen will.

Enttäuscht darüber, wie wenig auch dieser Raum über ihn aussagt, mache ich mich stattdessen daran, nach den Flyern zu suchen, von denen er gesprochen hat, und komme ins Stocken, als ich die zweite Küchenschublade öffne. *Briefe.*

Altes, teilweise zerknittertes Papier. Dominics Adresse in feiner Handschrift. Der Geruch von Orangen und Tannen. Kein Absender. Stirnrunzelnd lasse ich meinen Blick über den Fund gleiten. Es müssen an die zwei Dutzend sein, alle durcheinander in der Schublade liegend und dabei noch ungeöffnet. Obwohl mich mein Unterbewusstsein warnen will, kann ich nicht verhindern, dass ich die Hand danach ausstrecke. Als meine Fingerspitzen die raue Oberfläche des Papiers berühren, schaudere ich sogar.

Vorsichtig ziehe ich einen der Briefe heraus, um ihn mir genauer anzuschauen. So wird der Geruch, der dem Papier anhaftet, noch intensiver. Irgendein teures Parfüm und ein leichter Hauch von Zigarettenqualm. Ich drehe den Umschlag um, doch auch auf der Rückseite ist kein Absender zu erkennen. Die Briefmarke stammt von hier.

Seltsam.

Mein dämliches Gehirn liefert mir die Idee, dass er vielleicht eine Affäre mit einer älteren, verheirateten Frau haben könnte. Aber das würde nicht passen. Nicht zu Dominic. Nicht zu der Art, wie sein Name auf den Briefen steht – als wäre er ein Zeitreisender aus dem achtzehnten Jahrhundert.

Ich gebe es ungern zu, aber mich juckt es in den Fingern, einen davon zu öffnen. Einfach nur ein klein wenig spicken, um zu schauen, was es damit auf sich hat. Aber ... soll ich das wirklich?

Dominic

Obwohl ich mich nicht gern einladen lasse, begrüße ich die Aussicht, meinen Abend nicht mit kalter Fertiglasagne verbringen zu müssen. Außerdem habe ich schon gefühlte Ewigkeiten nicht mehr liefern lassen, weil mein ganzes Einkommen in andere Belanglosigkeiten geflossen ist. Wie eine Spielkonsole, mit der ich mehr Zeit verbringe als mit anderen Menschen.

Ein zufriedenes Lächeln huscht über meine Lippen, während ich halb abwesend der furchtbaren Serie folge, die Netflix uns empfohlen hat. Wofür Ruth sich wohl entscheidet? Pizza? Chinesisch? Burger? Ich würde auch alles zusammen auf einem Teller nehmen, so hungrig bin ich gerade. Dann kommt mir jedoch ein unangenehmer Einfall.

Ich hab Flyer in der Küche ... oder du bestellst online? Meine eigenen Worte hallen als Echo durch meinen Kopf, und ein Schaudern erfasst mich, noch ehe ich ganz realisiere, was meine indirekte Aufforderung impliziert. Sämtliche Lieferdienstmenüs bewahre ich in einer Schublade in der Küche auf – eingeklemmt unter dem Einsatz mit dem Besteck. Dort, wo man es nicht auf den ersten Blick sieht.

Meine Beine erheben sich von allein, ohne dass ich den Gedanken zu Ende bringe.

Was soll schon passieren? Ruth wühlt sich durch meine Küche und findet was? Ein nach Parfüm miefendes Fach mit Briefen ohne Absender? Und?

Obwohl nichts dabei wäre und ich mögliche Fragen einfach

ignorieren könnte, erfüllt mich die Vorstellung mit Furcht. Als wäre diese Schublade die Büchse der Pandora, die Ruth versehentlich öffnen könnte ... Nur dass das in meinem Fall ziemlich genau zutrifft. Doch statt Dämonen lässt sie eine Vergangenheit frei, mit der mich auseinanderzusetzen ich noch lange nicht bereit bin.

»Alles okay?« Erst Ruths Stimme lässt mich realisieren, dass ich es in die Küche geschafft habe. In meiner Brust tobt mein Herz in einem rasend schnellen Rhythmus. Dennoch fällt es mir viel zu leicht, ein falsches Lächeln aufzusetzen.

Angsthase, weise ich mich innerlich zurecht, als ich die Broschüren in ihrer Hand entdecke. Ich nicke mechanisch, während ich auf sie zugehe. Mein Blick verhakt sich in ihrem.

In ihren Augen versuche ich zu erkennen, ob Ruth etwas gesehen hat. Falls ja, deutet nichts darauf hin. Noch immer ist mein Körper angespannt von der Welle der Panik, aber nun mischt sich auch etwas anderes darunter. Die Erinnerung, wieso ich sie gefragt habe, ob sie noch mit zu mir kommen will.

Mein Gesichtsausdruck muss Bände sprechen, denn als ich mich ihr nähere, bildet sich ein Grinsen auf ihren Lippen. Erwartungsvoll lehnt sie sich gegen die Küchenzeile und legt den Kopf in den Nacken. Was hat diese Frau nur an sich, dass ich in einer Sekunde mit ihr zusammen *Mario Kart* spielen und ihr in der nächsten die Kleider vom Leib reißen will? Fast schwebend überwinde ich die Distanz zwischen uns. Mittlerweile bin ich wie ferngesteuert. Ihre hellen grauen Augen fesseln mich, doch als ich mich gerade zu ihr hinabbeugen will, trifft mein Mund auf Papier.

»Was ist aus *Essen* geworden?«, fragt sie mich voll gespielter Empörung.

Ich blinzele irritiert in das gezeichnete Gesicht eines dicken

Mannes mit Schnauzer und Kochmütze. Cockblock von einer Speisekarte – mal ganz was Neues.

»Sorry. Muss an der Küche liegen.« Ich zwinkere, als ich etwas auf Abstand gehe. Nicht zu viel, aber genug, dass mein Verstand nicht gleich wieder flöten geht.

Ruth kichert. »Was? Findest du Frauen am Herd etwa unwiderstehlich? Dann bist du bei mir an der falschen Adresse.«

»Du weißt, was ich meine.«

»Tu ich das?«

»Samwise«, ich seufze entnervt. »Was willst du essen?«

Sie schürzt die Lippen, als müsste sie genau darüber nachdenken, aber ich durchschaue, was sie eigentlich versucht. Und ich – zumindest mein Körper – falle darauf rein.

»Hm …«

»Ruth … bitte. Sag mir, was du bestellen willst, bevor du am Ende selbst noch als Abendessen herhalten musst.«

»Ist das ein Angebot?«

Langsam lässt sie die Speisekarte sinken, ein Moment, den ich schamlos ausnutze, um mir endlich diesen Kuss zu holen. Ihre Lippen sind angenehm weich und kühl auf meinen. Ich kann spüren, wie Ruth sie zu einem Lächeln verzieht, bevor sie ihre Arme um meinen Hals legt.

Die Versuchung ist groß, sie näher an mich heranzuziehen und auch das letzte bisschen klaren Menschenverstand über Bord zu werfen. Aber für den Moment behalte ich die Kontrolle, bin fast ein bisschen stolz auf mich, als ich mich nach ein paar Sekunden wieder von ihr löse.

»Später«, raune ich ihr ins Ohr und kann spüren, wie sie kurz erzittert, als mein Atem ihren Hals streift. Inzwischen weiß ich, wie empfindlich sie dort ist.

Ich rätsele noch immer, was es ist, das ich derart anziehend an ihr finde, und wieso ich es jetzt auf einmal so intensiv wahrnehme. Ist es nur ihr Äußeres in Verbindung damit, dass wir anscheinend ähnliche Einstellungen zum Thema Beziehungen haben?

Ehe ich mir zu sehr den Kopf darüber zerbrechen kann, nehme ich ihr den Flyer aus der Hand.

»Also. Chinesisch oder Pizza?«

Der Abend vergeht einfach, unkompliziert und dabei so entspannt, dass es mir vorkommt, als würde ich Ruth schon seit Jahren kennen. Auch wenn ich ihre Vorliebe für Frühlingsrollen nicht nachvollziehen kann, genieße ich ihre Gesellschaft. Und das in jeglicher Hinsicht. In ihrer Nähe fällt es mir leicht zu behaupten, ich sei ein ganz normaler Kerl, der zu viel Zeit mit Videospielen verbringt, statt ein Arschloch mit tragischer Vergangenheit.

Genau das macht mir allerdings Sorgen, denn ich will ihr nicht vermitteln, dass es irgendwie anders wäre.

Wenn sie bei mir ist, ist es plötzlich einfach, entspannt und abgelenkt zu sein. Doch kaum fällt die Wohnungstür hinter Ruth ins Schloss, bin ich mit meinen Gedanken allein. Und diese schweifen augenblicklich zu den Briefen in der Schublade. Ich erwische mich dabei, wie ich halb schlafwandelnd in die Küche gehe und das Fach öffne.

Der Geruch von Mums Parfüm bringt mich beinahe um den Verstand. Konzentriert starre ich auf die ungeöffneten Umschläge, doch ich könnte nicht sagen, ob sie anders daliegen als beim letzten Mal, als ich nach ihnen gesehen habe. Falls Ruth sie entdeckt hat, hat sie jedenfalls nichts davon durchblicken lassen.

Mit einem Seufzen schließe ich die Schublade wieder. Doch der Duft bleibt wie Säure in meiner Nase haften, kriecht langsam in meinen Verstand, als wollte er mich betören, der Versuchung nachzugeben. Wie ein Zauber.

Heftig schüttele ich den Kopf, um die Idee loszuwerden. Es ist jetzt wie lange her, seit ich das letzte Mal mit ihr gesprochen habe? Fast juckt es mich in den Fingern herauszufinden, was sie zu sagen hat. Ob es ihr leidtut? Ob sie Hilfe braucht? Interessiert mich das?

Nein. Es kostet mich einiges an Kraft, mich aus der Küche zu bewegen, aber ich tue es. Mir ist klar, dass ich nicht ewig davonrennen kann, dass ich die Umschläge irgendwann aufmachen muss. Aber nicht heute.

Graphite

Ruth

Egal, wie sehr ich es auch versuche, die Erinnerung an die Briefe in Dominics Küche lässt mich nicht mehr los. Dabei ist es nicht einmal so sehr die Neugier darauf, was darin wohl geschrieben steht, sondern vielmehr das, was es über ihn aussagt.

Inzwischen weiß ich, dass Dominic jemand ist, der sich beste Mühe gibt, sein Inneres nicht nach außen zu tragen. Das erkenne ich nicht nur an seinem Verhalten, sondern auch daran, wie unpersönlich seine Wohnung ist, als wäre er nur Gast darin. Und bisher hatte ich kein Problem damit, das zu akzeptieren. Doch jetzt, wo ich von den Briefen weiß, frage ich mich, was hinter seiner abgeklärten Fassade steckt.

Ich liege die halbe Nacht wach, während ich überlege, ihn einfach danach zu fragen. Dabei ist mir fast klar, dass ich damit eine unsichtbare Grenze übertrete und das, was da zwischen uns ist, sofort wieder zerstören würde. Ob Toast vielleicht etwas weiß?

Als ich endlich einschlafe, ist es kurz nach drei Uhr, und der nächste Traum wartet bereits darauf, mich weg von Dominic und zurück in die Vergangenheit zu zerren.

Mein erster Schultag. Mein erstes Mal allein unter anderen Kindern, nach-

dem ich die Jahre zuvor nur zwischen meiner dauergestressten Mutter und wechselnden Au-pairs verbracht habe.

Ich spüre die Welle der Angst, als ich das Klassenzimmer betrete. Die neugierigen, wertenden Blicke der anderen, die sich alle aus der Nursery School kennen und unverhohlen über die Neue tuscheln. Panik schnürt mir die Kehle zu. Hätte ich meiner Mutter beim Frühstück nicht versprochen, mir Mühe zu geben, wäre ich vermutlich in Tränen ausgebrochen. So wandele ich zwischen den Tischreihen hindurch, mein schwerer Herzschlag im selben Rhythmus wie meine unsicheren Schritte.

Ich lasse mich auf den Platz ganz hinten in der Ecke sinken, ohne auch nur ein Wort mit meiner Klasse zu wechseln. Stattdessen starre ich auf die Maserung des Holztisches, von dem sich meine blassen, sommersprossigen Hände deutlich absetzen. Sie zittern. Wie auch ich.

Dann ertönt plötzlich ein Räuspern, gefolgt von Worten, die sich augenblicklich in mein Gedächtnis brennen:

»Kann ich mich zu dir setzen?«

Ich schrecke mit rasendem Herzen aus der nebelartigen Erinnerung hoch, als hätte ich eine Verfolgung hinter mir. Mein Atem geht laut und unregelmäßig, während meine Gedanken ein einziges Rauschen sind. Das war der dritte Traum innerhalb einer Woche. Nur eine Aufnahme im Zeitraffer aus meiner Primary School in Belfast und Olivers Stimme. Unsere erste Begegnung.

Rastlos wälze ich mich zur Seite und blinzele die Tränen weg. Ich greife nach der Uhr, deren Anzeige bestätigt, dass es schon kurz vor acht ist. Wäre ich nicht von selbst aufgewacht, hätte mein Wecker mich gleich ohnehin aus dem Bett geworfen. Ich sehe dem Display dabei zu, wie es die Zeit verstreichen lässt. Acht Uhr und eine, zwei, fünf Minuten. Müde starre ich darauf, während die inzwischen wohlbekannte Trägheit mich einlullt.

Du musst aufstehen und dich fertig machen, sagt die Vernunft.

Ich kann nicht. Ich will nicht, erwidert die Depression. Und heute gehorche ich ihr.

Sorry, ich komm heute erst später zur VL. Mir geht's nicht gut.

Die Nachricht ist schneller getippt, als ich mich eines Besseren besinnen kann. Roisins Antwort folgt prompt.

Physisch oder psychisch?

Physisch. Kopfschmerzen. Dieses Mal wirklich.

Ich verspüre keine Reue, sondern nur bleierne Erschöpfung, während ich die Lüge absende. Seit gut zwei Monaten bin ich jetzt zurück an der Uni ... da wird es kein Problem sein, mir einen freien Tag zu erlauben. Ich greife nach meiner Wasserflasche auf dem Nachttisch und ertaste meine Tabletten. Kurz halte ich inne.

Habe ich gestern ...?

In meinem Zustand fällt es mir schwer, mich daran zu erinnern, wie ich überhaupt nach Hause gekommen bin. Geschweige denn, ob ich auch meine Medikamente genommen habe. Auf der anderen Seite ist es jetzt ohnehin zu spät dafür.

Ich nehme einen Schluck Wasser und stelle mein Handy auf stumm, ohne Roisins Antwort zu lesen, bevor ich es unter meinem Kissen begrabe. Dann lasse ich mich zurück ins Bett sinken und starre an die Decke. Noch immer geht mein Puls ein wenig zu schnell. Noch immer höre ich Olivers Stimme in meinem Kopf. Noch immer wünsche ich mir, die Träume würden aufhören.

Ich fühle mich todmüde, als könnte ich auf der Stelle einschlafen. Andererseits hält die Angst vor einem weiteren Flashback mich wach.

Was jetzt?

Unwillkürlich drifte ich geistig zurück zu meinem ersten Schultag, meiner ersten Begegnung mit Oliver. Der Beginn einer Freundschaft, die uns bis an die Universität begleiten sollte. Was für ein ungleiches Gespann wir damals waren. Ich, das stille, graue Mäuschen, das nie einen Ton herausgebracht hat. Er, der Strahlemann, ein bisschen draufgängerisch, beliebt. Jeder wollte mit ihm befreundet sein, weshalb es mich auch jetzt noch verwundert, wieso er trotz aller Umstände an meiner Seite geblieben ist. Selbst als meine Mutter und ich von Nordirland erst nach England, dann Schottland gezogen sind.

Kann ich mich zu dir setzen?

So ein unschuldiger, banaler Satz. Wer hätte gedacht, was daraus werden würde? Allein die Erinnerung daran öffnet das Loch in meiner Brust weiter. Seit Olivers Tod frage ich mich immer wieder, ob ich mit der Zeit das Gefühl dafür verliere, wer er wirklich gewesen ist. Ob ich sein Gesicht noch genau in Erinnerung habe. Ob er tatsächlich diese strahlende Figur gewesen ist, die mich mein Leben lang begleitet hat. Ob das bisschen an Sternenstaub, das ich immer noch bei mir trage, nicht langsam durch meine Finger rinnt. Aber egal wann, egal wo, Oliver hat immer zu mir gestanden. War immer für mich da. Zuerst über Briefe, später dann per SMS, Telefon, Messenger. Doch nichts davon kann jetzt noch helfen. Dieses Mal ist unsere Trennung für immer, und aus irgendeinem Grund tut diese Feststellung heute fast genauso weh wie an dem Tag, als ich ihn verloren habe …

Dominic

Der Tag vergeht ruhig. Verdächtig ruhig.

Normalerweise schreibt mir Ruth irgendwann im Laufe des Vormittags eine kurze Nachricht – oder reagiert zumindest auf die Memes, die ich ihr sende. Nur heute bleiben alle meine Bilder ungesehen, und ich erwische mich immer wieder beim Blick auf die grauen Häkchen.

Doch die Farbe ändert sich nicht, selbst am frühen Nachmittag, als ich mich für meine praktischen Aufgaben in die Bibliothek verziehe. Keine Antwort von Ruth, und auch hier fehlt jegliche Spur von ihr. Stirnrunzelnd starre ich aus dem Fenster und lausche in die Stille des C.S.-Lewis-Zimmers hinein. Hatte sie etwas von einem freien Tag erwähnt? Ein Praktikum? Irgendwas?

Falls ja, erinnere ich mich nicht.

Eine Weile versuche ich, mich auf meine Arbeit zu konzentrieren. Ein Teil des zweiten Semesters sieht die Programmierung eines Android-Videospiels in Gruppenarbeit vor – eine der wenigen Gelegenheiten, bei denen ich aus tiefstem Herzen dankbar für Toast, Connor und Holly bin, weil es mir so erspart bleibt, mich mit der zufälligen Gruppenaufteilung meines Dozenten rumzuschlagen. Die Abgabe ist erst kurz vor Ostern fällig, doch ich habe mir vorgenommen, einmal in meinem Leben vernünftig zu sein, ordentlich vorzulegen, damit ich mir im April, wenn all die anderen Klausuren anstehen, nicht den Tod wünsche … Außerdem ist Toast bei Gruppenarbeiten genauso organisiert und diszipliniert wie bei allem anderen. Entsprechend wäre Widerstand absolut zwecklos.

Tatsächlich komme ich sogar einigermaßen gut damit voran, bis sich auf einmal die Tür hinter mir quietschend öffnet. Ein nicht unbedeutender Teil von mir hofft, dass es Ruth ist. Ein anderer macht sich schon bereit, ein paar Erstsemester zu bitten, sich aus dem Staub zu machen. Doch weder das eine noch das andere trifft zu.

»Oh, du bist allein«, stellt Roisin fest, als wäre dieser Umstand tatsächlich eine Überraschung. Ungefragt kommt sie weiter in den Raum, knallt ihre teuer aussehende Handtasche auf den Tisch und lässt sich wie eingeladen mir gegenüber nieder.

»Jetzt offenbar nicht mehr«, erwidere ich, während ich mir kaum Mühe gebe, den genervten Unterton zu verbergen.

»Keine Sorge, ich bin gleich wieder weg. Ich wollte nur nachsehen, ob Ruth vielleicht hier ist.«

Ich zucke mit den Schultern. »Hab sie heute noch nicht gesehen.«

Deutlich kann ich spüren, wie Roisins Blick auf mir verharrt, lasse mir aber nicht anmerken, dass ich inzwischen selbst etwas besorgt bin.

»Sie hat mir heute Morgen geschrieben, dass sie erst später kommt. Ihr ging's nicht gut.«

»Aha.« Normalerweise bin ich ausgezeichnet darin, mein Pokerface zu bewahren. Doch bei Roisin bin ich nicht ganz sicher, wie ich mich verhalten soll, ohne gleich durchblicken zu lassen, dass da mehr zwischen mir und Ruth sein könnte. Das Letzte, was ich brauche, ist ihre Meinung zu dem Thema.

»Du hast nicht zufällig was damit zu tun?«

Ihr Ernst? »Klar, sie ist bei mir zu Hause im Keller. Ich bringe ihr täglich Essen und Lotion für ihre Haut und lasse sie am Wochenende einmal kurz raus.«

Mein Gegenüber verdreht genervt die Augen. »Der Spruch hätte von ihr sein können.«

Unwillkürlich muss ich grinsen, bevor ich etwas ernster hinzufüge: »Ich hab ihr heute kurz geschrieben, aber noch nichts von ihr gehört. Aber wenn sie krank ist ...«

»Ich weiß ...« Roisin zuckt mit den Schultern. »Ich bin nur vorsichtig. Wenn sie wirklich krank ist, ist das kein Thema, ich habe nur Angst, dass es ... was *anderes* sein könnte.«

Ich nicke verständnisvoll. Ruth hat mehr als einmal durchblicken lassen, dass ihre Psyche ihr manchmal das Leben schwermacht.

»Ich kann auf dem Weg nach Hause bei ihr vorbeischauen«, biete ich an und beiße mir augenblicklich auf die Zunge. *Erzähl ihr doch gleich alles brühwarm, Dominic*, schimpfe ich mich innerlich.

Sofort werden Roisins Augen schmal. »Was läuft da?«

»Nichts. Sie ist eine Freundin, lebt allein und ist vielleicht krank. Da wäre es doch schlau, mal kurz nach ihr zu sehen.«

»Wieso?«

»Ich glaube, ihr Humanoiden nennt es *Nächstenliebe*«, kontere ich kühl.

»Magst du sie?«

»Nein.«

Roisin schnaubt verächtlich. »Ich mein's ernst, Dominic. Das Letzte, was sie im Moment braucht, ist schlechter Einfluss.«

Darum geht es also. Ich verdrehe die Augen, muss jedoch ein Lachen unterdrücken, wenn ich daran denke, wer hier *wirklich* der schlechte Einfluss ist.

»Ich weiß nicht, was Toast dir erzählt hat ... oder was du sonst über mich gehört hast. Aber ich bin wirklich nicht der Typ, der nach Lust und Laune Herzen bricht oder Leute auf die schiefe Bahn bringt.«

Unsere Blicke begegnen sich, und ich meine so etwas wie Gänsehaut zu spüren, gepaart mit der irrationalen Furcht, dass

Roisin möglicherweise meine Gedanken lesen kann. Doch nach ein paar Sekunden nickt sie nur.

»Sorry ... das ist nichts gegen dich. Ich bin nur vorsichtig und will nicht, dass sie in was reingerät, das sie am Ende nur verletzt.«

»Sollte sie das nicht für sich selbst entscheiden können?«, frage ich vorsichtig.

»Natürlich. Aber du weißt ja inzwischen, wie sie ist und was mit ihr los ist ... Ich will einfach nicht, dass sie noch mal so einen Schicksalsschlag kassieren muss. Das verdient sie nicht.«

Etwas hilflos nicke ich. Worte liegen auf meiner Zunge, scheinen förmlich darum zu kämpfen herauszudürfen. Das Bedürfnis, mehr zu erfahren, ist auf einmal so unstillbar, dass ich nur schwer die Klappe halten kann. Aber es kommt mir falsch vor, Roisin einfach über Ruth auszufragen. Noch dazu geht es mich nichts an. Ich weiß, was ich wissen muss, um mit ihr befreundet zu sein. Alles Weitere könnte mich ihr nur zu nahe bringen.

»Mein Angebot steht«, äußere ich stattdessen. »Ihre Wohnung liegt sowieso auf dem Weg zur Bahnstation. Ich kann kurz nachsehen.«

Einen Moment lang schweigt Roisin, bevor sie vorsichtig lächelt. »Wenn es dir nichts ausmacht ... ja. Sie scheint dich ja irgendwie zu mögen.«

Ich verziehe das Gesicht. »Tut sie das?«

»Sag du's mir.« Eins muss ich Roisin lassen, sie hat ein unheimliches Talent dafür, ein Gespräch so umzudrehen, dass sie am Drücker sitzt. Auf ihre Aufforderung kann ich nur hilflos mit den Schultern zucken, doch da schweift sie auch schon ab. »Was mir da gerade einfällt: Hast du nächsten Sonntag schon was vor?«

Ich runzele die Stirn. »Sonntag?«

»Das ist der Wochentag, der zwischen Montag und Samstag liegt«, hilft sie mir freundlicherweise auf die Sprünge.

»Schon klar, aber wieso fragst du?«

»Nichts Besonderes.« Roisins Grinsen widerspricht ihrer Antwort. »Möglicherweise hab ich ein paar Karten für die Giants im Radio gewonnen und kann selbst nicht hingehen – ich bin mir aber sicher, dass Ruth sich freuen würde.«

»Steckt da irgendein Plan dahinter?«

»Nein.«

Ein Seufzen rutscht mir über die Lippen. Überfordert reibe ich mir die Schläfen, während mein Blick wieder auf das Display meines Laptops wandert, auf dem der Quellcode geduldig auf eine Eingabe wartet. Schließlich frage ich nur: »Wann?«

»Nächsten Sonntag, abends irgendwann. Wenn du keine Lust hast, kann ich das verstehen. Toast mag nur kein Eishockey, und bevor die Karten bei mir zu Hause verschimmeln …«

»Schon klar. Mag Ruth überhaupt Eishockey? Ich dachte, Disneyland wäre eher was für sie.«

»Sie ist keine acht, Dominic«, ermahnt mich Roisin. »Wobei …«

»Eben.« Und damit klappe ich meinen Laptop zu. Jetzt hat es ohnehin keinen Sinn mehr zu versuchen, mich wieder auf die Arbeit zu konzentrieren. Wenn ich außerdem ehrlich zu mir bin, bin ich nur deshalb zum Programmieren hierhergekommen, weil ich gehofft habe, Ruth abzupassen. Aber da das inzwischen ausgeschlossen ist, kann ich mich genauso gut aus dem Staub machen.

»Ich wollte dich nicht verjagen«, lässt mich Roisin wissen.

»Hast du nicht. Ich habe keine Vorlesungen mehr heute und muss noch einen Krankenbesuch machen. Soll ich ihr ein Plüscheinhorn bringen oder so?«

Als Roisin kurz grunzt, habe ich mich bereits abgewandt. »Das wäre vielleicht übertrieben … Aber wie sieht's aus, nimmst du die Karten?«

Daraufhin drehe ich mich doch noch einmal um. »Gibt es irgendeinen Grund, wieso du willst, dass *ich* mit ihr auf ein Date gehe?«

»Wäre es denn ein Date?«

»Nein.« Meine Antwort kommt ein wenig zu schnell. »Ich nehme die Karten – aber wirklich nur, falls du gar niemanden hast, der besser dafür geeignet wäre. Ich war seit der Grundschule nicht mehr im Stadion …«

»Glaub mir, Dom, hätte ich noch irgendeine Alternative, würde ich nicht dich fragen.«

»Herzallerliebst.«

• • •

Als ich an Ruths Wohnungstür klingele, bin ich einigermaßen überrascht darüber, dass ich ohne Rückfrage hineingelassen werde. Wahrscheinlich hat meine Ist-es-okay-wenn-ich-kurz-vorbeikomme?-Ich-bring-auch-Kaffee-mit-Nachricht Früchte getragen, denn am oberen Ende der Treppe hält Ruth mir bereits die Tür auf.

»Caffè Latte?«, fragt sie mit ausdrucksloser Miene.

»Zwei Pumps Karamellsirup und Sojamilch.«

Auf meine Antwort wird ihr Blick weicher, doch ich merke, wie trügerisch ihr Lächeln ist, sobald ich oben bei ihr ankomme. Schweigend nimmt sie den Becher entgegen, bevor sie mich hineinlässt.

Heute kommt mir ihre Wohnung seltsam still vor. Durch die offenen Türen sehe ich, dass in der Küche die Vorhänge zugezogen sind. Etwas unsicher folge ich Ruth in ihr Schlafzimmer, wo sie sich im Schneidersitz aufs Bett niederlässt und beginnt, abwesend in ihren Kaffee zu pusten. Auch hier hat sie das Tageslicht ausgesperrt.

Ruth sieht mitgenommen aus, übermüdet. Ihre bleiche Haut bildet einen scharfen Kontrast zu dem übergroßen schwarzen Shirt, das sie trägt und in dem sie mit ihrer zierlichen Statur beinahe verschwindet. Dazu wirkt ihr buntes Haar heute seltsam farblos, als würde eine Schicht Staub es seiner Intensität berauben. Nachdem ich mich auf den Schreibtischstuhl gesetzt habe, seufzt Ruth.

»Woher wusstest du, wie ich meinen Kaffee mag?«, will sie leise wissen. Ihre Stimme klingt rau, belegt.

»Roisin«, erkläre ich bereitwillig. »Sie hat mich gebeten, nach dir zu sehen.«

Ruth nickt abwesend. »Ich hab Kopfschmerzen.«

Selbst dieser eine Satz klingt wie eine Lüge – oder vielmehr die halbe Wahrheit. Aber genau genommen trifft das auch auf meine Aussage zu.

Ich verkneife es mir nachzubohren, sondern lasse stattdessen meinen Blick durch den Raum schweifen. Heute nehme ich Details wahr, die mir beim letzten Mal noch entgangen sind. Die Tatsache, dass ihre Schuhe nach Farben sortiert sind. Die Tablettenblister auf ihrem Nachttisch. Wie ordentlich ihr Schreibtisch ist, wenn sie nicht gerade daran arbeitet. Und das Tagebuch, das aufgeschlagen neben ihr auf dem Bett liegt.

Sofort sehe ich weg, als mir klar wird, dass es keine Unisachen sind, die sie dort in dem Notizbuch festgehalten hat. Denn im Vergleich zu ihrer Mitschrift ist die Tinte darin schwarz.

»Hat Roisin sonst noch was gesagt?«, fragt Ruth vorsichtig, dabei dürfte ihr mein musternder Blick nicht entgangen sein.

»Sie scheint sich Sorgen um dich zu machen.«

»Muss sie nicht … ich komme schon klar.«

Ich sehe ihr ins Gesicht und versuche, eine weitere Lüge darin zu erkennen. Aber da ist nichts. Nur Leere, Müdigkeit. Als hätte sie seit Wochen nicht mehr richtig geschlafen. Und wenn ich mich an die Nacht hier bei ihr erinnere, fällt es mir nicht einmal so schwer, das zu glauben.

»Ist etwas passiert?« Die Worte sind zu schnell über meine Lippen, um sie noch aufzuhalten.

Ruth zuckt mit den Schultern. »Nur das Übliche. Mein Kopf ist ein Arschloch.«

Ich lächele matt, verstehe nur zu gut, was sie meint. »Daher die Tabletten?«

»Sie helfen ... meistens. Nur mit dem Schlafen klappt es in letzter Zeit nicht so gut. Das fuckt mich ein bisschen ab.«

»Hast du mit jemandem drüber geredet ... also ich meine, medizinisch?« Ich komme mir wie ein Trampeltier vor. Mein Unterbewusstsein lacht über meinen verzweifelten Versuch, empathisch zu sein.

Wieder ein Nicken. »Ich hab nächste Woche wieder einen Termin wegen der Medikamente. Dort werde ich Bescheid geben. Also alles gut.«

Bist du dir sicher? Die Frage bleibt unausgesprochen. Ich bin schon jetzt zu tief eingetaucht und muss aufpassen, dass mir ihre Probleme nicht zu nahegehen. Denn ich kann ihr nicht helfen.

Eine Weile bleibe ich untätig sitzen, schaue ihr zu, wie sie abwesend ihren Kaffee schlürft. In ihrer Gegenwart legt sich ein seltsames Prickeln auf meine Haut, heraufbeschworen von meinem inneren Zwiespalt. Den Zeitpunkt, an dem ich unbekümmert wieder verschwinden kann, habe ich lange verpasst. Doch hier zu sitzen und nichts zu tun bereitet mir ebenso Unwohlsein.

Irgendwann richte ich mich auf und gehe zum Fenster. Als ich die Vorhänge beiseiteschiebe und etwas frische Luft hereinlasse, beschwert sich Ruth nicht. Danach geselle ich mich zögernd zu ihr aufs Bett.

»Eigentlich hab ich noch ein Projekt, an dem ich arbeiten muss«, erkläre ich mit unscheinbarer Stimme. »Aber eventuell könnte ich Zeit für einen Film einrichten. Wenn du Lust hast.«

Ruth zuckt mit den Schultern. »Ich will dich nicht aufhalten …«

Ich seufze genervt, lege meine Hände auf ihre Schultern, um sie anzusehen. »Samwise, bitte. Ich mag diese Mach-was-du-willst-Nummer nicht, wenn ich dir etwas anbiete. Sag mir einfach: Soll ich bleiben oder willst du lieber allein sein?«

Ein paar Sekunden herrscht Stille, während ich ihr in die Augen sehe. Sie wirkt verzweifelt, traurig, verloren, hoffnungsvoll, müde, überfordert, erleichtert – so viele Dinge auf einmal, und ich kenne die Antwort, noch ehe sie sie mir entgegenflüstert.

»Bleib.«

Cerulean

Ruth

Irgendwie hat Dominics Besuch an diesem Nachmittag einen Schalter umgelegt, und ich schaffe es, mich für den Rest des Tages – und auch die darauffolgenden – zusammenzureißen. Als hätte es nur einen Kaffee von Starbucks, einen Christopher-Nolan-Film und Sex gebraucht, um mich aus meiner dunklen Spirale heraus zurück ins Leben zu befördern. Mir ist klar, dass das weder eine dauerhafte noch eine verlässliche Lösung ist, mit meinen Depressionen klarzukommen, aber immerhin hält sie mich für den Rest der Woche über Wasser.

Samstags steht ein Besuch bei Forbidden Planet an, dem Nerd-Shop gegenüber dem Victoria Square Shopping Centre, was mich zusätzlich auf andere Gedanken bringt. Zusammen mit Dominic, Toast und Connor verbringe ich gefühlt Stunden zwischen Funko Pops, Graphic Novels und Merchandise und kann mich nur mühsam zurückhalten, mein gesamtes Budget für diesen Monat nicht in Schnickschnack zu investieren, für den mir aktuell der Platz fehlt.

Am Ende liebäugle ich jedoch mit einem Brettspiel, das auf Edgar Allan Poes Kurzgeschichte *Die Maske des roten Todes* basiert.

»Gehen wir das Ganze rational an«, redet Toast auf mich ein. »Du *willst* dieses Spiel kaufen, richtig?«

»Ja«, entgegne ich vorsichtig. »Aber es ist teuer.«

Wehmütig blicke ich auf die aufwendig gestaltete Schachtel, deren Artstyle allein mein Herz höherschlagen lässt. Wäre da nicht der kleine Preissticker oben rechts in der Ecke.

»Na ja ... was sind schon sechzig Pfund?«

Neben mir schnaubt Dominic unwillig. Eine ganze Menge, wenn es nach ihm geht, weshalb er ausnahmsweise mal den Engel auf meiner Schulter spielt. Toast lässt sich davon jedoch nicht beirren.

»Ich meine, ich sehe das so: Du findest das Spiel toll, es klingt spannend, du hast wunderbare Freunde, mit denen du es ausprobieren könntest. Du sagtest, du hast das Geld übrig, richtig?«

»Mhm.«

»Wo liegt das Problem?«

Das Problem ist mein Gewissen, das nicht zulassen will, dass ich das Geld meiner Mutter für hübsche Brettspiele verschleudere, wenn ich davon ohnehin schon ständig seltsame Klamotten auf Wish bestelle. Doch die erfüllen immerhin einen Zweck.

»Du musst wissen, was du willst«, mischt sich nun auch Connor mit ein, der auf seinen Armen so viele Comics gestapelt hat, dass es mich wundert, wieso er noch nicht unter dem Gewicht zusammengebrochen ist. »Was wirst du eher bereuen? Es zu kaufen oder darauf zu verzichten?«

Nickend starre ich wieder auf die Box in meinen Händen, dann zu dem Regal vor mir, das mit einem Dutzend weiteren Versuchungen auf mich lauert.

»Die Sache ist, Samwise, du–« Das Klingeln seines Handys schneidet Dominic mitten im Satz das Wort ab. Über das Geräusch ist er selbst noch irritierter als wir anderen, und sobald er endlich das Telefon zückt, um nachzusehen, runzelt er die Stirn.

»Ja? ... Oh, hi Shannon.«

Wer ist Shannon?, mime ich stumm in Toasts Richtung, aber dieser zuckt nur mit den Schultern, während wir dem Telefonat lauschen.

»So weit okay, euch? ... Post? ... Ach das, ja, ich komm vorbei. ... Ich weiß nicht ...«

Langsam entfernt sich Dominic von uns, weshalb wir den Rest nicht mehr mitbekommen.

»Shannon?«, fragt Connor irritiert in die Runde.

»Ich glaube, er kennt sie von früher«, erwidert Toast etwas unsicher.

Von früher ... Bisher habe ich nie darüber nachgedacht, wie lange Toast und Dominic schon befreundet sind, doch nun huschen meine Gedanken automatisch zu genau dieser Frage. Und damit auch zu den Briefen in Dominics Küchenschublade.

Dominics Vergangenheit ist ein Buch mit sieben Siegeln. Ich würde lügen, wenn ich behaupte, ich hätte in den letzten Tagen nicht hin und wieder einen Versuch gestartet, so subtil wie möglich etwas über ihn in Erfahrung zu bringen. Doch ohne Erfolg. Jedes Mal wenn ich etwas zum Thema Familie oder Vergangenheit geäußert habe, habe ich von Dominic bestenfalls eine Nachfrage zu meiner eigenen und schlimmstenfalls Schweigen geerntet. Umso neugieriger bin ich daher bei der Erwähnung dieser Shannon. Ist sie die Frau, von der die Briefe stammen? ... Nein. Er würde wohl kaum ihre Briefe ungeöffnet in der Schublade lassen und dann derart bedenkenlos ans Telefon gehen.

»Eine Schulfreundin?« Im Gegensatz zu mir macht Connor sich keine Mühe, seine offenkundige Neugier zu verbergen. Am liebsten hätte ich ihn dafür umarmt.

»Ne … andere Geschichte«, erklärt Toast ausweichend. »Mehr so …« Er stockt, als Dominic bereits zurückkehrt, und wendet sich ihm zu. »Alles klar?«

Dieser nickt nur und lächelt. Sein typisches Pokerface, um ja nichts durchblicken zu lassen. Unmöglich zu sagen, was er gerade fühlt oder ob das eben ein positives oder negatives Gespräch war. Schließlich wendet Toast sich an mich. »Kaufst du das Spiel jetzt?«

Ich entscheide mich dagegen. Kurz darauf treten wir auch schon aus dem Laden.

»Was habt ihr jetzt noch so vor?«

Auf Toasts Frage zucken Dominic und ich mit den Schultern, weil keiner von uns zugeben will, dass wir uns zu chinesischem Essen, Netflix und einem Abend bei mir verabredet haben.

»Ich will noch kurz zu Urban Outfitters«, sagt Connor. »Ich brauch neue Jeans, wenn jemand Lust hat.«

»Klar.« Toast ist sofort dabei, doch sowohl ich als auch Dominic lehnen das Angebot mit fadenscheinigen Ausreden ab. Falls »Sorry, ich muss noch lernen« und »Ich hasse Urban Outfitters« verdächtig klingen, lassen es sich die anderen beiden nicht anmerken. Stattdessen verabschieden sie sich recht zügig, bevor sie rüber ins Einkaufszentrum gehen.

Einen Moment blicke ich ihnen nach, als mir etwas einfällt. »Sind die beiden …?«

»Schwul?«, beendet Dominic meinen Satz. »Nein. Obwohl, bei Connor bin ich mir nicht so sicher. Glaube, seine Liebe für *Herr der Ringe* lässt keinen Platz für einen anderen Menschen in seinem Leben.«

Ich verziehe die Lippen bei der Vorstellung.

»Jedenfalls kenne ich die beiden schon eine Weile, und keiner von ihnen hat je etwas in die eine oder andere Richtung erwähnt. Also keine Ahnung.«

»Hm, okay … War auch nur ein spontaner Gedanke.«

»Glaub mir, du bist nicht die Erste.«

Kurz lächeln wir uns an, bevor ich mich räuspere. »Also. Ich hab gehört, Netflix hat ein paar neue Filme reinbekommen?«

»Bin dabei. Vorher muss ich aber noch was abholen.«

»War das der Anruf eben?«, will ich neugierig wissen.

»Aye.«

»Ich könnte etwas mehr frische Luft gebrauchen. Wenn es dir nichts ausmacht, komme ich mit.«

Ein paar Sekunden lang sieht mich Dominic an, als wäre genau das der Fall. Als würde es ihm sehr wohl etwas ausmachen. Ich bin bereits im Begriff, meine Aussage zurückzuziehen oder als Scherz zu deklarieren, da nickt er auf einmal. Doch seine Stimme klingt kühl: »Klar. Kein Thema.«

Der Fußweg dauert fast fünfzehn Minuten und führt uns aus der Innenstadt raus, über den dicht befahrenen Westlink hinüber in die Falls, wo sich ein kleines Industriegebiet befindet. Ich erinnere mich daran, vor Ewigkeiten schon einmal hier gewesen zu sein, als meine Mutter neue Reifen für ihr Auto bekommen hat. Heute verschlägt es mich allerdings nicht in eine Werkstatt.

Als mir klar wird, auf welches Gebäude Dominic zusteuert, werde ich stutzig. *Welcome Organisation*, prangt dort in orangen Lettern an der hellen Backsteinfassade. Das Gebäude dazu erinnert mich mit den riesigen Garagentoren und den rot gerahmten Fenstern und Türen ein wenig an eine Feuerwache.

Als wir eintreten, erblicke ich direkt im Foyer ein Plakat.

WELCOME ORGANISATION

HELP US MAKE A DIFFERENCE.

Dann wird mir klar, woher ich den Namen dieser Charity kenne. Wir haben früher in der Grundschule einmal Geld dafür gesammelt. Die Organisation bietet Hilfe für die vielen Obdachlosen in und um Belfast herum. Eine Anlaufstelle, in der Menschen ohne Zuhause, aber auch aus schwierigen Verhältnissen etwas zu essen, sanitäre Einrichtungen und andere Hilfe bekommen können. Nur, was hat Dominic damit zu tun?

Die kurzhaarige Blondine am Empfang begrüßt uns mit einem breiten Grinsen.

»Na?« Als wir näher kommen, macht sie einen kleinen Hüpfer. »Wie geht's, wie steht's?«

Mein Blick schweift hinüber zu Dominic, auf dessen Gesichtszüge sich eine Weichheit gelegt hat, die ich von ihm nicht kenne. »Wie immer. Du weißt ja, ich bin nicht so leicht kleinzukriegen.«

»Wie eine Kakerlake, ich weiß.« Die Frau lacht über den Witz, bevor sie unter dem Tisch einen Umschlag hervorkramt.

»Und wie ist's bei dir? Irgendwas Neues hier? Wie läuft Netball?«, fragt Dominic.

»Ach, alles immer dasselbe, sowohl hier als auch beim Sport. Wir suchen immer noch einen männlichen Cheerleader, wenn du Bock hast.«

Dominic verzieht angewidert das Gesicht, als sie sich ohne Weiteres mir zuwendet.

»Feste Freundin?«

»Nein«, erwidere ich sofort und klinge im Vergleich zu ihr wie eine kleine hilflose Maus.

»Aha. Ich bin Shannon.«

»Ruth.«

Shannon ist so ziemlich das Gegenteil von mir. Groß und sportlich gebaut, mit einer Stimme, die ohne Probleme ein ganzes Stadion erfüllen könnte.

»Also Dominic, bist du nur hier fürs Geschäftliche oder willst du auch Hallo sagen?«

Mit einem entschuldigenden Lächeln nimmt er ihr den Umschlag aus der Hand. »Heute nur das Geschäftliche. Aber ich kann morgen vorbeikommen, wenn das passt.«

»Wäre super. Wir brauchen noch eine Lottofee für das Sonntagsbingo.«

Hm. Also ist er so eine Art Helfer hier? So viel Nächstenliebe hätte ich ihm gar nicht zugetraut.

»Hm ... dann muss ich mir das doch noch mal überlegen.«

»Arsch.« Spielerisch boxt Shannon ihm gegen den Oberarm, doch so scharf, wie Dominic Luft einzieht, klingt es fast, als hätte sie ein wenig zu viel Schwung in die Geste gelegt. »Aber gut. Dein Pech, wenn du dir das entgehen lassen willst.«

»Wie gesagt, ich überleg's mir. Richte den anderen auf jeden Fall Grüße aus.«

»Klar, mach ich.«

Als wir aus dem Gebäude treten, schaffen die letzten Sonnenstrahlen des Tages es, durch die sonst graue Wolkendecke zu brechen. Ein Regen aus warmer Farbe, der sich über den monotonen Anblick der Straße legt und selbst den Hügeln zu unserer Rechten etwas an Grün zurückgibt. Ein letzter Hauch Sommer, obwohl der Winter inzwischen unausweichlich ist.

Wortlos schlägt Dominic den Rückweg in die Stadt ein und achtet dabei gar nicht darauf, ob ich ihm folge oder nicht. An seiner Seite hänge ich einer Weile meinen eigenen Überlegungen nach, bis ich irgendwann auf Höhe der Brücke, die über den Westlink hinweg zurück ins Stadtzentrum führt, den Mut aufbringe zu sprechen.

»Darf ich fragen?«

»Kommt drauf an, was.« Er lächelt, doch die Distanz in seiner Stimme ist kaum zu überhören. All die Leichtigkeit, die eben noch beim Gespräch mit Shannon herausgeklungen ist, ist verschwunden und kühler Nachdenklichkeit gewichen. Doch dieses Mal lasse ich mich davon nicht aus dem Konzept bringen.

»Arbeitest du dort? Bei der Welcome Organisation, meine ich.«

»Hin und wieder helfe ich aus, ja.«

»Hätte ich dir gar nicht zugetraut.« Ich beiße mir auf die Zunge, die wieder einmal schneller war als mein Verstand. Doch Dominic lächelt nur. So wie man ein Kind belächelt, das zu einer falschen Erkenntnis gekommen ist, weil es es einfach nicht besser weiß.

»Da siehst du mal«, erwidert er nur. »Ich stecke voller Überraschungen.«

Ich mustere ihn stirnrunzelnd. *Tust du das?*, will ich fragen, da hat mich der Mut schon wieder verlassen. Meine Neugier ist groß, aber mein Wunsch, es mir mit ihm nicht zu verscherzen, ist größer. Schließlich ist er es, der hinzufügt: »Shannon ist nur eine Bekannte, falls du dir deshalb Sorgen machst.«

Ich schnaube amüsiert. »Denkst du echt, ich wäre eifersüchtig?«

»Wer weiß.«

»Komm schon, Dom. Du weißt genau, wie das läuft. Keine tieferen Gefühle.«

»Vielleicht hast du ja deine Meinung geändert, jetzt, wo du meine wohltätige Seite kennengelernt hast?«

»Als ob.« Meine Meinung zu diesem Thema ist eindeutig, nur irgendwas lässt mich an Dominics Version der Geschichte zweifeln. Nicht so sehr in Bezug auf das zwischen uns, sondern vielmehr auf seine Verbindung zur Welcome Organisation. Er ist kein

Angeber und wohl ein besserer Mensch, als er zugeben mag, dennoch stört mich etwas an der Art, wie er sein soziales Engagement herunterspielt. Ist es ihm einfach unangenehm, darüber zu reden? Oder steckt womöglich doch mehr dahinter?

»Mal was anderes, Samwise ...« Was auch immer es ist, heute wird er es mir wohl nicht verraten.

»Hm?«

»Was machst du morgen Abend?«

Vor Überraschung hätte ich beinahe angehalten. Es ist bei Weitem nicht mehr außergewöhnlich, dass wir abends noch etwas ›unternehmen‹, aber das passiert normalerweise spontan. Mehr nach dem Motto »Hast du heute noch was vor?«. Dass er mich nach meinen Plänen für den nächsten Tag fragt, ist neu.

»Eigentlich nichts. Morgen ist Sonntag, das heißt lernen und früh ins Bett.« Auf dass ich es einmal in meinem neuen Leben schaffe, pünktlich und problemlos wieder aus diesem herauszukommen. »Es sei denn, du hast dir was anderes vorgestellt?«

Er zuckt mit den Schultern und starrt nur geradeaus statt in meine Richtung. »Nichts Besonderes. Ich hab Karten für das Giants-Spiel morgen und wollte fragen, ob du Lust hast.«

Überrascht stoße ich Luft aus. »Du magst Eishockey?«

»Ich mag die Sandwichkanonen ... und außerdem jede Gelegenheit, bei der ich nicht in meiner Wohnung versauern muss.«

Ich lächele, weil ich nur zu genau verstehen kann, was er meint. Ich mag meine Wohnung, die Ruhe darin. Doch momentan bin ich froh, wenn ich nicht mit meinen Gedanken allein sein muss. Ob es ihm genauso geht?

»Klar. Warum nicht?«, erwidere ich. »Wann?«

»Halb acht morgen Abend.«

»Klingt gut.«

Mit einem Mal hält er so plötzlich an, dass ich fast in seinen ausgestreckten Arm renne. Wir sind am Ende der Brücke zum Stehen gekommen. Ich bin ihm so nahe, dass ich sein Aftershave riechen kann. Doch mehr als seine Nähe ist es sein intensiver Blick, der mich völlig durcheinanderbringt. Mein Herz macht einen Satz, als das Sonnenlicht seine Augen so trifft, dass sie zu leuchten scheinen.

»Nur fürs Protokoll, Samwise: Das ist kein Date. Kein Händchenhalten oder so was.«

Beinahe hätte ich die Augen verdreht. Hat er derart schlechte Erfahrungen gemacht, dass er in ständiger Furcht leben muss, jemand könnte ihm zu nahe kommen?

»Aww«, murre ich in gespielter Enttäuschung. »Ich schminke mich einfach nicht, dann kannst du mich als deine kleine Cousine ausgeben, wenn dir dabei wohler ist.«

Er verdreht die Augen, bevor er sich wieder in Gang setzt. Seine Antwort geht fast im Lärm eines vorbeirauschenden Lkw unter.

»Du weißt, was ich meine.«

»Ich weiß. Aber ganz ruhig. Keine Gefühle, schon vergessen?«

Pearl

Dominic

Wie, du hast heute Abend keine Zeit?! Hochverrat! Meuterei!

Ich verdrehe die Augen, als Toasts Nachricht in der unteren rechten Ecke meines Laptop-Bildschirms erscheint, fühle mich jedoch nicht übermäßig schlecht, sein Herz auf diese Weise zu brechen. Er gibt mir nicht einmal Zeit zu antworten.

Was hast du vor?

Eishockey.

Ich schließe den Messenger und konzentriere mich stattdessen wieder auf meinen virtuellen Minenschacht, in dem sich über Nacht zu viele Creeper eingenistet haben. Ein Vergnügen, das jedoch nur von kurzer Dauer ist, denn Augenblicke später kommt über den Sprachchat ein Anruf durch. Ich seufze entnervt, klappe jedoch das Mikrofon meines Headsets herunter und klicke auf »Annehmen«.

»Domdom!« Toasts Stimme ist über meine Kopfhörer so nervig, dass ich erst einmal die Lautstärke runterregele, bevor ich mich in meinem Stuhl zurücklehne und meinen Blick über die karge hellblau gestrichene Wand meines Schlafzimmers gleiten lasse.

»Was willst du, Toast?«

»Dir nur eine Frage stellen: WIESO? Wieso tust du uns das an?! Wieso verlässt du uns, wenn wir einmal genügend Leute für einen Raid zusammenhaben?«

Ach, daher weht also der Wind. Die Crew will *Destiny* spielen – und dafür brauchen sie eine Gruppe aus sechs Personen. Fragt sich, wer der andere Rekrut ist, den Toast neben mir, Connor, Ethan und Holly noch mit angeschleppt hat.

»Ich bin mir sicher, da findet sich noch jemand«, erkläre ich beschwichtigend. »Ich würde unheimlich gern mitmachen, aber ich hab wirklich keine Zeit.«

Mich erreicht ein dramatisch in die Länge gezogenes Seufzen. »Na schön. Gehst du mit Ruth zum Eishockey?«

»Mhm.«

»Spielt sie *Destiny*? Dann muss ich in Zukunft nicht verzweifelt jeden in der Fakultät ansprechen.«

»Keine Ahnung«, zische ich zurück mit Blick auf die Uhr am unteren Rand meines Bildschirms. »War's das dann? Ich muss mich langsam fertig machen.«

Einen kurzen Moment herrscht Schweigen, ein klares Zeichen dafür, dass Toast nicht nur mit mir sprechen wollte, um sich über meine Desertation zu beschweren.

»Ist alles in Ordnung?«, will er schließlich wissen.

»Ja, wieso?«

»Der Anruf gestern …«

»Ach so. Das war nur Shannon. Ich musste ein paar Unterlagen bei ihnen abholen, nichts Dramatisches.«

»Hattest du Ruth dabei? Ich hab gesehen, dass ihr zusammen losgegangen seid.«

Verärgert runzele ich die Stirn, während ich *Minecraft* wieder öffne. »Spionierst du mir etwa nach?«

»Nein, wir waren tatsächlich auf der anderen Straßenseite unterwegs. War schwer, euch zu übersehen.«

Natürlich. Daran hätte ich mal selbst denken müssen, bevor ich Toast unnötig anmeckere. Etwas sanfter erkläre ich: »Ja, sie war dabei.«

»Also weiß sie Bescheid?«

»Worüber?«

»Die Welcome Organisation?«

»Na ja ...« Ich zögere kurz, als ich mich an meine fadenscheinige Lüge zurückerinnere, die Ruth mir sogar selbst in den Mund gelegt hat. »Sie glaubt, ich helfe dort als Freiwilliger aus.«

Toast schnalzt missbilligend mit der Zunge, doch seine Stimme ist ernst. »Die Wahrheit zu unangenehm?«

Darüber muss ich nachdenken. Verschweige ich Ruth deshalb, was Sache ist, weil es mir *unangenehm* ist, dass ich eine ganze Weile auf der Straße gelebt habe? Nein. Toast weiß davon, und es ihm zu erzählen ist mir nicht allzu schwergefallen, nachdem ich erst Vertrauen gefasst hatte.

»Nicht wirklich ... du kennst mich ... ich will nur nicht, dass irgendjemand zu viel über mich weiß.«

»Wovor hast du Angst, Dom?«

Ich seufze. Ja, wovor eigentlich? Ich weiß es genau ... aber das muss ich ihm noch lange nicht auf die Nase binden. Oder Ruth. Oder irgendjemandem.

»Ich muss los, Toast. Ich frag Ruth wegen *Destiny*.«

Ein Seufzen erklingt am anderen Ende der Leitung. Doch ich lege auf, noch ehe er etwas einwenden kann. Ganz kurz spüre ich deswegen Reue. Derart abgespeist zu werden, hat Toast nicht verdient. Er macht sich nur Sorgen.

Auf der anderen Seite sollte er inzwischen wissen, dass ich der letzte Mensch bin, mit dem man über Gefühle reden sollte.

• • •

Der Anruf spukt in meinem Kopf herum, bis ich Ruth an unserem Treffpunkt vor der SSE Arena entdecke. Sie trägt wieder diese holografischen Doc Martens, dazu allerdings Jeans und zu meiner Überraschung ein Trikot der Giants. Als sie mich entdeckt, grinst sie breit.

»So sportbegeistert hätte ich dich gar nicht eingeschätzt«, kommentiere ich ihre Erscheinung.

»Na komm. Du kannst nicht wirklich in Belfast aufwachsen, ohne dass dir irgendjemand ein Trikot zu Weihnachten schenkt.«

»Wohl wahr.« Ungewollt verpasst ihre Aussage mir einen Stich, weil damit für einen Moment lange verdrängte Erinnerungen aufkochen. Weil auch ich einmal ein Trikot zu Weihnachten bekommen habe. Glücklicherweise plappert Ruth einfach weiter.

»Ich hab meins, seit ich acht bin.«

Anerkennend hebe ich die Augenbrauen, obwohl es mich keineswegs überrascht, dass sie noch immer reinpasst. Eishockeytrikots sind riesig. Wahrscheinlich würde selbst ich noch in meins von früher passen, läge es nicht …

»Ist das der Zeitpunkt, an dem du das Wachstum eingestellt hast?«

Ruth hebt einen Mundwinkel. »So in etwa. Wollen wir dann?«

Ich fühle mich ein bisschen, als würde ich schlafwandeln, als ich ihr ins Stadion folge. Ihre Worte nagen an mir. Was eine völlig banale Aussage gewesen ist, hat mein seelisches Gleichgewicht gehörig ins Wanken gebracht. Die Vergangenheit, die mich in letzter Zeit immer mal wieder eingeholt hat, lässt sich kaum noch in ihre Schranken weisen. Zieht mich zu sich. Ein Gefühl der Leere, das auch dann noch anhält, als wir an unsere Plätze gehen.

Laut Roisin hat sie die Karten bei CoolFM gewonnen, was erklärt, wieso es uns in eine der vorderen Reihen verschlägt, fast neben der Mittellinie. So nah an der Eisfläche bildet mein Atem kleine Wölkchen, die wie Nebel vor mir aufsteigen.

»Ist alles okay?« Ruths Stimme direkt an meinem Ohr lässt mich erschaudern. Sie hat sich zu mir gelehnt, damit ich sie über den Lärm der durchs Stadion hallenden Musik hinweg hören kann. Zur Antwort nicke ich, wenn auch etwas abwesend.

»Nur … viel im Kopf«, erkläre ich ausweichend. Sie schenkt mir ein Lächeln, das mir zeigt, dass sie genau versteht, wie ich mich fühle, bevor sie sich wieder abwendet und das Spielfeld betrachtet. Während ich sie aus dem Augenwinkel beobachte, ihre spitze, gerade Nase, die langen Wimpern und das kurze Haar, das in einzelnen bunten Strähnen unter ihrer Wollmütze hervorlugt, habe ich auf einmal Toasts Worte von vorhin wieder in meinem Kopf.

Die Wahrheit zu unangenehm?

»Kommt mir bekannt vor«, äußert sie auf einmal vorsichtig. »Wenn ich nicht aufpasse, wird es in meinem Kopf so voll, dass es schwierig wird, das Licht zu sehen. Manchmal hilft es aber rauszulassen, was einen belastet.«

Ihre subtile Aufforderung lässt mich stutzig werden. Wie ein Fisch in Zeitlupe öffne ich ein paarmal den Mund, ohne dass irgendwelche Laute herauskommen. Ich muss furchtbar albern aussehen, doch Ruth scheint ohnehin hypnotisiert von der Eisfläche. Als hätte sie sich nach ihrem Kommentar sofort wieder in ihre eigene Welt zurückgezogen.

»Ich hatte auch mal ein Trikot«, platzt es da auf einmal aus mir heraus. »Theoren Fleury. Ich war ein Riesenfan von ihm als Kind.«

Ich seufze, hole Luft, um die Worte aufzuhalten. Aber es funktioniert einfach nicht. Als hätte der erste Satz den Staudamm gebrochen und eine alles vernichtende Flut ausgelöst.

»Wir sind mindestens einmal im Monat zu einem Spiel gegangen. Mein ... *Dad* und ich.«

Ich stolpere beinahe über den Begriff. Wie lange ist es her, seit ich es zum letzten Mal ausgesprochen habe? Wie lange ist es her, seit ich mir zum letzten Mal sein Gesicht in Erinnerung gerufen habe? So wie jetzt. Nur dass es nach all den Jahren ganz verschwommen geworden ist.

Neben mir nickt Ruth abwesend. Sie muss die Schwere dieser Worte bemerken, denn sie schweigt. Lediglich ihre Hand wandert zaghaft in meine. Verharrt dort. Gern würde ich sie daran erinnern, dass wir das doch geklärt hatten, aber tatsächlich bin ich ihr in diesem Moment sogar *dankbar*. Zögernd verschränke ich meine Finger mit ihren und starre geradeaus.

»Ich bin immer mit Olivers Familie hergekommen. Seine Eltern hatten Dauerkarten«, erzählt sie dann auf einmal, während sie mit der freien Hand auf die Kurve zu unserer Rechten zeigt. »Wir saßen immer dort. Fünfte Reihe. Meine Mum hat sich nie für Sport begeistern können.«

»Und dein Dad?« Ich möchte mir auf die Zunge beißen, doch zeitgleich will ich gerade nichts anderes, als dass sie weiterredet. Dass sie die Leere, die sich immer mehr in meiner Brust ausbreitet, mit Worten füllt. Ruth lacht leise, aber freudlos.

»Frag mich was Leichteres. Meine Mutter ist ein Freigeist – hat ihn verlassen, noch bevor ich auf der Welt war.«

»Klingt hart.«

»Es war okay«, erwidert Ruth achselzuckend. »Mum ist Dozentin, Geld war also zum Glück kein Problem, und ich war wahrscheinlich die erste Dreijährige, die eine Vorlesung für Literatur des Mittelalters besucht hat.«

Meine Mundwinkel heben sich bei der Vorstellung, dass einer meiner Dozenten seinen Nachwuchs mit zur Uni bringen könnte.

»Spaß beiseite«, fährt Ruth fort. »Ich hatte Au-pairs und später in der Grundschule dann Olivers Eltern, die auf mich aufgepasst haben, falls Mum keine Zeit hatte. Aber das war okay. Sie liebt ihren Job, und auch wenn sie nicht ständig meine LEGO-Kreationen bewundern konnte, hat sie immer dafür gesorgt, dass es mir an nichts fehlte.«

Die Wärme, die in Ruths Stimme mitschwingt, während sie über ihre Mutter spricht, verpasst mir einen weiteren Stich. Dieses Mal bin ich gefasster, weshalb ich beschließe, ausnahmsweise so zu tun, als wäre ich kein emotionsloser Eisblock, und ihr stattdessen etwas über mich zu erzählen. Ein einziges, winziges Detail – als Gegenleistung dafür, dass sie sich mir derart geöffnet hat.

»Mein Dad ist bei einem Unfall gestorben, als ich elf war.«

Wie die wenigen Male davor hoffe ich, dass das Aussprechen der Worte die Geschehnisse real macht. Doch selbst nach all den Jahren fühlt sich sein Fehlen noch immer an wie ein Fiebertraum. Als wäre das alles gar nicht passiert …

Ich kann förmlich sehen, wie sie bei den Worten schluckt. Ihr muss die Parallele genauso schnell aufgefallen sein wie mir, als ich zum ersten Mal von Oliver gehört habe. Diese kleine, bittere Gemeinsamkeit, die uns scheinbar vom ersten Moment an verbunden hat.

»Das tut mir leid«, kommt es tonlos von ihr, aber ich schüttele nur den Kopf.

Muss es nicht. Kein Wort verlässt mehr meine Kehle. Stattdessen lasse ich die Erkenntnis, dass ich ihr gerade etwas über meine Vergangenheit erzählt habe, sacken. Etwas, das nicht einmal Toast wirklich weiß, sondern sich bestenfalls zusammengereimt hat.

Eine Weile sitzen Ruth und ich stumm da, beide in unsere eigenen Gedanken versunken. Über uns tickt der Countdown bis Spielbeginn herunter, während mir die Kälte langsam in die Glieder kriecht und Schauer über meine Haut jagt. Dann endlich lässt das Gefühl der Leere nach, wie auch die Male davor, wenn es hochgekommen ist. In meinem Kopf verblassen die Erinnerungen, und das Hier und Jetzt erscheint plötzlich klarer denn je.

Ich löse meine Hand aus Ruths und gebe der Versuchung nach, meinen Arm stattdessen um ihre Schulter zu legen. Ihr Kopf sinkt gegen meinen Oberkörper, hinterlässt eine Welle der Wärme, wo eigentlich keine sein sollte.

»Was ist aus ›kein Händchenhalten oder so‹ geworden?«, fragt sie mich mit belegter Stimme. Ich zucke mit den Schultern.

»Du hast damit angefangen.«

»Tut mir leid.«

»Schon okay«, ich drücke sie einen kurzen Moment fester an mich, bevor ich meinen Arm vollständig wegnehme. »Ich hab dich aber nicht zum Spiel eingeladen, damit du dir mein dämliches Gesülze anhören musst.«

Sie lehnt sich ein wenig weg und grinst mich herausfordernd an. »Was, wenn ich dein *Gesülze* gern höre?«

»Samwise, bitte. Niemand hört anderen gern beim Jammern zu.«

Daraufhin verdreht sie die Augen, bevor sie das kleine Papptablett aufhebt, das neben ihr auf dem Boden steht.

»Pommes?«

Ich blinzele überrascht, als mir klar wird, wie weggetreten ich vor unserem Gespräch wirklich war. Jedenfalls genug, dass ich nicht einmal mitbekommen habe, wie sie uns etwas zu essen besorgt hat. Ich will meine Portion gerade entgegennehmen, als sich auf einmal die Lichter über uns verdunkeln. Die Musik verstummt, und alles, was ich im ersten Moment erkennen kann, ist das Logo der Belfast Giants, das dort in der Mitte der Eisfläche leuchtet.

Gänsehaut überkommt meinen ganzen Körper. Eine Mischung aus Nostalgie und Vorfreude. Dann setzt die Musik ein, Flammen schießen vor den Katakomben empor, und das Team betritt das Eis.

Neben mir beginnt Ruth zu jubeln, zusammen mit den anderen Zuschauern. Gut zwei, drei Sekunden vergehen, in denen ich sie nur anstarre, die ausgelassene Freude auf ihrem Gesicht, das Strahlen in ihren Augen.

Dann stimme ich selbst mit ein.

Caramel

Ruth

Es ist seltsam, wie schnell sich das Licht verändern kann, in dem man einen anderen Menschen sieht, und wie es einen neue Details wahrnehmen lässt. Dominics Offenbarung hatte genau diesen Effekt auf mich, weshalb ich mich während des Spiels, aber auch in der Nacht danach immer wieder dabei erwische, wie ich ihn ansehe und mich frage: *Was hat sich verändert?*

Im Grunde genommen gar nichts. Dominic ist nicht zu einer anderen Person geworden, bloß weil er mir ein Geheimnis verraten hat. Aber vielleicht hat der Verlust seines Vaters genau das früher mit ihm getan: ihn verändert. Seine distanzierte Art – liegt es möglicherweise daran, dass er es nur vermeiden will, noch einmal verletzt zu werden? Denn verletzt wirkte er zweifellos, schon als ich das Trikot erwähnt habe.

Auf einer Seite ergibt es Sinn. Ich kenne es nur zu gut. Das Gefühl, alles Schöne aus dem eigenen Leben verbannen zu wollen in der Hoffnung, damit auch all den Schmerz aussperren zu können. Aber irgendwas sagt mir, dass das nicht alles ist. Dass das, was Dominic mir gezeigt hat, bloß die Spitze des Eisbergs ist.

Wie so oft verbringe ich die Nacht ohne Schlaf. Regungslos liege ich im Bett und starre an die Decke, auf die das durch die

Jalousie fallende Mondlicht feine Streifen malt. Dominics Atem geht ruhig an meinem Hals. Den Arm hat er um meinen Oberkörper geschlungen. Das macht er immer, wenn er schläft. Aber ich würde den Teufel tun, ihm das auf die Nase zu binden.

Normalerweise ist mir diese Nähe egal, aber heute huscht mein Blick immer wieder zu seinem schlafenden Gesicht. Dem angespannten Zug um seine Mundwinkel, der an den gescheiterten Versuch erinnert, in einer ausweglosen Situation ein Lächeln aufzusetzen.

Während ich ihn beobachte, drehen sich meine Gedanken im Kreis. Dominic, sein Vater, die Briefe, aber auch meine eigene Situation verschwimmen zunehmend zu einem Strudel, der mir den Schlaf raubt und mich hinabzieht. Immer wieder rede ich mir ein, dass ich ruhig bleiben muss. Schlafen sollte. Aber nichts hilft. Wie ein Film im Zeitraffer laufen einzelne Punkte durch meinen Kopf – kaum greifbar, schon wieder verschwunden. Siedend heiß fällt mir ein, dass ich meine Tabletten zu Hause vergessen habe. Gefolgt von der stummen Frage, wann ich sie überhaupt das letzte Mal genommen habe.

Ich muss deswegen mit meinem Arzt sprechen. Dringend. War der Termin heute oder morgen?

Mein Blick fällt auf mein Handy, das neben mir auf dem Kopfkissen liegt. Ich könnte schnell nachschauen, um sicherzugehen. Aber das würde meinen Kopf nur weiter beschäftigen. Ein Seufzer, fast ein Stöhnen, kommt mir über die Lippen wegen meiner inneren Rastlosigkeit.

Neidvoll blicke ich in Dominics Gesicht und lausche seinem ruhigen, regelmäßigen Atem. Meine Gedanken wechseln die Richtung, mal wieder. Und so geht es die ganze Nacht.

•••

»Ein bisschen erinnerst du mich an mich selbst in der Highschool, wenn mir morgens um vier eingefallen ist, dass ich noch einen Aufsatz fertig zu machen habe.«

Mein Blick fällt erst auf die Uhr am unteren Rand des Laptop-Bildschirms, dann auf Dominic, der im Türrahmen seines Wohnzimmers steht und mich betrachtet, als wäre er Charles Darwin und ich eine neue Spezies, die ihm Rätsel aufgibt. Mit seiner Aussage hat er nicht einmal unrecht – es ist kurz nach sechs Uhr.

»*Noch* wach oder schon?«, fügt er noch hinzu.

Ich lächele bitter. »Rate. Du?«

Müde zuckt er mit den Schultern. »Hab was Seltsames geträumt und kann nicht mehr einschlafen.«

»Albtraum?«

Während er noch immer unschlüssig an der gleichen Stelle verharrt, betrachte ich ihn. Inzwischen ist er mir so vertraut geworden, dass ich die Konturen seines nackten Oberkörpers blind nachzeichnen könnte. Die blasse Haut, die leicht definierten Bauchmuskeln, selbst die breiten Schultern, die er sonst immer unter seiner viel zu großen Jacke versteckt. Ich wusste immer, dass er attraktiv ist, doch jetzt ist da etwas an ihm, das mich kurzzeitig sogar vergessen lässt, dass ich ihn nicht so anstarren sollte.

Augenblicklich huscht sein Mundwinkel anzüglich nach oben, bevor er sich in Bewegung setzt. »Nur seltsam. Irgendwas mit Eishockey, Robotern auf dem Merkur und dem verschwundenen Bernsteinzimmer. Wahrscheinlich sollte ich beim Gamen keine Dokus im Hintergrund laufen lassen.«

Das Sofa gibt einen sterbenden Laut von sich, als er sich neben mir niederlässt, eine nach zu viel Weichspüler riechende Wolldecke vom Boden aufhebt und sie sich über die Schultern legt.

»Also, Samwise. Wieso machst du morgens um sechs Hausaufgaben?«

»Es ist fast Dezember. Drei Klausuren direkt nach Neujahr, eine Projektarbeit noch vor Weihnachten, und ich habe einfach Panik, dass ich es vermassele.«

Einen Moment halte ich inne, weil ich erstaunt darüber bin, wie rasend schnell die Zeit vergangen ist. Eben noch war es Anfang Oktober, und meine Hauptsorge war, dass ich es überhaupt zur Vorlesung schaffe, und jetzt sind wir inzwischen so weit im Jahr fortgeschritten, dass sich Hausfrauen im Supermarkt um den besten Truthahn streiten.

»Die schönste Zeit des Jahres«, kommentiert Dominic zynisch, während er über meine Schulter auf meinen Laptop linst und im Angesicht der Unschärferelation angewidert das Gesicht verzieht. »Da weiß ich wieder, wieso ich nicht Physik studiere.«

»Weil du Datenbanken interessanter findest als das Geheimnis des Universums?«

»Nein. Eher weil ich vor April keine Prüfung habe.«

Ich seufze geschlagen. Das System dahinter, wieso Kurse und einzelne Module so unterschiedlich laufen, werde ich wohl nie verstehen. Während die nächsten Wochen für mich die Hölle auf Erden werden, kann sich Roisin im Bachelor für Politikwissenschaften beispielsweise ganz auf Winterspaziergänge, Gingerbread Latte und entspannte Stunden vorm Kamin freuen.

»Fährst du nach Hause?«, fragt mich Dominic nach ein paar Minuten der Stille, in denen er den Fernseher eingeschaltet und ein altes Videospiel angeworfen hat.

»Machst du Witze?« Bei der Vorstellung, wie ich mit Sack und Pack bei meiner Mum aufwarte und ihr verkünde, dass wir zusammen Weihnachten feiern, muss ich fast lachen. »Meine Mutter fliegt auf die Bahamas oder so. Sie *hasst* Weihnachten.«

Nun grinst auch Dominic. »Und du?«

Ich zucke mit den Schultern. »Ich glaube, dadurch, dass ich als Kind nicht wirklich Weihnachten gefeiert hab, konnte ich mich nie dafür begeistern. Ich war ein, zwei Mal bei Olivers Eltern. Aber das einzige Highlight waren Caroles Yorkshire Puddings ...«

Beinahe stolpere ich über meine eigenen Worte, schaffe es dann aber doch, noch einmal die Kurve zu kratzen, bevor die Dunkelheit der Erinnerungen nach mir greifen kann. Schnell setze ich ein Lächeln auf und werfe einen Blick ins Zimmer. »Ich nehme an ... dir geht es ähnlich?«

Ich traue mich fast nicht, Dominic anzusehen. Noch immer kommen mir Fragen wie diese zu persönlich vor. Dabei ist es inzwischen nur die Feststellung des Offensichtlichen. Falls ich damit zu weit gehe, lässt er es sich nicht anmerken. Nur ein schmales Lächeln ruht auf seinem Gesicht, während er sich scheinbar umso bemühter auf den Bildschirm konzentriert.

»Auf die Bahamas fliegen? Eher nicht, Samwise.«

Ich verdrehe die Augen und wende mich wieder dem Laptop in meinem Schoß zu, wo ich von der Recherche über Heisenberg zu einem leeren Word-Dokument wechsele, das einmal meine Projektarbeit werden soll.

»Hattest du den die ganze Zeit dabei?« Mit einem Nicken deutet Dominic auf den PC.

»Yep. Hatte so eine Ahnung, dass ich vielleicht den letzten Bus nach Hause verpasse und unter einer Brücke übernachten muss oder so.«

»Sorry, dass du stattdessen mit diesem Loch hier vorliebnehmen musstest.«

Lächelnd boxe ich ihn in die Seite, bevor ich meine Arbeit und den Internetbrowser schließe. Stattdessen öffne ich eine Präsentation zu einer Vorlesung, in der Hoffnung, mich darauf besser konzentrieren zu können. Doch langsam fordert die schlaflose Nacht ihren Tribut.

Inzwischen ist es kurz nach halb sieben und damit definitiv spät genug, um eine Bahn zurück in die Stadt zu erwischen. Mein Arzttermin ist um elf ... die nächste Vorlesung habe ich erst heute Mittag ...

Entschieden klappe ich den Laptop zu, zur selben Zeit, als Dominic sein Spiel pausiert.

»Du gehst?«, fragt er, ohne den Blick vom Fernseher abzuwenden.

Ich nicke schwach. »Ich muss duschen ... und mich für die Vorlesung fertig machen.«

Als ich mich aufrichte, legt Dominic keinen Widerspruch ein. Er weiß inzwischen, dass ich nicht gern in »fremden« Häusern dusche. Zumal es sowieso eher untypisch wäre, zum Frühstück zu bleiben. Überraschenderweise begleitet er mich zur Tür. Ehe ich die Klinke runterdrücken kann, versperrt mir jedoch sein Arm den Weg. Eine schwache Geste, die kaum gereicht hätte, um mich *wirklich* aufzuhalten, aber sie sorgt dafür, dass ich meine Aufmerksamkeit auf ihn lenke.

Unter seinem intensiven Blick setzt mein Herzschlag einen Moment lang aus. Ich weiß, er will mir etwas sagen, doch welche Worte auch immer in seiner Kehle feststecken, sie verharren dort für was sich anfühlt wie eine kleine Ewigkeit.

»Nur so ein Gedanke ...«, äußert er schließlich mit belegter Stimme. »Für den unwahrscheinlichen Fall, dass du am Fünfundzwanzigsten nichts vorhast ... Die Tiefkühlpizza von ASDA kostet nur 79 Pence und ist gar nicht mal so übel. Und Prime hat seit letzter Woche alle Godzilla-Filme.«

»Klar.« Meine Stimme klingt beiläufig, freundlich. Als würde ich einer banalen Einladung zum Kino zusagen. Oder einer Lerngruppe an der Uni. Dabei fühlen sich meine Stimmbänder an, als wären sie kurz davor zu zerreißen. »Ich meine, warum nicht?«

Dominics Mundwinkel heben sich ein Stück. »Okay.«

Noch immer ruht seine Hand auf der Tür. Sein Körper drängt mich fast dagegen. Es wäre so einfach, mich herauszuwinden, mich zu verabschieden – *normal* zu verabschieden – und endlich das Weite zu suchen. Aber ich kann mich nicht rühren. Da ist wieder diese Energie zwischen uns, und nach den letzten Wochen weiß ich nur zu genau, wohin diese uns beide treibt. Unauffällig gleitet mein Blick seinen nackten Oberkörper hinab, verharrt ein Stück zu lange auf seiner Haut, deren Hitze ich beinahe in meinem Gesicht spüren kann.

Ich blinzele ein paarmal und hole so unauffällig wie möglich Luft. *Nicht jetzt*, sage ich mir, obwohl jede Zelle meines Körpers das anders sieht.

Dominic scheint meine Bedenken wahrzunehmen, denn auch er geht ein wenig auf Abstand. Nicht genug, um die Hitze zu vertreiben, aber so, dass ich problemlos die Tür aufmachen und verschwinden kann ... *könnte*.

»Bist du okay?«, fragt er dann auf einmal. »Ich meine, du hast nicht geschlafen. Schaffst du es bis nach Hause, ohne dass ich mir Sorgen machen muss, dass du im Zug nach Dublin landest?«

Selbst die Bemerkung kann mich nicht vollständig aus seiner Anziehung zu lösen. Ich lächele sanft und sehe ihm wieder direkt in die Augen. »Ich denke, das schaffe ich.«

Und dann stelle ich mich auf die Zehenspitzen und küsse ihn. Ein vorsichtiger, aber inniger Kuss. Zu kurz, um dazu zu führen, dass wir weiter gehen. Aber auch zu lang, um unschuldig oder gar süß zu wirken. Zärtlich streicht Dominic mir über die Wange. Ein Schauder durchfährt meinen Körper.

»Bis später«, flüstere ich ihm noch entgegen. Dann endlich gelingt es mir, mich abzuwenden und aus seiner Wohnung zu verschwinden. Doch selbst als die kühle Morgenluft meine erhitzte Haut zum Knistern bringt, hänge ich geistig noch an Ort und Stelle zwischen Dominic und seiner Wohnungstür fest.

Was war das eben?

Dominic

Noch eine ganze Weile verharre ich regungslos im Flur, während meine Gedanken mit der Geschwindigkeit halb ausgekühlter Lava vorankriechen. Ich kann die Berührung noch auf meinen Lippen schmecken, die Kühle spüren und rätsele darüber. Ein Abschiedskuss, hm?

In mir rührt sich etwas. Der Teil von mir, der jetzt gern in Panik geraten würde, sendet ein Warnsignal nach dem anderen an meinen Kopf. Wann wurde *nur Sex, keine Gefühle* zu *morgendlichem Small Talk mit Abschiedskuss*? Und wie?

Immer noch stehe ich da und starre die Tür an. Als könnte Ruth jeden Augenblick zurückkommen und mir mit einem »Just a prank, bro!« den Mittelfinger ins Gesicht halten. Aber das passiert nicht. Und egal, wie sehr es in meinem spärlichen Gefühlsleben auch rumort, die eigentliche Angst bleibt aus. Kein Impuls, sämtliche Kontaktdaten aus meinem Handy zu löschen. Kein Wunsch, die Uni zu schwänzen, nur um ihr nicht über den Weg laufen zu müssen wie noch vor ein paar Wochen.

Hat eigentlich sie den Kuss begonnen? Oder ich?

Ich entspanne meine Hände, weil ich eben erst gemerkt habe, wie verkrampft ich sie zu Fäusten geballt habe, bevor ich mich endlich umdrehe. Statt ins Bett, was in Anbetracht meines Zustands und meiner Müdigkeit nicht die schlechteste Idee wäre, führt mich mein Weg in die Küche. Wie in Trance gehe ich zum Kühlschrank, nehme mir eine Dose Pepsi heraus, bevor ich aus dem Fenster starre.

Draußen hat sich inzwischen ein heller Streifen am klaren Himmel gebildet, auch wenn von der Sonne noch lange nichts zu sehen ist. Ein Flugzeug, das gerade am City Airport gestartet sein muss, zieht über meine Wohnung hinweg, sorgt ein paar Sekunden lang für ohrenbetäubenden Lärm, bevor es wieder still wird. Zu still.

Müde lehne ich mich gegen die Küchenzeile und lege den Kopf in den Nacken. Ich öffne die Dose und lausche anschließend dem leisen Rauschen der Kohlensäure und dem Ticken der Uhr über der Tür, während ich versuche, mein Gehirn dazu zu zwingen, seinen Betrieb wieder aufzunehmen.

Interpretier nicht zu viel in die Sache hinein, sage ich mir und nicke, als schuldete ich jemandem eine Antwort. Dann fällt mein Blick wie zufällig auf die Schublade. Noch immer bin ich von dieser seltsamen Orientierungslosigkeit befallen, dass mir gar nicht so recht klar ist, was ich tue.

Ich strecke meine Hand danach aus und ziehe das Fach heraus. Sofort schlägt mir der Geruch entgegen. Das Parfüm meiner Mutter haftet an den Briefen, obwohl einige davon schon über ein Jahr alt sind. Ich nehme den obersten heraus und lasse meine Fingerspitzen über das billige Papier gleiten, als könnte ich dadurch den Inhalt ertasten.

Die Poststempel lassen ein Muster erkennen. Immer einmal im Monat. Wie ein ungefragter Bericht aus ihrem Leben, ein fahrlässig geführtes Tagebuch. Verbittert stelle ich fest, dass sie in all der Zeit davor nicht so viel mit mir geredet hat, wie sie es jetzt mit diesen Briefen versucht. Seit Dads Unfall war da nicht mehr als Schweigen.

Mum, wo ist Dad?

Mum, kann ich bei einem Freund übernachten?

Mum, ich verschwinde von hier.

Mum, ich will dich nicht mehr sehen.

Stille. So wie jetzt in der Wohnung.

Erschrocken lasse ich den Brief fallen, woraufhin er zurück an seinen Platz segelt. Zurück in die Schublade. Zurück in die Dunkelheit, in die ich ihn und all die Erinnerungen verbanne.

Ein Knall ertönt, als ich das Fach zuschlage. Endlich erwache ich aus meiner Starre. Vernunft ergreift wieder von meinem Körper Besitz, treibt mich hinaus aus der Küche, schaltet die Konsole im Wohnzimmer aus und verfrachtet mich zurück ins Bett. Genug von dem Bullshit. Genug von der Gefühlsduselei. Ich brauche einfach nur Schlaf, um die lästigen Gedanken loszuwerden.

Doch selbst ich weiß, dass auch dann die Dämonen niemals verschwinden.

Ash

Ruth

Die Erinnerungen sind die schlimmsten.

Als ich aufwache, kann ich spüren, wie warme Sonnenstrahlen mich an der Nase kitzeln, als wäre das hier echt. Aber ich weiß, dass etwas nicht stimmt. Von der ersten Sekunde an, in der ich Olivers schlafendes Gesicht vor mir erblicke, ist mir klar, dass dies nur ein weiterer Traum ist. Doch selbst diese Erkenntnis katapultiert mich nicht zurück in die Wirklichkeit. Als hätte mich jemand an einen Stuhl gefesselt, meinen Kopf in eine Zwinge gespannt und mit Klebeband meine Augenlider fixiert, während ich gezwungen werde, einen widerlichen Splatterfilm zu schauen.

Nur dass die Szene, die mir bevorsteht, schlimmer ist. Auch wenn das warme Gefühl in meiner Brust mir etwas anderes weismachen will.

Wie auf Kommando setzt mir mein Gehirn Bilder der vorangegangenen Nacht vor. Erinnerungen an Olivers Geburtstag, einen Abend im Limelight, etwas zu viel Alkohol und einen Kuss, der alles irgendwie ins Rollen gebracht hat.

Noch immer liegt er schlafend neben mir, wobei der Abstand zwischen uns so klein ist, dass sein Atem die feinen roten Haarsträhnen, die mir ins Gesicht hängen, wild durcheinanderwirbelt. Er war der Erste, der sich nicht über die Farbe lustig gemacht hat.

Mein Blick wandert von seinem blonden Haar über seine ernste Miene weiter hinab zu seinem nackten Oberkörper.

Haben wir wirklich …? Die Frage poppt in meinem Kopf auf, obwohl ich die Antwort bereits kenne. Schließlich ist das alles schon passiert. Wie ein »Was bisher geschah …« in irgendeiner Serie, das ich einfach nicht überspringen kann.

Als hätte er mein inneres Fluchen über diesen Umstand gehört, schlägt Oliver plötzlich die Augen auf. Trotz seiner Verschlafenheit strahlt das Blau darin, als würde es leuchten, was meinen Puls durcheinanderbringt. Mit einem Mal kann ich meinen Herzschlag in jeder Faser meines Körpers spüren. Ob Oliver es auch hört?

Ein paarmal blinzelt er mich an. Ob schockiert, verwirrt oder vielleicht sogar glücklich, kann ich nicht sagen. Meine Gefühle scheinen mich zu übermannen, machen mich blind für die feinen Regungen seiner Mimik, an der ich sonst seine Gedanken ablesen kann. Ich versinke in seinem Anblick und kann mein Lächeln kaum zurückhalten. Als er es dann auch noch erwidert, bin ich einer Ohnmacht nahe.

»Was zur Hölle?!« Sein Lächeln wird noch eine Spur breiter, wird zu einem Grinsen, in dem selbst ich mit meiner rosa Brille den Unglauben sehe. Er dreht sich auf den Rücken, weg von mir. Mir liegen tausend Worte auf der Zunge. Seit Kindertagen ist Oliver mein bester Freund, und immer wieder brüste ich mich damit, dass ich ihm einfach alles sagen kann. Doch es gibt Dinge, die ich nicht mal ihm anvertrauen will. Dinge, von denen ich fürchte, sie könnten alles, was zwischen uns ist, kaputt machen.

Und genau jetzt nach einer gemeinsamen Nacht, die wir unserer Feierlaune zu verdanken haben, droht der Staudamm, mit dem ich sie bisher zurückgehalten habe, nachzugeben. Komischerweise fühle ich mich zuversichtlich, wenn ich so darüber nachdenke. Er war es, der mich geküsst hat. Er war es, der gefragt hat, ob ich nicht bei ihm im Bett übernachten will. So wie früher – nur irgendwie ganz anders.

Das muss doch was bedeuten!

Aber meine Zunge bleibt gelähmt, während ich ihn dabei beobachte, wie er das Gesicht in seiner Armbeuge vergräbt und dabei immer wieder den Kopf schüttelt. »Was ist passiert, Ruth?«

Er war schon immer eine Dramaqueen, doch die Geste versetzt mir einen Stich, den ich überspiele, indem ich mich selbst zur Seite drehe und mein Handy vom Boden hochfische.

»Die Temperatur ist ganz plötzlich auf minus vierzig Grad gesunken, und du wärst fast erfroren. Ich musste dich aus den nassen Sachen rausholen und deinen Körper warm halten«, erwidere ich so gelassen, dass ich mir fast selbst glauben will.

»Wirklich?«

Ich kichere. »Nein.«

»Scheiße.«

Ich tue so, als würde ich versuchen, mein Handy einzuschalten, dabei ist mir klar, dass der Akku tot ist. Hauptsache, ich muss Oliver nicht ansehen. Hauptsache, er merkt nicht, wie sehr mein Herz rast oder wie sich bei seiner Reaktion eine Art Gift durch meine Venen frisst.

»Es tut mir leid«, murmelt er dann. »Ich wollte nicht ... ich wollte dich nicht zu was bringen, das du später bereust.«

Mein Herz setzt einen Schlag aus. Bereuen? Als ob!

Ich winke ab und schaffe es sogar irgendwie, den Mut aufzubringen, ihn anzusehen. »Ich bereue es nicht ... nur auf die Kopfschmerzen könnte ich verzichten.«

Neckisch zwinkere ich ihm zu und ernte nur ein weiteres Lächeln. Im hereinfallenden Sonnenlicht, das jeden seiner Muskeln umso mehr betont und seine Haut strahlen lässt, als wäre sie aus Gold, ist sein Anblick herzzerreißend schön, was es nur noch unglaublicher macht, dass er mit mir ...

Er, der Sonnyboy, dem, egal, wo er hingeht, die Welt zu Füßen liegt. Ich diejenige, die nur deshalb zu strahlen scheint, weil ich sein Licht reflektiere.

Und für einen kurzen, naiven Moment rede ich mir ein, dass es trotzdem irgendwie funktionieren könnte. Dass er nach letzter Nacht mehr in mir sieht *als nur das Anhängsel, das ihn seit der Grundschule nicht mehr gehen lassen wollte.*

Doch da dies nur eine Erinnerung ist, ein Film, den ich zu oft gesehen habe, weiß ich genau, was jetzt kommt.

»Mann, wir müssen echt betrunken gewesen sein«, äußert er. »Denkst du, jemand hat etwas mitbekommen?«

Ich zucke unbekümmert mit den Schultern, obwohl ich mit einem Mal das Gefühl habe, mir würde die Galle hochsteigen. »Wäre das denn ein Problem?«

»Ich will nur nicht den falschen Eindruck vermitteln. Es ist nicht so, dass ich dich unattraktiv finde, aber wir wissen beide, dass da nichts Romantisches zwischen uns ist.«

Wissen wir das wirklich?, will ich ihn fragen, aber ich beiße mir auf die Zunge. Mein ganzes Leben habe ich Olivers Ehrlichkeit geschätzt, aber in diesem Moment wünsche ich mir, er würde einfach nur still sein und aufhören, den Funken Hoffnung mit Füßen zu treten.

Ich wache auf und bin patschnass. Eine ekelhafte Mischung aus kaltem Schweiß und Tränen benetzt meine Haut, doch obwohl mich mein erster Impuls unter die Dusche treiben will, bleibe ich liegen und starre aus dem Fenster, hinter dem sich bereits der Nachthimmel zeigt. Ein Anblick, bei dem das Loch, in dem ich stecke, sich zu einer bodenlosen Kluft öffnet.

Aus den fünf Minuten Nickerchen vor der Uni ist ein ganzer Tag geworden. Damit habe ich nicht nur meine Vorlesung verpasst und wertvolle Zeit zum Lernen verschwendet, sondern auch meinen Termin beim Psychologen nicht wahrgenommen. Einen Termin, den ich bitter nötig habe. Die Selbstbeherrschung und der Optimismus, die ich mir die letzten Wochen aufgebaut habe, haben schon wieder Risse bekommen. Inzwischen sogar so weit, dass alles drauf und dran ist, in sich zusammenzubrechen. Vor allem jetzt, wo diese Bilder wieder präsent sind. Vor allem jetzt, wo Olivers Gesicht wie ein Geist vor meinem inneren Auge schwebt. Vor allem jetzt, wo ich seine Berührungen beinahe wieder spüren kann.

Ich hätte es ihm sagen sollen. Ich hatte Dutzende – Hunderte Gelegenheiten, es zu tun. Nicht nur am Morgen nach unserem ersten Mal. Beim ersten Treffen danach. In einem ruhigen Moment auf der nächsten Party. In der Uni. Beim nächsten Kuss und dem danach.

Doch so einfach es mir sonst in seiner Nähe fiel, ich selbst zu sein – ich habe es nie geschafft, ihm die Wahrheit zu sagen. Ihm zu erklären, dass hinter dem, was zwischen uns lief, für mich mehr steckte als nur unverbindlicher Spaß am Sex. Stattdessen behielt ich es für mich aus Angst, um das, was wir hatten, nicht kaputt zu machen.

Ob es das wert war?

Doch noch ehe ich mir die Frage beantworten kann, taucht eine weitere in meinem Kopf auf. Hauchzart, sodass sie in dem ganzen Chaos, das da in meinen Gedanken herrscht, fast zu verschwinden droht: Was, wenn ich es schon wieder tue?

Coral

Dominic

Ein Nickerchen, Vorlesungen sowie die Gruppenarbeit an unserem Programm helfen mir, über den Tag hinweg, den *Vorfall* langsam zu verdrängen. Dass ich Ruth nicht über den Weg laufe, tut ein Übriges.

Darin war ich schon immer ausgezeichnet: Verdrängung. Ob nun Hausaufgaben während der Schulzeit, das Gefühl von Hunger, Scham, wenn ich nicht wusste, wo ich die Nacht schlafen sollte, oder die Existenz meiner Eltern. Mir einzureden, all diese Dinge gäbe es gar nicht und hätte es nie gegeben, ist schon immer mein Weg gewesen, damit umzugehen. Und genau so handhabe ich den seltsamen Kuss heute Morgen auch.

Ich konzentriere mich auf meinen Alltag und auf mich, bis ich abends Ruth ein Video schicke. Ein kurzer, lustiger Clip, auf den ich einen Lachsmiley und einen Daumen hoch erhalte. Kurz darauf folgt ihrerseits ein Meme, und damit bin ich mir sicher, dass alles in Ordnung ist. Eigentlich hätte ich es dabei belassen sollen, stattdessen jedoch bleibt mein Blick im Chatfenster auf meinem Handy haften, während Toast durchs Headset seine Anweisungen durchgibt.

»Und jetzt gehst du auf Steam und klickst einfach auf ›Spielen‹!«

»Kostet mich das was?« Roisins Stimme ist ein rauschendes Echo dessen, was ich von ihr kenne. Dass sie ihr Handy und das dazugehörige Headset verwendet, sorgt dafür, dass sie manchmal klingt, als säße sie in einem Abflussrohr, während gleichzeitig jeder Mausklick als Bombenschlag durchkommt.

»Nein. Bei *Destiny* zahlst du nur für Erweiterungen, wenn dir das Basisspiel gefällt«, erklärt Toast müde. »Und um hübsch auszusehen.«

»Was?« Sie braucht einen Moment, um zu realisieren, dass er damit die Skins für ihren Avatar meint. »Ach so.«

Es folgen ein paar Klicks. Währenddessen frage ich mich, wie er es geschafft hat, jemanden wie Roisin dazu zu bekommen, das sechste Mitglied unseres Teams zu werden. Ihr Laptop schafft es nur deshalb, das Spiel überhaupt zum Laufen zu bringen, weil Toast den Prozessor übertaktet hat, und bisher kam mir Roisin auch nie wie jemand vor, der sich mehr für Videospiele interessiert als eine gelegentliche Runde *Candy Crush Saga* auf dem Handy.

Ob ich Ruth doch hätte fragen sollen?

Noch immer ist mein Blick aufs Chatfenster gerichtet. Mir fällt auf, dass sie bis auf den kurzen Austausch eben verdächtig still war. Ob ich nachbohren sollte, ob alles in Ordnung ist?

»Was für eine Klasse soll ich spielen?«

Ich schalte mich kurzerhand stumm und lege das Headset ab, bevor ich ein »BRB« in den Chat tippe. Es kann sicher noch eine Weile dauern, bis Roisin ihren Charakter erstellt und sich durchs Tutorial gekämpft hat, also schnappe ich mir mein Handy und bewege mich in die Küche.

Ich rede mir ein, dass ich das »Alles okay?« an Ruth ganz beiläufig versende, während ich Kühlschrank und Tiefkühler nach etwas Essbarem durchsuche. Meine Mühen werden mit Frühlingsrollen belohnt, die in etwa den Nährwert von Pappmaschee besitzen, immerhin aber meinen knurrenden Magen füllen sollten. Kaum habe ich sie in den Ofen geschoben, kommt auch schon eine Antwort von Ruth.

So weit. Sorry, dass ich so still bin, ich bin schon den ganzen Tag am Lernen.

Ich ziehe eine Grimasse, obwohl sie diese nicht sehen kann. Klar will ich genauso wenig im Studium versagen wie sie, aber ihre fast schon hartnäckige Besessenheit macht mir manchmal ein wenig Angst.

Schon okay. Wie kommst du voran? Toast hat Roisin für unser Destiny-Team rekrutiert.

Hat er sie bestochen?

Einen Moment stolpere ich über die Frage, weil sie so geschickt meiner eigenen auszuweichen scheint. Aber vielleicht hat Ruth nur anderes im Kopf – oder sie will sich nicht dazu äußern, weil sie möglicherweise mehr Zeit mit Netflix verbracht hat, als sie sollte.

»Ich würde es nicht ausschließen«, antworte ich stattdessen und bekomme prompt einen Lachsmiley zurück. Diesen mit den Tränchen in den Augen, den die Leute immer setzen, wenn sie einen Witz weniger beeindruckend finden, als man selbst gern hätte. Bei Ruth ist das ein wenig anders – selten sieht man in ihren Nachrichten mal ein gelbes Gesicht aufblitzen, was mich umso stutziger macht. Sollte ich noch mal fragen?

Sicher, dass alles okay ist?

Ich warte ein paar Sekunden auf eine Antwort. Doch schnell werden Minuten daraus. Schließlich ist es das Piepen meines Ofens, das mich daran erinnert, dass ich viel zu lange untätig in der Küche herumgestanden habe. Ich öffne die Luke, schnappe mir mein Abendessen und mache mich auf den Weg zurück in mein Zimmer.

Ich werde von Toasts ruhiger Stimme empfangen, der Roisin mit einer Engelsgeduld erklärt, wie sie ihre Fähigkeiten verwenden kann, und endlich erhalte ich Antwort.

Nur ein schlechter Tag. Aber ich will dich damit nicht nerven. Ist *DnD* diese Woche am Donnerstag?

Auch wenn ich es nicht zugeben möchte, stößt mir ihre Antwort saurer auf, als mir lieb ist. Dafür, dass sie mich nicht nerven will, sollte ich ihr dankbar sein, aber irgendwie ...

Mir ist klar, dass ich nicht mehr aus ihr herausbekommen werde – und dass es mich auch gar nicht erst interessieren muss. Ich bin der letzte Mensch, mit dem man über einen schlechten Tag sprechen sollte. Falls sie Probleme hat, wird sie sich sicher Roisin anvertrauen. Wieso also lässt es mich nicht los?

• • •

Im Gegensatz zum Kuss am Morgen will Ruth selbst nicht so recht aus meinen Gedanken verschwinden. Auch nicht über die nächsten Tage hinweg. Auf meine Versuche, sie mit Memes zu einem Gespräch zu bringen, reagiert sie selten mit mehr als einem Emoji – meistens sogar gar nicht. Ich schiebe es auf die Klausuren, doch es ändert nichts daran, dass mich ihr Verhalten insgeheim stört – fast schon besorgt – und ich mich am Donnerstag früher zum Treffpunkt für unsere *DnD*-Session aufmache als verabredet.

Gegen meinen Willen setzt mein Herz einen Moment aus, als ich Ruth an ihrem Stammplatz im C.S.-Lewis-Zimmer entdecke, Dutzende Mitschriften, Ausdrucke und Stifte um sich herum verteilt, als wäre sie eine Wissenschaftlerin kurz vor einem alles verändernden Durchbruch. Als sie meine Schritte hört, wirft sie mir einen skeptischen Blick über die Schulter zu, bevor sich ihr Gesicht rasch zu einem entwaffnend aufrichtigen Lächeln verzieht.

»Du bist früh dran«, stellt sie fest, was mich einen Moment lang zögern lässt.

Ich starre sie buchstäblich an und versuche, irgendetwas aus ihren Augen herauszulesen, das verrät, was in ihr vorgeht. Ihre Haut ist glatt und frisch, ihre Haare sind ein wenig zerzaust, aber das sind sie eigentlich immer, und auch sonst deutet nichts darauf hin, dass Ruth ein paar harte Tage hinter sich hat. Die seltsamen, besorgniserregenden Töne, die ich aus unseren knappen Chats herausgelesen habe, sind im echten Leben nicht existent. Ob ich überreagiert habe?

»Die Vorlesung war so spannend – ich musste raus, sonst hätte mein Herz das nicht ausgehalten«, erwidere ich lahm und mit zu viel Verzögerung, aber Ruth scheint sich wenig daran zu stören. Wortlos wendet sie sich von mir ab und rückt wie beiläufig den Stuhl neben sich zurück. Eine stumme Einladung, der ich ohne Umschweife folge.

Ich schiebe vorsichtig ein paar ihrer Sachen beiseite, um Platz für meinen Laptop zu schaffen. Immer wieder huscht mein Blick dabei zu ihr hinüber, doch gewissenhaft, wie sie ist, hat sie sich schon wieder über ihre Übungsaufgaben gebeugt.

»Wie laufen die Vorbereitungen?«, frage ich, während ich mich gleichzeitig verfluche, weil mir nichts weniger Banales einfällt.

Zur Antwort zuckt Ruth mit den Schultern. »Ich denke, ganz gut, auch wenn eine innere Stimme mir regelmäßig einzureden versucht, dass ich so oder so durchfalle.«

»Wenn du in deinem Kopf Stimmen hörst, solltest du vielleicht mal Pause machen.«

Der Vorschlag klingt suggestiver als beabsichtigt, doch zu meiner Überraschung legt sie den Stift beiseite und sieht mich direkt an. Noch immer umspielt ein Lächeln ihre Lippen, die sie in einem zarten Rosa geschminkt hat. Ganz entspannt berührt sie das Display ihres Handys neben ihr, worauf dieses kurz die Uhrzeit anzeigt. Es ist zehn vor vier.

»Tut mir leid, dass ich die letzten Tage nicht wirklich ansprechbar war«, kommt es da auf einmal mit einem Seufzen, während sie mit einem Nicken auf ihre Unterlagen deutet. »Ich will nicht noch ein Semester in den Sand setzen und …«

Ich weiß instinktiv, dass da noch mehr sein muss, doch ihr Satz läuft ins Nichts. Sofort wird die Stille im Raum greifbar, und fast kommt es mir so vor, als würde Ruth versuchen, mir die restlichen, unausgesprochenen Worte telepathisch zuzusenden. Der Blick ihrer grauen Augen ist ungewohnt intensiv, doch falls sie sich erhofft, dass ich daraus die richtigen Schlüsse ziehe, ist sie bei mir an der falschen Adresse. Genauso gut könnte sie auch versuchen, einer Ente das Morsen beizubringen.

»Also«, fragt Ruth stattdessen, ohne dabei den Blickkontakt

abzubrechen, »was treibt dich so früh hierher? Hast du mich etwa vermisst?«

Ihre gehobenen Augenbrauen unterstreichen den Sarkasmus in ihrem Tonfall. Obwohl da eine kleine Stimme in meinem Hinterkopf flüstert: *Habe ich?*

»Wir haben uns seit Sonntag nicht gesehen«, erinnere ich sie. »Ich musste rausfinden, ob deine Haare wieder spontan die Farbe gewechselt haben.«

Sie deutet auf die Flusen auf ihrem Kopf, die noch immer eine bunte Mischung aus lila, blau und grün sind, wobei inzwischen ganz leicht ein heller Ansatz durchkommt.

»Wie du siehst: Noch hatte ich keinen Nervenzusammenbruch, gefolgt von einem Haarfarben-Panikeinkauf bei Boots.«

Gegen meinen Willen wandert meine Hand in ihre Haare. Die dünnen bunt gefärbten Strähnen fühlen sich weich wie Federn an, und obwohl uns noch eine halbe Armlänge trennt, kann ich den Duft des Einhorn-Shampoos wahrnehmen, nach dem auch ihr ganzes Badezimmer riecht. Eine kurze Welle der Wärme trifft mich, die vage Erinnerung an einen Abend bei ihr, Pizza, Netflix und Sorglosigkeit. Das Ganze kommt so unerwartet, dass die Worte einfach aus mir herausblubbern.

»Vielleicht hab ich dich *ein bisschen* vermisst.«

Es ist so, als würde mein Körper von selbst die Kontrolle übernehmen. Womöglich um zu verhindern, dass mir noch einmal so was Dämliches entwischt. Fakt ist, dass der darauffolgende Kuss sowohl mich als auch Ruth überrascht, obwohl wir inzwischen so aufeinander eingestellt sind, dass es sich wie das Natürlichste der Welt anfühlt.

Ich spiele mit dem Feuer, als ich sie auf meinen Schoß ziehe und meine Hand unter ihren Hoodie gleiten lasse. Zwar habe ich nicht vor, bis zum Äußersten zu gehen, aber wenn jetzt jemand aus unserer Gruppe durch die Tür käme, würde uns das in ein Loch stürzen, aus dem wir so schnell nicht mehr herauskämen.

Doch ebenso wie ich scheint Ruth sich im Moment wenig darum zu scheren. Mit federleichten Berührungen wandern ihre kalten Finger über mein Gesicht in meine Haare, vergraben sich dort, was den Abstand zwischen uns nur weiter verringert. Sie presst ihre Lippen gegen meine, als könnte sie nur auf diese Weise atmen.

Ich weiß nicht, was ich von diesem Kuss halten soll, der innerhalb von Sekunden nicht nur alles an Unschuld, sondern auch einen Hauch der sonstigen Unbekümmertheit verliert. Er ist zu hungrig. Zu intensiv. Zu *gut* für das, was da zwischen uns sein soll.

Scheinbar haben wir den gleichen Gedanken, denn unsere Köpfe fahren so abrupt auseinander, als hätten wir uns aneinander verbrannt.

»Versteh mich nicht falsch«, flüstert Ruth, »aber …«

Ich nicke, ohne dass sie ihren Satz beenden muss. Meine eigenen Worte stecken irgendwo fest, was möglicherweise damit zu tun haben könnte, dass mein Blut gerade nach Süden rauscht und den Kopf komplett verlassen hat.

Noch immer sind wir uns näher, als es für mein Denkvermögen gut ist. Aber obwohl wir uns einig sind, dass wir uns auf sehr dünnem Eis bewegen, macht Ruth keinerlei Anstalten, von meinem Schoß zu rutschen. Ebenso wenig schaffe ich es, sie in irgendeiner Weise dazu aufzufordern, sondern starre ihr nur in die Augen.

»Nicht hier«, wiederholt sie eindringlicher.

Ich nicke.

»Die anderen …«

Ich nicke wieder.

»Dominic.«

Wieder küsse ich sie, und auch dieses Mal dauert es keine Millisekunde, bevor wir wieder alles um uns herum vergessen. Kurz kann ich mir einreden, dass es mir egal ist, was Toast und die anderen sagen würden. Dass ich ihm erklären kann, dass zwischen mir und Ruth eine ganz einfache Freundschaft herrscht, die ein paar Extras beinhaltet, und dass sie nicht zu viel in die Sache hineininterpretieren sollen.

Denn das ist es, was wir hier tun: ein bisschen Spaß auf freundschaftlicher Basis. Nicht mehr.

Das Klingeln meines Handys ist möglicherweise der rettende Schubs ins Eiswasser, der Ruth und mich wieder zurück in die Realität holt. Sofort rutscht sie von meinem Schoß und richtet sich Hoodie und BH, während ich mein Telefon aus meiner Jackentasche fische. Gleichzeitig versuche ich, mich so hinzusetzen, dass die Enge in meiner Hose irgendwie erträglich wird.

»Dominic?«, höre ich Connors Stimme am anderen Ende der Leitung, nachdem ich auch nach dem Abheben kein einziges Wort gesagt habe.

»Hm?«

»Liegst du im Bett?«

Ich wünschte, es wäre so. »Nein.«

»Toast will wissen, wo du bist.«

»McClay«, informiere ich ihn knapp. »Ich wollte mir vor der Session noch was zu essen holen.«

»Er ist schon da«, höre ich es am anderen Ende der Leitung flüstern. »Was soll ich ihm sagen? ... Okay ... Okay ... Toast sagt, dass er dich umbringt, wenn er rausfindet, dass du dich in Wirklichkeit drückst.«

Ich verdrehe die Augen, bevor mein Blick auf Ruth fällt. Als hätte es den Moment eben nicht gegeben, hat sie sich wieder über ihre Unterlagen gebeugt, während sie beiläufig mit ihrer freien Hand versucht, das Chaos auf ihrem Kopf zu bändigen.

»Wäre das alles?«, frage ich müde, weil ich wohl sicher nicht ans Telefon gehen würde, wenn ich mich wirklich vor der Session drücken wollte.

» ... keine Ahnung, was das heißen soll ... Wieso fragst du ihn nicht selbst, Toast? ... Denkst du wirklich, dass er das machen würde? ... Sei nicht immer so negativ ...« Mit einer Engelsgeduld lausche ich dem einseitigen Gespräch am anderen Ende der Leitung. Dann endlich richtet Connor wieder das Wort an mich: »Wir sind in ein paar Minuten da.«

Ruth

Draußen ist es schon lange dunkel, als sich mit Toast auch der Letzte aus dem C.S.-Lewis-Zimmer verabschiedet und damit Dominic und mich in der Stille zurücklässt. Während dieser stumm auf seinem Laptop herumklickt, hole ich ein letztes Mal meine Unterlagen raus. Eigentlich habe ich mir vorgenommen, heute kürzerzutreten und nach *DnD* den Rest des Abends freizumachen, doch ich weiß, dass ich den Verstand verliere, wenn ich nicht zumindest das Übungsblatt, das ich bereits angefangen habe, beende.

Dominic leistet mir schweigend Gesellschaft. Nach der kurzen Szene vorhin haben wir uns nicht explizit darauf geeinigt, später dort weiterzumachen, wo wir aufgehört haben. Tatsächlich bin ich aber für seine Anwesenheit dankbar. Das leise Klackern der Tastatur mischt sich unter das Geräusch der feinen Regentropfen an der Fensterscheibe und wirkt seltsam beruhigend auf meine angeschlagenen Nerven.

Die Panik, meine Prüfungen zu versauen, wird von Tag zu Tag greifbarer. Doch noch schlimmer ist die zunehmende Angst vor einer lähmenden Episode wie Montag. Meine Stimmung ist auf einem Dauertiefpunkt angelangt. Seit Dienstag stürze ich mich wieder in meine Uniangelegenheiten in der Hoffnung, dass sie mich von dem Fallbeil ablenken, das drohend über meinem Kopf schwebt. Irgendwie habe ich es noch einmal geschafft, mich aus dem Loch zu ziehen. Doch mir graut es nur vor einem weiteren Albtraum, der mich dieses Mal vielleicht endgültig in die Tiefe reißen könnte.

Ich schüttele den Kopf, als könnte ich die Angst auf diese Weise irgendwie loswerden, und blicke hinüber zu Dominic. An der Art, wie seine Pupillen hin und her zucken, kann ich erkennen, dass er an irgendeinem Spiel sitzt.

»Gehst du nicht zur Debatte?«, beginne ich vorsichtig eine Unterhaltung. Es ist Donnerstag und damit Zeit für die wöchentlichen Diskussionsrunden der Literific Society, was auch der Grund ist, wieso Toast, Roisin und die anderen sich so zeitig verabschiedet haben. Bis auf Holly sind sie alle Teil des Komitees, das den Club leitet, und daher jeden Donnerstag dabei. Auf Roisins Wunsch habe ich es im ersten Semester ein paarmal versucht, doch anders als Oliver konnte ich dem Ganzen wenig abgewinnen. Jetzt habe ich zusätzlich noch die Befürchtung, dass ein Abend dort nur weitere unliebsame Erinnerungen wachrufen könnte. Also bleibe ich dem Ganzen lieber fern.

»Nicht mein Ding«, erwidert Dominic. »Die Spaßdebatten an Halloween finde ich ja noch ganz witzig, aber Gott bewahre, wenn sich Connor wieder so sehr in seinen Traum von einem EU-Superstaat reinsteigert, dass er mit voller Wucht auf den Tisch schlägt.«

Amüsiert verziehe ich die Lippen. »Ist das wirklich passiert?«

»Oh ja. Und selbst wenn ich nicht da bin, krieg ich am nächsten Tag sowieso alles haargenau erzählt. Von daher ...« Er zuckt mit den Schultern, räuspert sich schließlich. Noch bevor er die Frage überhaupt ausspricht, weiß ich, dass er schon eine Weile darüber brütet, auch wenn sie aus dem Nichts zu kommen scheint. »Willst du mir endlich verraten, was es mit den Farben auf sich hat?«

Ich grinse. »Beschäftigst du dich immer noch damit?«

»Natürlich. Es geht mir nicht in den Kopf, wieso jemand seine Zeit damit verschwenden sollte, seine Mitschrift so aussehen zu lassen wie das Malbuch eines Erstklässlers.«

»Ich bitte dich. Kein Erstklässler hat so viele Farben.« Ich strecke ihm die Zunge raus, bevor ich auf das Chaos blicke, das ich innerhalb kürzester Zeit wieder angerichtet habe.

Selbstverständlich ist seine Frage berechtigt. Nur habe ich ihm bisher die Antwort verschwiegen, weil sie mir ... ja ... lächerlich vorkommt? Peinlich ist? Oder sie ihn nichts angeht? Was auch immer es ist, das mich bisher zurückgehalten hat, irgendwann zwischen den Ereignissen der letzten Wochen muss es wohl verschwunden sein. Die Hemmungen, die sonst verhindern, dass solche Dinge meinen Mund verlassen, existieren in Dominics Gegenwart fast nicht mehr, und so schlucke ich nur kurz, bevor ich zu erzählen beginne.

»Nachdem Oliver den Unfall hatte, war ich nicht gerade auf der Höhe. Ein paar Wochen, Monate hab ich mich komplett isoliert, bevor Mum mir in den Hintern getreten und mir Hilfe gesucht hat. Seither nehme ich Medikamente, aber gerade in der Anfangsphase bin ich auch zur Therapie gegangen, um das Trauma zu verarbeiten.«

Ich mache eine kurze Pause, um zu sehen, ob meine Erzählung Dominic bereits langweilt. Doch zu meiner Überraschung hat er den Laptop zugeklappt und nickt aufrichtig interessiert.

Unmöglich zu sagen, was in seinem Kopf vorgeht, aber fast meine ich da so etwas wie Unsicherheit in seinen Augen aufblitzen zu sehen.

»Meine Therapeutin damals hat mir empfohlen, ein Tagebuch zu führen, um meine Stimmungen festzuhalten.«

»Klingt spaßig.«

Ich schnaube voll Ironie. »Und in Anbetracht der Tatsache, dass ich nur begrenzt lebensfähig war, oder mich zumindest so gefühlt habe, auch äußerst schwierig. Mit den Medikamenten habe ich immerhin nicht durchgehend schlechte Tage, sondern eher so ein Auf und Ab, und das Tagebuch sollte mir gerade am Anfang helfen, diese Schwingungen besser einschätzen zu können und frühzeitig zu erkennen, wann ich zu sehr abrutsche.«

Ich stocke kurz und blicke auf die Aufgabe vor mir, die ich in einem hellen Grünton aufgeschrieben habe. »Am Anfang habe ich das ganz normal versucht, aber irgendwie hatte ich es nie mit Wörtern – und meine Therapeutin war nicht sonderlich glücklich damit, dass jeder zweite Tag ›meh‹ war. Also kam sie auf die Idee mit den Farben. Eine Farbe beschreibt einen Tag. Ich hatte kein wirkliches System dahinter, außer bunt gleich gut und grau gleich schlecht. Aber irgendwie hat sich das so etabliert. Und nach und nach hat sich mein Kalender gefüllt und wurde langsam auch bunter.«

»Und deshalb machst du das auch mit deinen Mitschriften?«

Ich zucke mit den Schultern. »Ich habe das Gefühl, dass ich mich so besser konzentrieren kann … außerdem. Ich denke, das ist vielleicht so eine Unterbewusstseinssache durch das Tagebuch. Bunter Text als gutes Zeichen, wenn du verstehst.«

Dominic verzieht das Gesicht. »Einigermaßen. Ist das auch der Grund für deine Haarfarbenexzesse?«

Reflexartig fahre ich mir mit der Hand durch die Strähnen.

In manchen Momenten kommt mir die Kürze noch immer ungewohnt vor, nachdem ich sie quasi immer lang getragen habe. Aber ich mag den Look, weil er sich mehr nach mir anfühlt als nach dem Mädchen, das ständig Oliver hinterhergetappt ist.

»Nicht ganz, nein«, erwidere ich dann. »Ich wollte mal was anderes nach allem, was passiert ist. Und außerdem hatte ich es satt, ständig wegen des Rots gehänselt zu werden.«

»Der gute alte Hit-a-Ginger-Day«, murrt Dominic, »Kinder können furchtbar sein, wenn man auch nur ein bisschen aus der Reihe tanzt.«

»Sprichst du da aus Erfahrung?«

Er zuckt mit den Schultern. Vorsichtig, fast schon kaum merklich verändert, sich etwas in seiner Miene. Seine offene Neugier verschwindet, und ich weiß, dass es nur eine Frage von Sekunden ist, ehe er das Thema wechselt und etwas Unverfängliches anspricht. Etwas, das uns beide weniger verwundbar zurücklässt. Aber noch bin ich dafür nicht bereit, denn es passiert selten, dass ich Dominic einmal in dieser Stimmung erwische. Also beschließe ich, ein kleines Risiko einzugehen.

»Da du jetzt also eines meiner tiefsten Geheimnisse kennst«, beginne ich beiläufig, während ich so tue, als wäre ich wieder mehr an meinen Aufgaben interessiert, »kann ich dich auch was fragen?«

»Ich benutze schwarzen Kugelschreiber wie jeder andere Mensch auch«, lässt er mich wissen. »Sorry, falls dich das jetzt enttäuscht.«

Sein Tonfall lenkt nicht von der Unsicherheit in seiner Stimme ab. Denn ihm muss klar sein, dass meine Frage möglicherweise genauso persönlich werden könnte und er mir der Fairness halber sogar eine Antwort schuldet.

»Du musst mir nichts verraten, was du nicht verraten willst«, stelle ich daher schnell klar. »Ich bin nur neugierig.«

Ein Seufzer kommt schwer über seine Lippen. »Schieß los.«

»Was hat es mit den Briefen in deiner Küche auf sich?«

Die Atmosphäre im Raum ändert sich schlagartig. Etwas, dessen ich mir nur allzu schnell bewusst werde, obwohl ich mich nicht mehr von dem krampfhaften Versuch abhalten kann, die Situation runterzuspielen. »Es werden wohl kaum alte Liebesbriefe sein ... oder?«

Eine Weile kommt keine Reaktion von ihm. Mit weit offenen Augen starrt er auf die Tischplatte vor sich, während er verzweifelt darum bemüht scheint, nicht preiszugeben, was wirklich in ihm vorgeht. Als Dominic schließlich aufsteht, weiß ich, dass ich die Frage nie hätte stellen dürfen.

Wortlos räumt er seine Sachen in seinen Rucksack, der mittlerweile nur noch einen einzigen Träger hat. Mir liegt eine Entschuldigung auf den Lippen oder ein Witz als Versuch, die Situation ihrer Ernsthaftigkeit zu berauben. Doch ich verkneife mir jedes weitere Wort. Einerseits weil ich befürchte, damit alles nur noch schlimmer zu machen. Andererseits weil mein Stolz es mir verbietet. Natürlich ist er mir keine Antwort schuldig, aber zumindest ein einfaches »Ich will dazu nichts sagen« wäre angebracht, nachdem ich ihm mein Herz ausgeschüttet habe.

Aber darauf kann ich nicht hoffen. Stattdessen bleibt mir nichts übrig, als tatenlos dabei zuzusehen, wie er seine Tasche schultert und zum Ausgang marschiert. Ehe er jedoch geht, hält er noch einmal kurz inne. Er sagt nur einen einzigen Satz, der sich unweigerlich in mein Gedächtnis brennt. »Die Briefe sind von meiner Mutter.« Dann verlässt er den Raum.

Über die Hintergründe kann ich nur spekulieren. Inzwischen weiß ich über seinen verstorbenen Vater Bescheid, doch von seiner Mutter hat Dominic kein Wort erwähnt. Binnen Minuten malt sich mein Gehirn die bizarrsten Szenarien aus, von Entfremdung bis hin zu der Möglichkeit, dass sie vielleicht wegen Mordes im Gefängnis sitzt. Egal, wie unglaubwürdig manche dieser Ideen auch klingen, ich kann meine fieberhaften Überlegungen nicht abschalten, während ich nur auf die Tür starre, durch die Dominic eben verschwunden ist.

Zum ersten Mal seit Ewigkeiten verspüre ich den Impuls, sofort Roisin anzurufen und ihr *alles* zu erzählen. Um wenigstens eine zweite Meinung zu haben, jemanden, der mit mir über die Gründe für diese plötzliche Kälte spekuliert. Aber so einfach ist das nicht. Wenn ich ihr von den Briefen erzähle, wird sie wissen wollen, was ich überhaupt erst in seiner Wohnung zu suchen habe, und das wiederum wird eine ganze Kette an Fragen nach sich ziehen, die ich ihr nicht beantworten kann. Nicht nur habe ich mich mit Dominic darauf geeinigt, unsere *Vereinbarung* für uns zu behalten, sondern ich fürchte mich tatsächlich davor, von Roisin verurteilt zu werden. Weil ich andere Prioritäten haben sollte, als mich auf jemanden einzulassen, der schon auf zwei Meilen Entfernung nach Problemen riecht. Und dabei weiß Roisin nicht einmal, dass es mit Oliver ganz ähnlich abgelaufen ist ...

Am Ende beschließe ich, nichts zu sagen, weil es mir sowieso nichts bringen wird, irgendjemanden um eine Einschätzung zu bitten. Dominic ist ein Buch mit sieben Siegeln, und auch wenn ich in letzter Zeit das Gefühl hatte, einen Blick auf die Seiten darin erhaschen zu können, so kenne ich ihn doch gut genug, um zu wissen, was Schweigen bei ihm bedeutet. Oder in diesem Fall eine einzige Information, die so vage ist, dass ich am Ende nicht weiter bin als vorher.

War es das gerade wirklich wert?

Pine

Dominic

Ich bin ein Trampeltier, ein Feigling und ein Riesenarsch.

Tatsächlich gab es immer wieder Punkte in meinem Leben, an denen ich zu dieser Feststellung gelangt bin, doch selten hat sie derart an mir genagt wie jetzt. Von der Sekunde an, in der ich aufgestanden bin, habe ich gewusst, dass es vernünftigere Lösungen gibt, doch alte Gewohnheiten lassen sich nur schwer ablegen. Und Rückzug ist schon immer mein erster Impuls gewesen, wenn etwas meine Komfortzone überschreitet.

Für den Rest des Abends kann ich so tun, als gäbe es weder Ruth noch meine Mutter noch die Briefe in meiner Schublade. Ich gehe nach Hause, um mir ein paar schlechte Horrorfilme reinzuziehen, gönne mir Tiefkühlpizza und ignoriere alles um mich herum, bis ich auf dem Sofa einschlafe. Als ich jedoch am nächsten Morgen aufwache, drücken mich die Schuldgefühle beinahe zu Boden.

Ich weiß, dass ich mit jeder Minute, die ich länger warte, um mich bei Ruth zu melden, mehr kaputt mache. Hätte ich ihr gestern Abend noch geschrieben, hätte ich es als Überforderung abtun können, jetzt dagegen muss ich mir schon etwas Besseres einfallen lassen. Es ist kurz nach acht, als ich aus dem Haus trete und das erste Mal auf mein Handy blicke. Außer ein paar Nachrichten von Toast über die gestrige Debatte gibt es keine Neuigkeiten. Nichts von Ruth. Doch wenn ich ihrem Status beim Facebook-Messenger trauen kann, hatte sie eine kurze Nacht. *Zuletzt online vor drei Stunden.*

Mein Daumen juckt förmlich, eine Entschuldigung zu tippen. Oder einen lahmen Spruch, irgendwas, das an Normalität erinnert. Doch ich verkneife es mir. Das, was ich gestern abgezogen habe, muss ich persönlich richtigstellen.

Mit einem Seufzen stecke ich mein Handy ein und starre in den noch nächtlichen, wolkenverhangenen Himmel. Mein Atem bildet eine Wolke, die sich langsam nach oben schlängelt, bevor sie sich im frischen Wind auflöst. Über den Ereignissen der letzten Wochen hat der Winter so schnell und unbemerkt Einzug gehalten, dass mir erst jetzt vollständig klar wird, wie rasch die letzten zwölf Monate vergangen sind. Nächstes Jahr um diese Zeit werde ich mitten im Pflichtpraktikum stecken. Das Jahr danach schon auf der Zielgeraden für den Bachelor. Und dann?

Ich schließe die Augen, und die kühle Luft prickelt auf meiner Haut, während ich den bevorstehenden Tag im Kopf durchgehe. Möglicherweise erwische ich Ruth am Mittag nach meiner Vorlesung in der Bibliothek. Wenn nicht, kann ich versuchen, auf gut Glück bei ihr zu Hause vorbeizuschauen. Ich würde das Gespräch zwar viel lieber auf neutralem Grund führen, um zu vermeiden, dass am Ende mein Körper für mich das Denken übernimmt, aber so kann ich es immerhin nicht weiter nach hinten verschieben.

So zumindest der Plan. Doch das eine Mal, an dem ich mich anständig verhalten will und beste Absichten habe, ein Missverständnis zu klären, macht mir das Leben einen Strich durch die Rechnung. Oder gleich mehrere – nur um auf Nummer sicher zu gehen.

Zuerst beschließt Toast, die freie Zeit zwischen den Vorlesungen für unser Gruppenprojekt zu nutzen. Das wäre an sich kein Problem – vor allem, weil es mir die Aussicht auf ein freies Wochenende gibt –, doch damit verfliegt bereits meine erste Chance, der Bibliothek einen Besuch abzustatten. Mitten in meinem Tutorium für Datenbanken trudelt dazu noch eine verzweifelte SMS von der Gottesanbeterin ein. Die neue Aushilfe für die Vorweihnachtszeit hat sich krankgemeldet und ob ich nicht Zeit hätte, heute Nachmittag einzuspringen.

Zuerst bin ich kurz davor zu fragen, ob ich dafür auch doppelt bezahlt werde, doch ein Blick auf mein Konto lässt mich auch so widerwillig zustimmen.

So viel dazu.

Zu allem Überfluss zieht sich der Tag ungeahnt in die Länge. Die Spätschicht am Freitag ist immer besonders schlimm, weil ich mich mit Partygängern auseinandersetzen muss, die stockbetrunken vom Vorglühen in den Laden stolpern, um sich für fünf Minuten Fußweg zum Club noch ein paar Vorräte zu organisieren. Ihre Flüche, Drohungen und Schimpfwörter, während ich mich weigere, ihnen etwas zu verkaufen, erinnern mich daran, wieso ich selbst nie trinke, obwohl ich am Ende nicht wenig Lust hätte, den Tag mit ein paar Drinks einfach abzublenden. Aber das kommt nicht infrage.

Als ich endlich Feierabend habe und auf die Straße trete, ist es schon kurz nach Mitternacht. Mein Handy hat nur noch mickrige acht Prozent Akku, doch sie reichen, um zu sehen, dass Ruth mir in der Zwischenzeit immer noch nicht geschrieben hat. Wieso sollte sie auch? Wahrscheinlich wartet sie, dass ich mich melde.

Ehe ich mir etwas Besseres ausdenken kann, tippe ich eine Nachricht.

Gleichzeitig mache ich mich auf den Weg die Botanic Avenue hinunter. Dass meine Arbeit keine zwei Minuten Fußweg von ihrer Wohnung entfernt liegt, kann ich als praktischen Zufall und Grund angeben, wieso ich um diese Zeit noch bei ihr aufkreuze. Ein »Ich war in der Nähe« kommt einfach weniger verzweifelt rüber als »Ich will schon den ganzen Tag mit dir reden«. Auf meine Frage erhalte ich jedoch keine Antwort, und ein prüfender Blick auf die dunklen Fenster ihrer Wohnung bestätigt, dass sie entweder tatsächlich schon schläft oder gar nicht zu Hause ist. Trotzdem versuche ich es an der Tür – ohne Erfolg.

Mit einem Seufzen lasse ich mich auf dem Treppenabsatz nieder. Genau an der Stelle, wo ich Ruth vor einigen Wochen vorgefunden habe. Hier, wo das alles angefangen hat. Gegen meinen Willen sacke ich zusammen und merke zum ersten Mal, wie fertig ich bin.

Den ganzen Tag stand ich so unter Strom, dass ich kaum ein Gefühl zugelassen habe – sowohl physisch als auch emotional. Jetzt nach der Spätschicht kann ich auf einmal jeden einzelnen Knochen spüren, während die Müdigkeit mir mit einem Vorschlaghammer den Schädel zu zertrümmern scheint. Doch da ist noch eine andere Art von Erschöpfung. Eine, die tiefer geht als schlaflose Nächte und lange Tage. In meinem Inneren rumort eine gefährliche Mischung aus unterdrückten Gefühlen, die inzwischen so stark brodelt, dass ich sie trotz des Verschlusses, mit dem ich sie vor Jahren versiegelt habe, spüren kann. Über den Auslöser kann ich nur spekulieren, doch nun bin ich mir sicher, dass Ruth, wenn auch unbewusst, ihre Finger im Spiel hatte. Wie auch bei allem anderen, was in den letzten Wochen hochkam.

Früher wäre es mir nie im Traum eingefallen, jemandem von

meinen Eltern erzählen, und jetzt sitze ich hier vor ihrer Wohnung und will … ja was eigentlich? Mich entschuldigen? Ihr alles erklären? Oder nur unverbindlichen Sex, um mich auf andere Gedanken zu bringen? Ich verziehe die Lippen, denn ich weiß, dass ich den auch einfacher haben könnte. Wann war ich eigentlich das letzte Mal auf Tinder?

Ich hole mein Handy aus der Tasche, doch ehe ich zu sehr in Versuchung komme, fällt mein Blick auf eine frisch eingetrudelte Nachricht.

Alles okay bei dir?

Toast muss ahnen, dass etwas nicht stimmt. Den ganzen Tag habe ich seinen Blick auf mir gespürt, aber für ihn hat sich keine Gelegenheit ergeben, mit mir unter vier Augen zu reden. Ich starre die Nachricht ein paar Sekunden stumm an, dann fasse ich kurzerhand einen Entschluss.

Kann ich vorbeikommen?

• • •

Toasts Zimmer ist der wahr gewordene Traum eines jeden Nerds. Signierte Filmposter, Funko Pops, ein LEGO-Millennium-Falke, original lizensierte Laserschwerter – es gibt keine Ecke, die nicht bis zur Decke mit Merchandise ausgefüllt ist. Sein ganzer Stolz ist ein großer Pappaufsteller von Mark Hamill, der das Fußende seines riesigen Betts bewacht, auf dem ich mich unaufgefordert niederlasse.

Obwohl ich öfter mal bei ihm vorbeischaue, habe ich jedes Mal das Gefühl, dass sich etwas in dem Raum verändert hat.

Heute ist es die rosa LED-Beleuchtung hinter seinem Schreibtisch, die neu dazugekommen ist.

Mit einem besorgten Gesichtsausdruck lässt Toast sich auf dem Gamingstuhl davor nieder. Dunkel erinnere ich mich an eine Diskussion, in der die anderen und ich ihn davon abbringen wollten, vierhundert Pfund für das Teil auszugeben, aber laut ihm verbessert der Sessel in Rennfahreroptik seine Zielgenauigkeit bei Shootern.

Er nimmt eine ungesund aussehende Kauerposition ein und schiebt sich das dicke Brillengestell zurecht. Fehlt nur noch, dass er einen Notizblock zückt, um sich alles aufzuschreiben, doch immerhin darauf verzichtet er. Dann beginnt das Verhör.

»Dir ist klar, wie spät es ist?«

»Wir wissen beide, dass ich dich nicht vom Schönheitsschlaf abhalte und du um diese Zeit sonst auch nicht im Bett liegst«, informiere ich ihn kühl.

»Touché. Was aber führt dich hierher, mein Kind?«

Ich hebe missbilligend die Brauen. »Bitte, lass die Guru-Nummer.«

»Na gut.« Er räuspert sich. »Gibt's 'nen Grund, wieso du um kurz vor eins nachts bei mir aufschlägst?«

Seufzend nicke ich. »Gesellschaft ... schätze ich.«

Der Schluck von seinem Energydrink, den er gerade genommen hat, verteilt sich als feiner Sprühnebel im Zimmer, als Toast ein unkontrolliertes Lachen ausstößt. Dass er sich beinahe daran verschluckt, ist nur ein schwacher Trost dafür, wie sehr ich es augenblicklich bereue, überhaupt hergekommen zu sein.

»Ich meine es ernst«, beteuere ich schließlich und wende meinen Blick ab in Richtung Mark Hamill, der als junger Luke Skywalker Ehrfurcht gebietend über den Raum wacht und im Vergleich zu meinem besten Freund immerhin den Anstand besitzt, sich nicht über mein Elend zu amüsieren.

»Sorry.« Es dauert einen Moment, bis Toast den Hustenreiz unter Kontrolle hat, doch auch dann sehe ich noch feine Tränchen in seinem Augenwinkel schimmern. »Was ist los?«

Unwillkürlich entfährt mir ein Seufzer. Während ich mir auf dem Weg hierher noch genau überlegt habe, was ich sagen will, hat sich inzwischen bereits wieder eine Art Knoten in meinem Kopf gebildet, der es schwierig macht, überhaupt einen Anfang zu finden. Worte, zurechtgelegte Phrasen und Erklärungen entgleiten mir nach und nach, und am Ende bringe ich alles nur auf einen einfachen, wenig aussagekräftigen Satz: »Mir geht's nicht gut.«

Zu meiner Überraschung verschwindet das Lächeln aus Toasts Gesicht. »Willst du mir sagen, wieso?«

Sofort schüttele ich den Kopf. So viel dazu.

»Weißt *du*, wieso es dir nicht gut geht?«

Ich zucke mit den Schultern. Ja und nein. Anschließend vergrabe ich mein Gesicht in meinen Händen und sacke zusammen. Toast kennt mich lange genug, um zu wissen, wie ich funktioniere. Ihm ist bewusst, dass er nichts aus mir herausbekommt, wenn ich nicht darüber reden will. Er weiß aber auch, dass mein Schweigen manchmal mehr verrät, als Worte es je könnten.

Still richtet er sich auf und beginnt damit, sein Zimmer umzuräumen. Aus einer Ecke zieht er ein mit Rollen versehenes TV-Schränkchen, aus dem er zwei Controller hervorholt. Einen wirft er mir ungefragt in den Schoß, mit dem anderen macht er es sich neben dem Bett auf dem Boden bequem. Er schaltet Fernseher und Xbox an, und nur wenig später landet auch eine Flasche Lucozade neben meinem Controller, die er irgendwo unter seinem Bett versteckt hatte. Ohne zu zögern, nehme ich einen Schluck des prickelnden Energydrinks, obwohl ich den künstlichen Zitronengeschmack verabscheue.

Kurz bevor Toast die CD für *Halo* in die Konsole schiebt, wendet er sich noch einmal mit ernstem Gesichtsausdruck an mich. »Du weißt, dass du mit mir reden kannst.«

Ich antworte, obwohl meine Zunge an meinem Gaumen zu kleben scheint: »Ich weiß.«

Und das ist auch schon alles, was wir uns noch sagen, bevor wir für die nächsten Stunden ganz in die Welt von virtuellen Weltraumschlachten eintauchen und die Realität bis zum Morgengrauen vergessen.

• • •

»Du lebst noch?«

Ich weiß nicht, ob mein leichtfertiger Wunsch am letzten Freitag diese Situation heraufbeschworen hat oder ich es doch eher meiner eigenen Unachtsamkeit zu verdanken habe, dass mit einem Mal Sunny vor mir steht. Ohne auf eine Antwort zu warten, nimmt sie mit ihrem Coffee-to-go-Becher in der Hand mir gegenüber Platz und klimpert mit den falschen Wimpern.

Ich setze ein unverbindliches Lächeln auf, obwohl ich insgeheim lieber aufstehen und wegrennen würde. Mir war von Anfang an klar, dass mein Platz im Café, das sich direkt im Erdgeschoss der Bibliothek befindet, mich quasi auf dem Silbertablett präsentiert, aber ich bin davon ausgegangen, dass die Handvoll Bekanntschaften, die ich an der Uni habe, nicht ausgerechnet heute hier vorbeikommen. Ein kalter Schauer läuft mir über den Rücken, als Sunny mich mit ihren Augen fixiert.

»Nun? Wo warst du?«

Ich zucke mit den Schultern. »Hier? Hör mal, ich ...«

»Schon gut.« Ihre Miene wird freundlicher, und sie zwinkert mir verschwörerisch zu. »Eine Entschuldigung oder Erklärung wäre zwar ganz nett gewesen, aber das ist schon okay.«

»Ist es?«, frage ich irritiert, wobei ich mich vage erinnere, ihr mehrmals gesagt zu haben, dass ich an keiner Beziehung interessiert bin.

Ein Schulterzucken, bevor sie einen Schluck aus ihrem Becher nimmt und anschließend aus dem Fenster schaut. Mein Blick wandert zu dem Abdruck, den ihr Lippenstift auf dem Deckel hinterlässt, folgt dann aber ihrem nach draußen. Von hier aus hat man eine perfekte Aussicht auf den Kopfsteinpflasterweg, der vom Hauptcampus zur Bibliothek führt, und ich würde lügen, wenn ich behaupte, dass das nicht genau meine Absicht gewesen ist.

Inzwischen ist fast eine Woche vergangen, seit ich Ruth das letzte Mal gesehen habe, und alle Versuche, sie abzufangen oder mit ihr zu sprechen, sind fehlgeschlagen. Als wäre sie vom Erdboden verschluckt. Und allmählich gehen mir die Möglichkeiten aus. Mein buchstäbliches Auflauern hier im Café ist nur ein weiterer Verzweiflungsakt, um irgendwie mit ihr in Kontakt zu treten.

»Also, wie ist es dir die letzte Zeit so ergangen?«

Ich habe so lange und konzentriert nach draußen gestarrt, dass ich kurzzeitig sogar vergessen habe, dass Sunny vor mir sitzt.

»Ganz okay, denke ich. Dir?«

»Ich glaube, ich habe mich an alles gewöhnt. Das Unileben und so. Meine Mitbewohner sind nicht ganz so gruselig, wie ich am Anfang dachte, und durch die Vorlesungen habe ich auch ein paar nette Leute kennengelernt.«

»Das klingt doch gut.«

Sie lächelt und streicht sich eine blonde Strähne hinters Ohr.

»Was ist mit dir? Wenn ich es nicht besser wüsste, würde ich sagen, dass du auf jemanden wartest.«

Ich schnaube ertappt. »So in etwa.«

»Willst du mir davon erzählen?«

Smoke

Ruth

Wie schnell Rollen vertauscht werden können. Vor ein paar Wochen war Dominic es noch, der mich aufs Äußerste gemieden hat – jetzt bin ich es, die in seinen Schuhen steckt. Wobei in meinem Fall weniger Absicht dahintersteckt als vielmehr meine Überforderung mit der Gesamtsituation. Der »Streit« – wenn man es überhaupt so nennen kann – hat meinem ohnehin schon angeschlagenen psychischen Gleichgewicht den Rest gegeben, und seither lebe ich in einem Zustand, den meine Psychologin in Edinburgh immer als *Notfallmodus* beschrieben hat. Ich atme, esse und trinke – aber nur, weil ich es muss –, während ich mich wie besessen auf meine Projektarbeit und die Klausurvorbereitung stürze.

Roisin gegenüber kann ich vorgeben, dass es nur daran liegt. Sie kennt mich und weiß, dass ich in meinem streberhaften Perfektionismus dazu neige, mich vor Prüfungen komplett abzukapseln. Und während ich genau das tue und gleichzeitig in einer Abwärtsspirale weiter nach unten segele, werden die Nächte zum Tag. Nachrichten auf meinem Handy bleiben ungelesen. Irgendwann mache ich mir nicht einmal mehr die Mühe, den Akku aufzuladen.

Die Tage verschwimmen zu einem einzigen farblosen Brei. Ich stehe auf, sobald ich es aus dem Bett schaffe, und gehe nur dorthin zurück, wenn ich kurz vorm Zusammenbrechen bin. Das erspart mir die Albträume. Meistens.

Nach einer Woche muss ich meine Höhle jedoch verlassen. Nicht nur sollte ich dringend wieder meine Vorräte an Tütensuppen aufstocken, sondern auch ein paar Bücher aus der Bibliothek besorgen. Und wenn ich schon dabei bin, auch ganz, ganz dringend mit Dominic sprechen. Das zunehmende schlechte Gewissen drückt meine Stimmung immer weiter. Und auch wenn ich mittlerweile zu dem Schluss gekommen bin, dass ich ihm keine Entschuldigung dafür schulde, eine einfache Frage gestellt zu haben, will ich doch wenigstens klarstellen, dass ich nicht wütend auf ihn bin.

Als ich endlich beschließe, das alles in die Tat umzusetzen, ist es Donnerstagmorgen in der vorletzten Woche vor Weihnachten. Eine Information, die ich meiner Quittung von Starbucks entnehme, weil ich noch immer neben mir stehe und meine Wohnung ohne mein Handy verlassen habe. Der darauffolgende Weg durch die Botanic Avenue fühlt sich befremdlich an – als wäre ich Jahre auf einer einsamen Insel gestrandet gewesen und nicht nur ein paar Tage abgetaucht. Aus allen Geschäften ertönt Weihnachtsmusik. Lichterketten spannen sich über die Straßen, und der Geruch von Kälte und Zimt liegt in der Luft. Mich lässt das alles unberührt. Vor allem dieses Jahr, wo ich mich darauf konzentrieren muss, irgendwie weiter zu funktionieren.

Unwillkürlich beschleunige ich mein Tempo, bis ich schließlich an der Bibliothek ankomme. Wegen der Abgabetermine, die für alle näher rücken, ist das Gebäude heute zum Bersten gefüllt. Alle Sitzgelegenheiten sind restlos besetzt, keine Steckdose, an der nicht ein Ladekabel hängt. Ich bin froh, dass ich nur hier bin, um ein paar Bücher auszuleihen. Dennoch schaue ich kurz im C.S.-Lewis-Zimmer im obersten Stock vorbei. Ich kann nicht behaupten, dass ich mich bereit für das Gespräch mit Dominic fühle, aber das werde ich wohl nie, also sollte ich die Gelegenheit nutzen, wenn ich es ohnehin schon aus dem Haus geschafft habe.

Nach unseren unzähligen zufälligen Begegnungen dort kommt es mir wie ein Wink des Schicksals vor, dass ich statt ihm oder seinen Freunden eine Gruppe Jura-Erstsemester vorfinde, die ich auf den ersten Blick an den dicken Gesetzbüchern erkenne, welche vor ihnen auf dem Tisch liegen. Als ich sie entdecke, murmele ich nur ein kurzes »Sorry«, ehe ich bereits wieder aus dem Raum husche. Als würde mir mein Leben sagen wollen: *Tja, so leicht mache ich es dir nicht.*

Kurz spiele ich mit dem Gedanken, Dominic eine Nachricht zu schicken, um zu sehen, ob er nicht doch eine Freistunde hat, aber dann zweifele ich in der nächsten Sekunde schon wieder daran. Wie feige käme das denn, nachdem ich ihn jetzt gut eine Woche ignoriert hab? Zumal ich ja mein Handy nicht einmal dabeihabe ... Sofort verwerfe ich den Plan, verfluche mich gleichzeitig dafür, dass ich nicht einfach mache, und gehe zur Ablenkung auf die Suche nach meinen Quellen für die Projektarbeit.

Eine gute Dreiviertelstunde später checke ich auch schon wieder aus. Die mit Einhörnern bedruckte Plastiktasche von Poundland ächzt gewaltig unter was ich auf gut fünfzehn Kilo Textbücher schätze, und nicht zum ersten Mal bin ich dankbar für meinen kurzen Heimweg. Vorher mache ich aber noch einen kurzen Zwischenstopp im Café im Erdgeschoss der Bibliothek, weil ich nach den vielen Tütensuppen doch mal wieder Lust auf eine Sausage Roll habe. Und dort läuft Dominic mir dann doch über den Weg.

Einem nervigen Zufall habe ich es zu verdanken, dass er mich zuerst entdeckt. Wäre es andersrum gewesen, wäre mir nämlich aufgefallen, dass er nicht allein an seinem Fensterplatz sitzt. Die Blondine ihm gegenüber ist hübsch mit einem einnehmenden Lächeln und wirkt auf mich so, als sei sie noch nicht lange an der Uni. Außerdem kommt sie mir seltsam bekannt vor.

Das alles geht mir in einem Sekundenbruchteil durch den Kopf, bevor sie sich umdreht und mich nun genauso wie Dominic in Augenschein nimmt. Ich bin mir fast sicher, dass ich einer Analyse unterzogen werde. Mit den Boyfriendjeans, dem übergroßen Hoodie und den schweren Stiefeln scheinen zumindest optisch Welten zwischen uns zu liegen. Doch falls sie mich dafür verurteilt, lässt sie es sich nicht anmerken. Wieder dieses Lächeln, das mich vage an Olivers erinnert: breit, aufrichtig, voller Selbstbewusstsein. Das Lächeln von jemandem, der sich nie im Leben Sorgen machen musste, in einer neuen Umgebung nicht sofort Freunde zu finden. Beneidenswert.

Nach ein paar Augenblicken wendet sie sich wieder an Dominic, wechselt ein paar Worte mit ihm, die ich über den Lärm des Cafés hinweg nicht verstehe, und rauscht anschließend davon. Ein ekelhafter Schauer überkommt mich, den ich nicht ganz einordnen kann, wie das Gefühl, uneingeladen irgendwo reingeplatzt zu sein. Doch Dominic nickt mir nur zu, ehe er mit dem Kinn auf den freien Platz ihm gegenüber deutet.

Ich habe jetzt zwei Möglichkeiten: Entweder ich verschwinde gleich, oder ich tue so, als ob ich es eilig hätte.

Oder Option Nummer drei: Ich tue ihm den Gefallen. Tue vielleicht auch *mir* den Gefallen, werde los, was ich loswerden will, und stelle die Dinge zwischen uns hoffentlich wieder richtig.

Ich signalisiere ihm, dass ich mir erst noch etwas zu essen holen will – und noch einen Kaffee, weil ich heute mal so richtig gesund lebe und ich das gerade dringend brauche, bevor ich auch schon zur Theke husche. Das Ganze verschafft mir trotz der kleinen Schlange weniger Bedenkzeit als erhofft, aber am Ende beschließe ich, das Richtige zu tun, und lasse mich Dominic gegenüber in den Sitz sinken, während ich ihm eine Cola-Dose zuschiebe.

Eine Weile hocken wir nur schweigend da. Obwohl nur ein mickriger runder Tisch zwischen uns steht, kommt es mir so vor, als wäre die Distanz zwischen uns nie größer gewesen. Ich spüre Dominics analytischen Blick auf meinem Gesicht, schaffe es jedoch selbst kaum, etwas anderes anzusehen als die Pflastersteine draußen vorm Fenster. Inzwischen haben sich die Wolken verdichtet, und feine Tröpfchen fallen vom Himmel. Kein Regen, aber auch kein Schnee – Letzteres ist eh eine Seltenheit hier in Belfast. Das Wetter nimmt der Welt auch den letzten Rest Farbe, was perfekt meine eigene Stimmung widerspiegelt.

»Alles okay?« Ganz vorsichtig, fast als wäre es Zufall, stupst Dominic unterm Tisch meinen Fuß an. Eine Geste, die mich davor bewahrt, gedanklich völlig abzudriften. Hilflos zucke ich mit den Schultern. Mit den Farben draußen scheint auch meine Fähigkeit zu sprechen verschwunden zu sein.

»Das eben war Sunny«, lässt er mich auf einmal mit erstaunlich ruhiger Stimme wissen. Beinahe klingt es wie eine Rechtfertigung. »Ich hab sie seit Oktober nicht gesehen, aber im Moment sitzt der halbe Campus in der Bibliothek.«

Ich nicke. Der Name sagt mir was. War das nicht sein Tinder-Date, das er vor gefühlten Ewigkeiten hat sitzen lassen? Daher kam sie mir auch so bekannt vor. In meiner Magengegend fängt es mit einem Mal an zu prickeln. Die Eifersucht trifft mich unerwartet und heftig. Dabei habe ich keinerlei Anspruch auf Dominic. Wir sind nicht zusammen – genau genommen müsste er mir nicht einmal erzählen, was er nebenbei so macht. Und dennoch verpasst es mir einen Stich.

»Du bist wieder auf Tinder?«, rutscht mir heraus, und die gespielte Neugier in meiner Stimme schafft es immerhin, über meine wahren Gedanken hinwegzutäuschen.

»Pft, als ob ich das nötig hätte. Bei meinem Aussehen, meinem Charme, meiner Intelligenz ...«

»Vergiss den tollen Charakter nicht«, werfe ich ein und kann nicht verhindern, dass er mich kurz zum Lächeln bringt.

»Oh ja, wie könnte ich nur. Aber Spaß beiseite. Nein, ich bin nicht mehr auf Tinder.«

Sein Satz endet eine Spur zu hoch. Als hätte er noch mal gestoppt, kurz vor einem möglichen *Aber*. Mein Kopf beendet seine Aussage dennoch von ganz allein.

... ich bin nicht auf Tinder, aber ich habe Sunny getroffen und dachte mir: Hey, warum nicht?

Mir wird speiübel, als meine Vernunft sich in den Urlaub verabschiedet. Eine letzte Warnung, dass ich keine voreiligen Schlüsse ziehen sollte, dann hat sich die Idee schon in meinem Kopf festgesetzt wie ein Egel, der auch das letzte positive Gefühl aus mir heraussaugt. Ich kann fühlen, wie das Lächeln auf meinem Gesicht gefriert. Worte kommen wie mechanisch über meine Lippen.

»Ich hab leider nicht so viel Zeit.«

Dominic nickt steif, bevor er sich zurücklehnt. »Geht's dir gut?«

Ich schüttele den Kopf. Inzwischen will ich am liebsten aufstehen und rennen. Es war ein Fehler, die Nacht durchzumachen. Es war ein Fehler, mich zu ihm zu setzen. Es war ein Fehler, überhaupt das Haus zu verlassen. Die kleinste emotionale Instabilität, und schon ist aus meiner langsamen Talfahrt ein Steilhang geworden.

»Du weißt, dass du mit mir reden kannst. Ich bin vielleicht nicht ideal dafür, aber …«

Meine Mundwinkel heben sich, und ich kann bereits spüren, wie die Tränen in meinen Augen brennen, weil ich kurz davor stehe, alles rauszulassen. Aber nicht hier. Nicht in der Öffentlichkeit. Nicht vor Dominic. Wir wissen beide, dass ich eben *nicht* mit ihm reden kann oder mit irgendjemandem sonst. Niemanden geht etwas an, was in mir vorgeht. Niemand sollte damit belastet werden.

»Danke, das ist nett«, erwidere ich schließlich unverbindlich. »Ich bin nur ein wenig überarbeitet, schätze ich. Das wird sicher besser, wenn ich diese ätzende Projektarbeit abgegeben habe.«

Lüge.

»Kann ich dir irgendwie helfen?«

Jetzt lache ich sogar kurz auf. Wen versuche ich eigentlich mit dieser Nummer zu überzeugen? Ihn oder mich?

»Solange du nicht zufällig Experte auf dem Gebiet der Quantenfeldtheorie bist, nein. Ich muss auch langsam wieder zurück …«

Rasch richte ich mich auf, doch zu meiner Überraschung tut er es mir gleich.

»Ruth.«

Ich bringe keine Antwort mehr zustande. Mein Kopf ist wie ein wütender Sturm, den jemand in eine kleine Plastikkugel verbannt hat, die schon bei der kleinsten Erschütterung zerbersten könnte. Am Rande nehme ich wahr, wie er mir nach draußen folgt. Hinaus in die Kälte, wo der Graupel inzwischen wieder zu Regen geworden ist. Innerhalb von Sekunden sind meine Haare und meine Kleidung durchweicht.

»Ruth«, wiederholt Dominic. Dieses Mal schließt er seine Hand um meinen Arm. Sein Griff ist so sanft, dass er kaum ein ernsthaftes Hindernis darstellt. Wie ein Test. Dominic gibt mir die Gelegenheit, mich ihm einfach zu entziehen, aber ich schaffe es, mich noch einmal zusammenzureißen und mich ihm zuzuwenden.

In seinen dunklen grünen Augen habe ich inzwischen schon viele Emotionen gesehen, doch die Besorgnis, die jetzt darin liegt, ist völlig neu. Wärme durchflutet mich, die allerdings zu schnell zu einem brennenden Messer in meiner Brust wird.

»Es tut mir leid«, kommt es da auf einmal über seine Lippen. »Falls ich dich verletzt habe, letzte Woche. Das war nicht meine Absicht.«

Ich stocke. Doch der Strudel in meinem Kopf verdichtet sich nur weiter, gibt mir keine Möglichkeit mehr, die Situation rational zu betrachten. Die Entschuldigung als solche wahrzunehmen. Ich sehe nur ihn mit Sunny. Meine Eifersucht. Dann Oliver. Seine Blindheit für meine Gefühle. Ob ich es schon wieder tue? Mich in jemanden verlieben, obwohl es nichts bringt? Da habe ich eine Antwort.

Die Tränen brennen noch mehr in meinen Augen. Vielleicht fließen sie bereits, vermischen sich mit den Regentropfen auf meinen Wangen. Wer weiß das schon?

Ich spüre, wie sich Dominics Arme um meinen Körper schließen. Mein Herz gerät nun wie mein Verstand völlig außer Kontrolle. Ich weiß, ich sollte auf Abstand gehen, am besten so weit wie möglich wegrennen. Aber ich kann es nicht. Die Wärme der Umarmung fühlt sich zu gut an, beinahe echt.

Ich strecke mich Dominic entgegen, und meine Lippen treffen auf seine. Ein verzweifelter, hungriger Kuss wie eine Schutzhütte im Schneesturm. Ich kann fühlen, wie er mich näher an sich zieht, sodass es mir kurzzeitig schwerfällt zu sagen, ob er mich zerbricht oder das Einzige ist, was mich in diesem Moment zusammenhält.

Doch mit einem Mal kehrt meine Vernunft zurück und zerrt mich gewaltsam zurück in die Realität. Ich löse den Kuss und kurz darauf die Umarmung, schaffe es jedoch nicht mehr, in Dominics Gesicht zu sehen. Was er wohl jetzt von mir denkt? Ein Kuss in aller Öffentlichkeit kann wohl kaum als Teil unserer Freundschaft-Plus-Vereinbarung gesehen werden.

Aber weder eine Entschuldigung noch irgendein anderes Wort will über meine Lippen. Stattdessen schnappe ich mir nur meine Tasche, die ich irgendwann habe fallen lassen, und mache mich auf den Weg zurück nach Hause.

Sea Foam

Dominic

Man könnte meinen, dass im Regen stehen gelassen zu werden eine Konstante in meinem Leben ist, doch noch nie ist es so buchstäblich vonstattengegangen wie heute. Ich blicke Ruth noch hinterher, da ist sie schon längst zwischen den Bäumen, die die Straße säumen, verschwunden – wahrscheinlich auch noch dann, als sie bereits wieder zu Hause ist.

Nach und nach kriecht die Kälte in meine Glieder und weckt in mir lange vergessene Erinnerungen an regennasse Nächte unter freiem Himmel, gezwängt in Fensternischen oder Geschäftseingänge. Dank der Welcome Organisation habe ich nicht lange auf der Straße leben müssen, doch am Anfang war es nicht mal ein Muss, sondern sogar eine bewusste Entscheidung. Mein Wunsch, so weit weg von allem und jedem zu kommen, hat mich Hunger, Durst, Hitze und Kälte vergessen lassen. Und ein ähnliches Gefühl durchströmt mich in genau diesem Moment.

Ich will weg. Irgendwohin – bloß weg von hier. Abstand, vergessen, neu anfangen. Irgendwie die unbändige Frustration in meinem Inneren loswerden. Die Frustration über mich selbst, meine Unfähigkeit zu sagen, was mir auf der Zunge liegt. Aber auch Frustration darüber, mit dem wenigen, was ich sage, nicht gehört zu werden.

Inzwischen bin ich kein Teenager mehr und weiß, dass von zu Hause wegzulaufen und auf der Straße leben keine Lösung ist, aber der Impuls bleibt. Statt ihm zu folgen, mache ich mich auf den Weg in die Vorlesung. Ich habe so lange im Café gesessen, dass ich wahrscheinlich zu spät komme – und wofür? Für den Hauch einer Chance, die Dinge mit Ruth wieder geradezubiegen.

Hat ja supergut geklappt, nicht wahr?

Ich beiße mir unzufrieden auf die Zunge, während ich nicht einmal die Energie aufbringe, mir meine Kapuze aufzusetzen. Ein nicht unbedeutender Teil von mir will nach Hause und die Welt vergessen. Ein anderer, irrational gemeiner Teil will Ruth hassen und sich einreden, dass alles ihre Schuld ist. Dass sie eine psychisch kranke Frau ist, die erst mal ihre Prioritäten klären soll, die nicht weiß, was sie will, und deswegen meine Zeit nicht wert ist.

Und ein weiterer, tief verborgener Teil will zu ihr zurück. Ihr helfen bei was auch immer dort in ihrem Kopf vor sich geht, sie umarmen, sie küssen und die Zeit zurückdrehen, als zwischen uns noch alles herrlich unkompliziert war.

Ich bleibe stehen, als hätte mir jemand einen Schlag verpasst. Hinter mir beschwert sich eine Gruppe Studenten, die am Eingang zum Computer Science Building beinahe in mich reingerannt wären. Doch ihr Fluchen prallt an mir ab, während ich den Gedanken, Ruth zu helfen, weiterknüpfe. Und weiter. Und weiter. Bis ich schließlich mit aller Gewalt stoppe. *Nein.*

Wo auch immer diese Idee herkam, ich schicke sie genau dorthin zurück. Tief in mein Unterbewusstsein. Tief in eine Schublade mit der Aufschrift »Du interpretierst zu viel in die Sache hinein«, in die auch der dritte *Matrix*-Film und Toasts seltsame Obsession mit Jeff Goldblum hineingehören.

In meinem Kopf verschließe ich das Fach mit Panzertape. Doppelt. Dreifach. Hänge ein Vorhängeschloss dran und klebe einen Aufkleber drauf. Einen Aufkleber mit der Aufschrift:

Nein, du bist nicht in Ruth Whitman verliebt.

• • •

Wenn man es so betrachtet, verläuft mein Leben im Schnitt konstant. Es fing scheiße an, hatte hier und da ein paar Höhen und hört wahrscheinlich irgendwann genauso beschissen wieder auf. Ein Psychologe mag das bedenklich finden, ein Mathematiker als vollen Erfolg sehen. Und mit dieser Einstellung gehe ich durch die verbleibenden Wochen des Jahres, in denen ich versuche zu verdrängen, was in den letzten Monaten passiert ist.

Während meine Freunde sich mehr und mehr in ihre fröhliche Weihnachtsisolation mit der Familie flüchten, nutze ich die Feiertage, um zu arbeiten oder Shannon bei der Welcome Organisation unter die Arme zu greifen. So habe ich nicht nur genug zu tun, sondern poliere nebenbei auch noch meine Karmapunkte auf, weil ich etwas Wohltätiges tue, statt mich in Geschenken zu suhlen. Am Ende lerne ich sogar, wie man einen Truthahn stopft – falls das irgendwann in meinem Leben mal relevant werden sollte.

In der Zeit von kurz vor Weihnachten bis ins neue Jahr ist es recht still in meinem Bekanntenkreis. Etwas, das ich so nicht gewohnt bin, jedoch zwischen Arbeit und Freiwilligendienst kaum bemerke. Hin und wieder stelle ich ein Meme in die Gruppe und betrachte teils neidisch, teils gleichgültig die Weihnachtsbilder im Hause Toast. Erst in der letzten Woche der vorlesungsfreien Zeit tauchen allmählich alle wieder auf dem Radar auf, nachdem sie sich bei ihren Familien ein paar schöne Tage gegönnt haben.

Für mich ist das kein Grund zur Überschwänglichkeit, sondern nur eine sanfte Erinnerung, dass der Alltag bald wieder Einzug hält.

Ich sitze gerade zu Hause auf meiner Couch und über einem Cod Supper, das ich mir vom Gehalt meiner Überstunden gegönnt habe, als das Klingeln meines Handys mich plötzlich aus dem Ferientrott holt.

»Domdom. Rate, wer wieder in der Stadt ist!«

Ich verdrehe die Augen, weil Toasts Eltern keine zwanzig Minuten von Belfast entfernt wohnen, kann mir ein Lächeln jedoch nicht verkneifen. Sosehr ich das Einsiedlerdasein auch mag, hin und wieder kann es doch ganz nett sein, eine menschliche Stimme zu hören, die nicht Shannon oder der Gottesanbeterin gehört.

»Du und hoffentlich ein paar Plätzchen deiner Mum?«

»Worauf du dich verlassen kannst. Wie geht's dir?«

Selbst über den mickrigen Telefonlautsprecher nehme ich den Unterton in Toasts Stimme wahr. Sein Anruf kommt nicht ohne Grund.

»Was willst du, Toast?«

Am anderen Ende der Leitung kann ich ihn amüsiert schnauben hören. »Dich. In meiner Wohnung. Freitag.«

Ich verdrehe die Augen. »Nackt oder soll ich mir ein Schleifchen umbinden?«

»Was immer dir beliebt. Wir wollen in der WG eine kleine Back-to-School-Party schmeißen.«

Klein bedeutete bei Toast in der Regel dreißig bis vierzig Leute. Etwas, worauf ich wenig Lust habe. Auf ein Treffen mit ihm und den anderen dagegen schon.

»Kommt der Rest auch?«

»Klar. Connor, Ethan, Holly. Sogar Roisin und Ruth haben zugesagt.«

Er wirft den Namen so unerwartet in die Konversation, dass es mir kurz die Sprache verschlägt. Wie ein Mentos in einer Flasche Cola wollen mir die verdrängten Gedanken förmlich entgegensprudeln, doch ich bemühe mich, schnell einen Deckel draufzumachen und die ganze Flasche zur Sicherheit auch noch einzubetonieren.

»Dom?«

Ich seufze. »Wenn es sein muss.«

»Muss es.«

»Soll ich was mitbringen?«

»Hm.« Toast scheint einen Moment zu überlegen. »Gute Laune wäre zur Abwechslung nett.«

»Hast du realistischere Wünsche?«

Ein Lachen, das fast ansteckend ist. »Freitag, sieben Uhr bei mir.«

Und dann ohne Weiteres legt er auf. Vermutlich muss er noch eine Menge solcher Anrufe tätigen, denn Toasts Kontaktliste ist lang. Ich dagegen starre noch eine Weile irritiert aufs Display. Ruths Name hallt wie ein Echo durch meinen Kopf. Doch dazu noch eine zweite, nicht weniger bedeutende Frage: Welchen Wochentag haben wir eigentlich?

Ruth

»Weißt du, ich habe lange überlegt, ob ich überhaupt herkommen soll. Meine Befürchtung war nämlich, dass ich dich halb verwest in einer Ecke finde, während du schon von Ratten angeknabbert wirst.«

Obwohl Roisin maßlos übertreibt, brennt sich das Bild mit allen Details in meinen Kopf, während ich zynisch zurückschieße: »Wieso bist du dann überhaupt hier?«

»Weißt du, was für ein Tag heute ist?«

»Dienstag?«

Die Antwort ist reine Spekulation, denn ich habe sämtliches Zeitgefühl in den Wochen zwischen der Abgabe meiner Projektarbeit, Weihnachten und Neujahr verloren, und ich weiß auch nur deshalb, dass wir inzwischen im neuen Jahr sind, weil Mum und ich an Silvester noch telefoniert haben.

»Freitag«, erwidert Roisin überraschend bissig, bevor sie mir einen Starbucks-Becher in die Hand drückt und sich anschließend ungefragt an mir vorbei in die Wohnung schiebt.

Oh.

Mir bleibt nichts, als ihr völlig perplex hinterherzuschauen, ehe ich die Tür schließe. Ein wenig ratlos folge ich ihr in mein Zimmer, wo sie sofort die Vorhänge beiseitezieht und das Fenster aufreißt. Der Windzug, der daraufhin durch meine Wohnung fegt, wirbelt die überall verteilten Notizen durcheinander und lässt mich frösteln, weil ich nur mit T-Shirt und Shorts bekleidet bin.

»Wann hast du das letzte Mal gelüftet?«

Ich zucke mit den Schultern.

»Geduscht?«

»Keine Ahnung.«

»Atmest du überhaupt noch?«

»Du klingst, als wärst du meine Mutter.«

Schnaubend lässt sich Roisin auf meinem Bett nieder und schlägt die Hände über dem Kopf zusammen. »Ich hab mir Sorgen gemacht, verdammt. Ich weiß ja, dass du dich zum Lernen gern mal ein paar Wochen verziehst, aber ich habe dich fast einen Monat nicht gesehen.«

So lange ist das schon her?

»Und deshalb schneist du bei mir rein?«, frage ich mit verschränkten Armen.

»Ich hab dir ein paar Nachrichten geschickt und versucht, dich anzurufen. Nicht, dass du auf irgendwas reagiert hättest.«

Vorsichtig schiele ich zu meinem Nachttisch, auf dem mein Smartphone seit gefühlten Ewigkeiten ohne Akku sein Dasein fristet. Ein Seufzer entgleitet mir.

»Sorry. Aber wie du siehst, ich lebe noch.«

»Noch. Kann sein, dass ich dich gleich umbringe.«

»Oh bitte, tu mir den Gefallen.«

Was als Scherz gemeint sein sollte, um sie nur weiter aufzustacheln, bringt plötzlich die Ernsthaftigkeit in Roisins Gesicht zurück. Sie streicht sich eine widerspenstige Strähne ihres schwarzen Haars hinters Ohr, bevor sie einmal tief einatmet. »Geht es dir gut?«

Ich zucke mit den Schultern. Dabei ist die Antwort eindeutig *Nein*. »Es geht. Ich will nur endlich die Prüfungen hinter mich bringen.«

Roisin nickt vorsichtig. Nur zu genau kann ich ihr ansehen, wie sie meine Aussage gerade analysiert. »Das ist alles?«

»Das ist alles.«

»Nimmst du deine Tabletten?«

»Ja.« – Nein.

»Wann hast du den nächsten Termin beim Arzt?«

»Ende des Monats, am Achtundzwanzigsten, glaube ich.« Das ist nicht einmal gelogen. In einem Anflug von Ich-krieg-das-wieder-hin-Enthusiasmus habe ich beim Arzt angerufen und den Termin machen lassen. Eines der wenigen Dinge, die ich in den letzten Wochen überhaupt vollbracht habe.

»Und die Wahrheit, Ruth?« Erst jetzt fällt mir auf, wie sehr Roisins Stimme zittert. Ihre Hände sind zu Fäusten geballt, dennoch steht sie plötzlich auf, lehnt sich demonstrativ lässig gegen meine Zimmertür und raubt mir damit jegliche Fluchtmöglichkeit vor diesem lange überfälligen Gespräch. Trotzdem bekomme ich keinen Ton raus.

»Ruth?«

»Es ist nichts, wirklich.« Die Lüge würde mir nicht einmal ein Betrunkener abkaufen.

Jetzt schnaubt Roisin verächtlich. »Verarsch mich nicht.«

»Ich ...«, ich weiß nicht, was ich sagen soll.

»Verdammt, Ruth, es reicht!« Die schiere Lautstärke ihrer Worte lässt mich zusammenzucken, doch es ist das verräterische Funkeln in ihren Augen, das mir das Herz in die Knie sacken lässt. »Hör endlich auf, mich aus deinem Leben auszusperren, und rede mit mir! Ich weiß, dass du ein Streber bist, aber das hier«, sie deutet auf das Chaos in meinem Zimmer, »bist nicht du!«

Die Verletztheit ist deutlich aus ihren Worten herauszuhören und trifft mich so hart, dass ich nur kraftlos auf dem Bett zusammensacke. Müdigkeit, Trauer, Entsetzen, Wut – all das bricht über mir zusammen, als ich sehe, richtig erkenne, was ich nicht nur mir antue, sondern vor allem denen, die mir nahestehen.

»Es tut mir leid«, murmele ich kleinlaut. »Es ist nur ... alles zu viel.«

»Was? Was ist zu viel?« Inzwischen klingt sie etwas sanfter. Durch den Tränenschleier erkenne ich, wie sich ihre Anspannung löst, bevor Roisin sich von der Tür abstößt und neben mich aufs Bett sinken lässt. »Rede mit mir, Ruth.«

Ich seufze, versuche, mich zu sortieren, in Worte zu fassen, was da in mir vorgeht. Am Ende bekomme ich nur ein einzelnes Wort zustande: »Oliver.«

Roisin nickt, als wäre diese Information allein Antwort genug. Dann rappele ich mich auf und erkläre: »Ich komme immer noch nicht damit klar, dass er nicht mehr da ist. An manchen Tagen fällt es mir leichter, aber in letzter Zeit ... Ich habe Albträume. Keine richtigen, aber Erinnerungen an früher. An ihn und mich, das, was war, und ...«

Ich kann nicht weitersprechen. Der Kloß in meinem Hals schnürt mir förmlich die Kehle zu.

»Du warst in ihn verliebt, oder?«

Ich ziehe scharf Luft ein, was Roisin als Antwort genügt.

»Sorry, aber es war nicht zu übersehen.«

»Ich habe es ihm nie gesagt«, gestehe ich kleinlaut.

»Ich weiß.«

Überrascht sehe ich sie an, erkenne, dass sie die Lippen fest zusammengepresst hat. Da wird mir auf einmal klar, dass ich in all meiner Selbstversunkenheit nicht einmal gemerkt habe, dass wir beide in jener Nacht einen Freund verloren haben.

»Er hat mir ... erzählt, was zwischen euch war«, sagt sie schließlich. »Oder eher: Ich habe es aus ihm rausbekommen.«

Beschämt wende ich den Blick ab. Ich fühle mich ertappt, dabei lag überhaupt kein Vorwurf in Roisins Stimme.

Ich schlucke. »Ich frage mich nur ständig, ob es etwas geändert hätte, weißt du? Wenn ich ihm gesagt hätte, was ich fühle. Ob der Abend dann anders verlaufen wäre ...«

Roisin nickt. »Fällt es dir deshalb so schwer, damit abzuschließen?«

»Möglich.« Zumindest zum Teil. »Aber am Ende hätte es wahrscheinlich keinen Unterschied gemacht. Er mochte mich nur als Freundin, das hat er mir mehr als deutlich gezeigt.«

Mehr Tränen schießen mir in die Augen, weshalb ich mein Gesicht in meinen Handflächen vergrabe. Ich will nicht, dass Roisin mich so sieht. So hilflos, schwach.

»Er war ein Arsch«, kommt es da auf einmal von ihr, was mich ins Stocken bringt. »Was er mit dir gemacht hat, war nicht fair.«

»Was meinst du?«, frage ich schniefend.

»Er wusste, was du für ihn empfindest, und hat die Dinge einfach weiterlaufen lassen. Das war nicht okay von ihm.«

Ich blinzele und warte auf den Aha-Moment, der allerdings ausbleibt. Nicht weil ich Roisin nicht glaube, sondern weil ich, wie ich jetzt bemerke, unterbewusst schon sehr lange geahnt habe, dass das der Fall war. Dass Oliver eben nicht nur der unfehlbare Strahlemann war, mein Ritter in schillernder Rüstung. Nur habe ich es bis jetzt nicht wahrhaben wollen. Vielleicht aus Respekt, um seine Erinnerung in Ehren zu halten.

»Ich vermisse ihn auch«, gibt Roisin zu. »Jeden einzelnen verdammten Tag. Aber das ändert nichts daran, dass er sich dir gegenüber scheiße verhalten hat.«

Ich nicke. Bin vollkommen überfordert und weiß gar nicht so recht, was ich sagen, geschweige denn fühlen soll. Mein Inneres ist auf einmal wie leer gefegt.

»Ich weiß, dass es das nicht leichter macht.« Kurz streicht sie mir freundschaftlich über den Rücken. »Aber glaub mir, wenn ich dir sage, dass nichts, was du hättest tun können, etwas geändert hätte.«

»Ich weiß.« Und in diesem Moment glaube ich das sogar.

»Okay.« Roisins Schultern sacken nach unten, ehe sie sich auf dem Bett nach hinten fallen lässt und ihr Handy rauskramt. »Geh duschen!«

»Wieso?« Der Stimmungswechsel kommt so plötzlich, dass ich kaum hinterherkomme.

»Hab ich etwa genuschelt? Geh duschen und mach dich fertig!«

Ich blinzele sie verwirrt an. Doch erst jetzt fällt mir auf, dass sie ein Outfit trägt, das nach ihrer Definition als Partykleidung gilt. Ein Blick nach draußen, wo es bereits dunkel ist, bestätigt meine Vermutung.

»Wohin gehen wir?«

»Das sag ich dir, sobald du dich geduscht hast.«

Ich seufze schwer, bevor ich an mir hinabblicke. Keine Ahnung, wann ich das letzte Mal frische Klamotten angezogen habe oder überhaupt in die Nähe der Dusche gekommen bin. Auf Roisin muss ich einen komplett verwahrlosten Eindruck machen, doch auch wenn mir wenig der Sinn nach Feiern steht, komme ich ihrer Aufforderung nach. Wenn ich es heute irgendwie schaffen sollte, mich aus ihren Plänen rauszuwinden, würde sie morgen sowieso zu drastischeren Maßnahmen greifen. Vielleicht tut es mir gut, wenn ich nach diesem Gespräch nicht allein mit meinen Gedanken bin. Vielleicht hilft es mir ja, nicht wieder in den Sog der Depressionen zu geraten, wenn ich an meiner Erkenntnis über Oliver verzweifele.

»Wie sehen meine Haare aus?«, frage ich vorsichtig, während ich auf dem Boden nach einem Handtuch suche.

»Ziemlich übel. Hast du Farbe da?«

Ein kurzer Blick in den Spiegel in meiner Schranktür, und ich verstehe, was sie meint. Es fühlt sich an, als würde ich mich zum ersten Mal seit Ewigkeiten wieder selbst wahrnehmen. Und meine Haare sehen wirklich furchtbar aus. Mit der Länge ließe sich noch was anstellen, doch neben meinen hellroten Ansätzen hat sich auch die bunte Tönung fast komplett verwaschen und meine Haare in einer matschigen, undefinierbaren Farbe hinterlassen.

»Möglich. Wann müssen wir los?«

»Keine Sorge. Ich hab alles einkalkuliert. Du hast zwei Stunden.«

Spruce

Dominic

Mit Grün und Lila habe ich Ruth bisher noch nicht gesehen, doch ich erkenne sie trotz neuer Haarfarbe auf den ersten Blick, als sie sich mit Roisin in den Raum schlängelt. Die beiden sind spät dran, sodass in dem Getümmel kaum jemand von ihnen Notiz nimmt – vor allem, weil die heutige Party im Vergleich zu Toasts Geburtstag alle Dimensionen sprengt.

Connor boxt mich in die Seite, um mich daran zu erinnern, dass ich bei *Unstable Unicorns* am Zug bin, doch es dauert ein paar Sekunden, bis ich meine Aufmerksamkeit wieder darauf richten kann. Natürlich war mir klar, dass die Möglichkeit besteht, dass Ruth hier aufkreuzt, nur habe ich bis zum letzten Moment nicht wirklich daran geglaubt. Es überrascht mich, sie überhaupt zu Gesicht zu bekommen, wo doch die Prüfungen so knapp vor der Tür stehen.

Ich studiere meine Karte, um so zu tun, als wäre ich ganz versunken in meinen nächsten Spielzug, aber da vibriert mit einem Mal mein Handy in meiner Hosentasche.

Alles okay?

Während Connor neben mir bereits viel zu angetrunken ist, um überhaupt etwas wahrzunehmen, ist Toast, der mir gegenübersitzt, scheinbar umso wachsamer. Die Frage, die er mir eben per WhatsApp geschickt hat, weil er es trotz aller Mühen noch nicht geschafft hat, die Telepathie zu meistern, ist rein rhetorisch. Es ist unmöglich, dass ihm mein Blick oder mein Zögern entgangen sind.

Zur Antwort nicke ich ihm kurz zu, ehe ich den Zug mache, der für mich das Spiel gewinnt. Connor wirft frustriert seine Karten auf den Haufen in der Mitte, während Toast mich nach wie vor mustert.

Du siehst Gespenster, will ich ihm mit meinem Blick sagen und ernte ein fragendes *Tu ich das?* zurück. Dann stehe ich auf.

»Bringst du mir was aus der Küche mit?«, fragt er noch mit suggestivem Unterton, da habe ich mich bereits abgewandt.

Das Wohnzimmer von Toasts WG, das mit den massigen Sitzmöbeln ohnehin schon eng ist, ist heute kaum mehr begehbar. Überall haben sich kleine Grüppchen zusammengetan, quatschen, trinken oder spielen Kartenspiele. Ich erkenne ein paar Leute aus unseren Kursen wieder, ein paar von der Literific Society, doch die meisten Anwesenden habe ich noch nie zuvor gesehen. Bei Partys wie solchen neigt Toast dazu, seine Gäste darum zu bitten, ruhig ein paar Freunde mitzubringen, was oft dazu führt, dass die Feier teilweise auf die Straße und auf das kleine Stück Beton, das sich Garten nennt, verlegt werden muss.

Wie Moses das Rote Meer teile ich nun die Menschenmenge, während ich mich langsam, aber sicher aus dem Wohnzimmer schiebe und dabei Ausschau nach etwas halte, das in etwa mit einer lila geschmückten Tanne zu vergleichen ist. In der Küche finde ich sie schließlich mit Roisin, welche mich zuerst entdeckt.

»Na, sieh mal einer an«, kommentiert sie mein Erscheinen,

»noch einer, den man erst wie Gollum aus der Höhle zerren musste.«

Ich verdrehe die Augen, auch wenn ich minimal überrascht bin, dass jemand wie Roisin weiß, wer oder was Gollum ist. Gleichzeitig wünsche ich mir innerlich, ich könnte mit Ruth allein sein. Zumindest bis diese sich mir ebenfalls zuwendet und mein Herz augenblicklich eine Etage tiefer sackt. Mit einem Mal ist alles wieder da. Ihre Tränen. Ihre Worte. Und dieser letzte, verzweifelte Kuss. Meine Wangen beginnen zu brennen, doch das könnte auch an der Hitze in der Wohnung liegen.

»Alles klar?«, frage ich hilflos in die Runde, weil mir eben erst bewusst wird, dass ich mir keinen Plan zurechtgelegt habe, wie ich mit dieser Situation umgehen soll. Gestatten, Captain Awkward.

»Natürlich, Ruth und ich sind eben angekommen. Ganz schön voll hier, was?«, erwidert Roisin wie aus der Pistole geschossen.

Mein Auftritt kommt mir peinlich vor, aber meine Füße treiben mich gegen meinen Willen näher zu den beiden, bis mir der Geruch ihres Biers in die Nase steigt.

»Du kennst Toast. Wenn er sagt, es wird eine kleine Party, ist am Ende die halbe Uni in seiner Wohnung.«

Roisin grinst. »Ich glaube, die Hälfte der Leute studiert nicht mal mit uns. Aber apropos Toast, ist er im Wohnzimmer?« Noch ehe ich überhaupt nicken kann, kommt von ihr auch schon ein: »Oh, perfekt. Bis gleich!«

Im Augenwinkel nehme ich wahr, dass Ruth noch die Hand nach ihr ausstreckt, um sie aufzuhalten, doch falls Roisin es überhaupt bemerkt, ignoriert sie es geflissentlich und lässt uns beide allein.

Ein paar Sekunden zu lange starren sowohl Ruth als auch ich

ihr hilflos hinterher, und erst einer der Gäste, der in mich hineinrennt und beinahe sein Getränk auf mir verschüttet, bringt mich zurück auf Kurs. Ich schnauze ihn an, bevor ich mich an Ruth wende. In einem winzigen Moment der geistigen Klarheit sage ich schließlich das einzig Richtige, was in diese Situation passt: »Wir müssen reden.«

Auf dieser Party eine ruhige Ecke zu finden ist wie die Suche nach der Nadel im Heuhaufen. Mühsam, zäh, aber am Ende werden wir draußen vor dem Hauseingang fündig. Im Winter bietet der gepflasterte Boden nur wenig Komfort, aber immerhin ist der Platz windgeschützt und die Nacht verhältnismäßig mild.

Als Ruth sich neben mir niederlässt, fällt mir auf, dass sie den Abstand mit Bedacht wählt. Nicht unangebracht weit weg, aber auch nicht so nah, dass man vermuten könnte, es gebe eine tiefere Verbindung zwischen uns. Anschließend sitzen wir eine Weile stumm da und starren in die Nacht hinein, lauschen dem Grölen der Party und beobachten eine Motte, die sich im Licht einer Straßenlaterne nach Wärme sehnt.

»Frohes Neues«, flüstert Ruth auf einmal in die Stille, ihre Stimme rau, als hätte sie sie tagelang nicht benutzt. Eine Vorstellung, die, je länger ich darüber nachdenke, gar nicht mal so abwegig erscheint. Schließlich ging es mir ganz ähnlich.

»Ebenso.« Ich verkneife mir die klischeehafte Frage danach, ob sie einen guten Start hatte. »Kaum zu glauben, dass wir schon wieder hier sind.«

»Hm?«

»Auf einer von Toasts Partys.«

Sie lacht leise. »Ja. Wo wir doch solche Partytiere sind.«

Wieder Schweigen. Aber immerhin ist es kein unangenehmes. Vielmehr *erwartungsvoll*, weil wir vermutlich beide überlegen, womit wir am besten anfangen. Schließlich bin ich es, der zuerst die Worte findet.

»Als du nach den Briefen gefragt hast … ich hätte dich nicht einfach so stehen lassen sollen. Das kam wahrscheinlich vollkommen falsch rüber.«

»Kam es, ja«, bestätigt sie, ohne zu zögern.

»Ich weiß. Tut mir leid. Das liegt nicht an dir … ich bin …«

»Du redest nicht gern über deine Familie, ich weiß.« So einfach, wie sie es auf den Punkt bringt, klingt es mit einem Mal fast schon belanglos. »Das ist vollkommen okay. Ich wollte nicht den Eindruck vermitteln, als würde ich etwas aus dir herauspressen wollen. Ich war nur neugierig, nachdem ich die Umschläge entdeckt habe. Das ist alles.«

»War das, als du nach den Speisekarten gesucht hast?«

»Ja.«

Ein Geständnis klebt mir förmlich auf der Zunge. Das Bedürfnis, sie wissen zu lassen, dass ich genau das befürchtet hatte. Dass mich diese Befürchtung sogar fast eine schlaflose Nacht gekostet hat.

Ein kleiner Seufzer kommt ihr über die Lippen. »Mir ging es in letzter Zeit nicht gut«, erklärt sie auf einmal. »Das hast du vor Weihnachten sicher gemerkt.«

Ich nicke vorsichtig. »Liegt es *nur* an den Prüfungen?«

»Natürlich nicht«, erwidert sie überraschend aufrichtig. »Ich bin ziemlich am Arsch, um ehrlich zu sein.«

Als ich mich ihr zuwende, sehe ich die Tränen in ihren Augen schimmern. Ganz vorsichtig und gegen meinen Willen wandert meine Hand auf ihren Oberschenkel, verharrt dort auf dem kühlen Stoff ihrer Jeans.

»Hast du mit jemandem drüber geredet? Roisin? Einem Arzt?«

»Roisin. Vorhin erst.«

Nicht ich, weise Entscheidung, will ich ihr am liebsten zynisch entgegenschleudern, doch kein Ton verlässt meine Lippen.

»Sie hatte nicht ganz unrecht eben. Sie musste mich buchstäblich aus meiner Höhle zerren. Hat mich gezwungen, mir die Haare zu färben und zu duschen.«

»Ging mir ganz ähnlich. Nur ohne den Teil mit der Haarfarbe.«

Ruth kichert, doch ihr Blick bleibt traurig. »Tut mir leid wegen der Nummer in der Bibliothek. Ich wollte den Tag sowieso schon nicht vor die Tür, dann habe ich dich bei deinem Date gestört und ...«

»Es war kein Date«, stelle ich klar, obwohl ich mir sicher bin, dass ich das bereits getan habe. »Ich habe Sunny zufällig getroffen und mich mit ihr unterhalten. Oder bist du etwa eifersüchtig?«

Sofort schüttelt Ruth den Kopf. »Nein. Wir wissen, wie wir zueinander stehen. Ich kam mir nur etwas fehl am Platz vor. Zusammen mit allem anderen war das einfach ein bisschen viel.«

Ich nicke, doch aus irgendeinem Grund will mir die Antwort nicht ganz passen. *Wir wissen, wie wir zueinander stehen.*

Tun wir das?

Tue *ich* das?

Ehe ich zu sehr auf diesen Gedanken eingehen kann, knüpfe ich am Thema von vorhin an. »Was ist es, was dich runterzieht, wenn es nicht nur die Prüfungen sind?«

Ruth zuckt mit den Schultern. »Vieles. Erinnerungen. Hauptsächlich. Ich schlafe in letzter Zeit nicht gut, und wenn ich es doch tue, träume ich von Oliver.«

Oliver. Es ist, als hätte der Name einen Zauber inne. Die wenigen Male, die sie ihn explizit erwähnt hat, hatte ich das Gefühl, die Zeit würde ganz kurz anhalten. So auch jetzt.

»Gute oder schlechte Träume?« Ich sollte das alles gar nicht fragen …

»Auch schöne Träume können mies sein, wenn du aufwachst und merkst, dass die Person darin tot ist.«

Autsch. Sie sagt es mit so einer Direktheit, dass die Worte sich anfühlen wie ein Schlag in die Magengrube. »Tut mir leid.«

»Muss es nicht. Es ist nur so … egal, ob es eine Erinnerung an einen einfachen Schultag ist oder den Unfall – beides tut gleich weh. Am Ende macht es keinen Unterschied.«

»Ich weiß, was du meinst, auch wenn ich nie von Dad geträumt habe.«

Die Worte fühlen sich schwer an wie Blei – das tut Ehrlichkeit immer. Doch seltsamerweise steht mir der Sinn nach mehr davon. So wie wir hier sitzen – inzwischen Schulter an Schulter mit ineinander verschränkten Händen –, habe ich auf einmal das Bedürfnis, Ruth die Wahrheit zu sagen. Über mich, mein Leben, meine Mum, alles. Um ihr zu zeigen, dass sie nicht als Einzige Scheiße durchmachen muss. Um ihr zu zeigen, dass wir uns vielleicht ähnlicher sind, als wir es anfangs vermutet haben.

Ich will ihr alles anvertrauen. Jedes kleine, noch so dunkle Geheimnis, jede Nacht im Freien, jedes unausgesprochene Wort meiner Mutter. Doch über meine Lippen kommt etwas anderes. Etwas, das ich im selben Moment bereue.

»Wie war Oliver denn so?«

Einen Augenblick lang kann ich spüren, wie Ruth sich neben mir verkrampft. Ihre Hand hält meine ein wenig zu fest, ihr Blick geht ins Leere. Doch zu meiner Überraschung beginnt sie zu sprechen.

»Oliver war … na ja, er war einfach Oliver.« Ich bilde mir ein zu hören, dass sich der Klang ihrer Stimme mit einem Mal verändert hat. Die Wärme in ihren Worten trifft mich eiskalt. »Er war ein Mensch, der in einen Raum gekommen ist, und für eine Sekunde hat die Zeit stillgestanden, während wirklich jeder ihn angesehen hat.«

»Klingt ein bisschen nach Teeniefilm«, kommentiere ich trocken und schaffe es nur mühsam, die Bitterkeit in meiner Stimme zu unterdrücken.

Sie lächelt unsicher. »Ich weiß, es klingt etwas dick aufgetragen. Aber er hatte diese Wirkung auf Leute. Immer im Mittelpunkt. Egal, wo er war, er hat reingepasst und stand trotzdem irgendwie über allen. Ergibt das Sinn? Aus irgendeinem Grund dachte er in der Grundschule, er sollte sich ausgerechnet neben mich setzen, dabei war ich so ziemlich das Gegenteil von ihm. Schüchtern, still, ein Mauerblümchen wie aus dem Bilderbuch. Aber obwohl wir so unterschiedlich waren, hat die Freundschaft gehalten. Auch dann, als meine Mum und ich weggezogen sind und wir nur über Briefe den Kontakt halten konnten.«

Ich will ihr einen weiteren Kommentar entgegenschleudern. Doch weil ich weiß, dass da nichts Brauchbares oder gar Freundliches über meine Lippen kommen würde, verbeiße ich mir jedes Wort und lausche ihrer Erzählung.

»Später ging es dank Internet einfacher. In den Ferien habe ich ihn außerdem hin und wieder besucht, und ehrlich gesagt wäre ich ohne ihn drüben in Leeds, London und Edinburgh ziemlich allein gewesen. Ich war nie gut darin, ich selbst zu sein – das kam alles erst durch ihn.« Ruths Stimme bricht. Und obwohl ich sie nicht ansehe, spüre ich, dass sie den Tränen nahe ist.

Ich dagegen weiß nicht mehr, was ich fühlen soll. Mit jedem weiteren Satz, jedem Detail formt sich in meinem Kopf ein Bild von Oliver, ihrem Fels in der Brandung. Und ich hasse dieses Bild, obwohl ich weiß, dass dieser Hass weder gerechtfertigt noch fair ihm oder gar Ruth gegenüber ist.

»Nachdem wir unsere A-Levels hatten, haben wir hier zusammen studiert. Es war perfekt. Dann kam der Unfall. Ein betrunkener Fahranfänger. Er ist noch am Unfallort verstorben ... ich war dabei.«

Ich schlucke hart und nicke schließlich. Ihre Hand zittert in meiner, doch sie lässt mich nicht los.

»Scheiße.«

In meinem Inneren herrscht Krieg. Auf der einen Seite mein Mitleid für sie, ihre Situation und den Schrecken, den sie hatte erleben müssen. Auf der anderen Seite ein bitteres Gefühl, das wie Säure meinen Körper durchdringt und eine beinahe schon böse Seite an mir hervorbringt, die ich so nicht kenne.

Du bist eifersüchtig, Dom. Wieso ich ausgerechnet Toasts Stimme in meinem Kopf höre, ist mir schleierhaft. Ebenso wie die Tatsache, dass ich es plötzlich nicht einmal mehr abstreite. Dass ich eifersüchtig bin. Dass ich Ruth mag – mehr, als für mich gut ist. Und dass ich nie, nie im Leben in die Fußstapfen einer Person treten kann, deren Perfektion in Ruths Kopf an einen Gott heranreicht.

Ich kann mir nicht vorstellen, dass jemals jemand so über mich gesprochen hat wie Ruth über Oliver. Nie in meinem Leben habe ich jemanden dazu inspiriert, aus sich herauszukommen oder eine bessere Version von sich selbst zu sein. Alles, was ich kann, ist wegrennen, wenn es ernst wird, Leuten den Rücken zukehren, statt ihnen dann zu helfen, wenn sie mich am meisten brauchen.

Im Augenwinkel nehme ich wahr, dass inzwischen Tränen über Ruths Gesicht laufen. Still, jedoch unerbittlich. Bei ihrem Anblick schaffe ich es mit einem Mal, den Frust runterzuschlucken, ihn zusammen mit allem anderen in eine weitere Schublade meines Unterbewusstseins zu verbannen und so zu tun, als hätte all das, was mir eben noch durch den Kopf gegangen ist, keine Bedeutung.

Jetzt zählt nur noch Ruth.

Vorsichtig löse ich meine Hand aus ihrer, nur um stattdessen meine Arme um ihren Körper zu legen und sie auf meinen Schoß zu ziehen. Meine ausgestreckten Beine werden kaum komfortabler sein als der kalte Boden, aber so kann ich Ruth immerhin so nah wie nur möglich an mich ziehen.

Mir ist klar, dass uns dieser Platz kaum Sichtschutz bietet. Und falls Toast oder Roisin beschließen, nach uns zu suchen, werden sie uns früher oder später hier entdecken. Aber das ist mir egal.

Mit einer Verzweiflung, die mich an den letzten Kuss erinnert, vergräbt Ruth ihr Gesicht in meiner Halsbeuge, während sich ihre Hände in den Stoff meines Pullovers krallen. Ich schließe die Arme fester um sie und ziehe sie so nah an mich, dass uns beiden kaum noch Raum zum Atmen bleibt. Aber ich weiß, wie sehr sie das jetzt braucht.

Und wenn ich ehrlich bin, brauche ich es mindestens genauso sehr. Ich schmiege meine Wange an ihr feines Haar, und zumindest für den Moment schaffe ich es, mir einzureden, dass das so schon alles seine Richtigkeit hat.

Indigo

Dominic

Ich bin so in Gedanken versunken, dass ich Roisin erst bemerke, als sie vor mir ihre Tasche auf den Tisch knallt und anschließend den Stuhl neben mir mit einem ohrenbetäubenden Quietschen zurückzieht. Doch zu meiner Überraschung macht nicht nur sie ihre Aufwartung, sondern Toast gleich mit dazu, auch wenn dieser noch unsicher im Türrahmen verharrt.

»Müsst ihr Debattierzeug planen?«, frage ich unschuldig, weil mir nicht klar ist, was die beiden um diese Zeit noch im Aufenthaltsraum des Computer Science Building zu suchen haben. Den großen Saal mit Altbaucharme, Sitzgelegenheiten und einer gruseligen Halb-Mann-halb-Eistüte-Figur auf einem der Snackautomaten nehme ich nur selten als Rückzugsort. Heute auch nur deshalb, weil die Bibliothek wegen der Klausurenphase bis obenhin vollgestopft ist. Selbst jetzt, um kurz vor sieben montagabends.

Während Roisin es sich schon längst zu meiner Rechten bequem gemacht hat, tut Toast dasselbe nun mit einem Seufzen ihr gegenüber. »Ja und nein.«

Mir wird augenblicklich mulmig zumute. Zwischen den beiden fühle ich mich wie der Kopf einer Versammlung, von der ich allerdings nicht weiß, wann und wieso ich sie überhaupt einberufen habe. Meine Vorahnung wird schließlich von Roisin bestätigt, die einen weit weniger zögerlichen Ansatz liefert, um das Gespräch zu eröffnen.

»Wir müssen über Ruth reden.«

Nur mit Mühe kann ich verhindern, dass ich allein beim Klang des Namens ertappt zusammenfahre. Glücklicherweise kommt mir mein jahrelang antrainiertes Pokerface zugute.

»Wieso? Ist ihr was passiert?« Ich schaffe es, so unbeteiligt zu klingen, dass ich mir kurzzeitig sogar selbst glaube. Doch was ich als Krönung der Schauspielkunst wahrnehme, stößt bei den beiden anderen auf gemischte Reaktionen.

Während Toast nur mit einem leisen »Dom« das Gesicht in seiner Hand vergräbt, lässt Roisin ein unzufriedenes Schnauben hören.

»Okay, Dominic«, zischt sie bedrohlich und betont dabei jede Silbe meines Namens wie einen Paukenschlag. »Wir können hier gern die ganze Nacht sitzen und so tun, als wüssten wir alle nicht, wovon ich rede. Oder du sagst mir gleich, was mit ihr los ist, damit ich heute Abend noch nach Hause komme.«

Stirnrunzelnd sehe ich erst sie, dann Toast an, der mir einen warnenden Blick zuwirft. Diese Guter-Cop-böser-Cop-Nummer ist mir absolut nicht geheuer, aber solange ich nicht weiß, welche Karten sie in der Hand haben, bleibe ich bei meiner Taktik.

»Was willst du wissen?« Ich klappe den Laptop zu, auf dem ich bis eben ohnehin nur YouTube-Videos angeschaut habe, und sehe Roisin ganz tief in die Augen. Unter der schwachen, warmen Beleuchtung im Saal wirken sie fast schwarz, was einen durchaus einschüchternden Eindruck macht.

»Was ist mit Ruth?«

»Was soll mit ihr sein?«

»Ach, keine Ahnung. Ich lasse sie mit dir auf der Party allein und krieg sie dann eine ganze Woche nicht zu Gesicht?«

»Ach so, *die* Ruth«, erwidere ich ironisch. »Die hab ich in der Baustelle beim Lanyon vergraben. Du weißt schon, das große Loch vorm Eingang in die Große Halle, wo sie seit Wochen neue Rohre verlegen.«

Toast verschränkt resigniert die Arme vor der Brust, während Roisin nicht mal mit der Wimper zuckt, als sie antwortet. »Weißt du, was das Schlimme ist? Es würde mich nicht mal überraschen.«

Verächtlich schnalze ich mit der Zunge. »Ich bitte dich. Denkst du nicht, mir fiele kein besserer Ort ein, um eine Leiche wegzuschaffen?«

»Darf ich das als Geständnis werten?«

Ich schüttele den Kopf. »Wenn du die Wahrheit willst: Ich weiß nicht, wo sie ist. Ich hab auf der Party mit ihr geredet, sie anschließend aus den Augen verloren und seither auch nicht mehr gesehen. Hatte sie nicht Prüfungen oder so?«

Tatsächlich entspricht diese Aussage sogar größtenteils der Wahrheit. Nach unserem Gespräch auf der Party haben wir uns noch ein bisschen unter die Leute gemischt, nur um schnell festzustellen, dass es uns viel zu voll ist. Ich habe sie nach Hause gebracht und mich anschließend selbst auf den Weg zurück gemacht. Die Versuchung war nie größer gewesen, mit in ihre Wohnung zu kommen, doch ich habe meine Müdigkeit vorgeschoben, um mir mein Grab nicht noch tiefer zu schaufeln. Das ist jetzt über eine Woche her. Schlimm genug, dass trotzdem alles wieder hochkommt und mir Übelkeit beschert.

»Und seither hast du sie nicht gesehen?«, bohrt Roisin weiter, wobei ihre Stimme einen noch schärferen Unterton annimmt. Als wüsste sie etwas, das ich nicht weiß.

»Nope.«

»Worüber habt ihr euch denn so unterhalten auf der Party?«

»Wird das jetzt ein Verhör?«

»Nur wenn du dich weiter querstellst, anstatt mir einfach zu sagen, was Sache ist.«

»Dominic.« Endlich meldet sich auch Toast wieder zu Wort, und es ist gefühlt das erste Mal seit Jahren, dass er meinen vollen Namen benutzt. Allein der Klang lässt mich innehalten und ihn ansehen, weil ich plötzlich ahne, worauf das hier hinausläuft. »Was läuft zwischen dir und Ruth?«

Er muss nichts weiter sagen. Ich sehe es in seinem Blick, dass er uns auf der Party gesehen hat – dass er vielleicht bereits länger ahnt, was Sache ist. Es liegt kein Vorwurf darin, dennoch spüre ich das schlechte Gewissen in mir hochkochen, weil ich ihm gegenüber bisher nichts erwähnt habe.

»Lange Geschichte.«

»Ich hab Zeit.« Roisin verschränkt die Arme. Ein Zeichen, dass sie nicht vorhat, Ruhe zu geben, bevor sie jedes Geheimnis aus meiner Seele gesaugt hat. Ein Seufzer kommt über meine Lippen.

An sich haben weder sie noch Toast die Mittel, um mich festzuhalten. Nichts, was mich dazu zwingt, hier zu sitzen und ihnen die Story zu erzählen. Aber je länger die Stille andauert, desto mehr frage ich mich, was das überhaupt bringen soll. Wenn sie es nicht von mir hören, wird Roisin versuchen, die Details aus Ruth rauszuquetschen. Und die hat momentan offenbar ganz andere Sorgen, als sich mit Rechtfertigungen vor der heiligen Inquisition zu verteidigen. Am Ende könnte der mögliche Druck sie nur noch mehr runterziehen, also kann genauso gut ich diese Kugel für sie abfangen.

»Wir sind Freunde«, setze ich vorsichtig an. »Schon seit das Semester angefangen hat.« Die Blicke, die ich nun von beiden Seiten ernte, könnten ungläubiger nicht sein. Dass Roisin schon ein sarkastischer Kommentar auf den Lippen liegt, sehe ich auf den ersten Blick, weshalb ich leise hinzufüge: »Mit Extras.«

Wieder seufzt Toast, ehe er sich aufrichtet und zu einem der Getränkeautomaten geht. Ich sehe ihm hinterher, obwohl ich spüren kann, wie sich Roisins Blick wie ein Dolchstoß in meine Seite bohrt. Mein Kumpel lässt sich Zeit mit der Auswahl, während kein Wort im Raum fällt.

Als er wiederkommt, schiebt er mir ungefragt eine Dose Lucozade und Roisin eine Cola light zu, ehe er seine eigene Fanta aufmacht und in einem Zug runterstürzt. Mit einem lauten Geräusch landet die leere Dose vor ihm auf dem Tisch. Dann richtet er das Wort an mich: »Was zur Hölle, Alter?«

Ich verdrehe die Augen. »Jaja, ich weiß, ich bin ein furchtbarer Mensch, der die Frauen nur ausnutzt, wenn sie schwach und verletzlich sind.«

»Darum geht es doch gar nicht«, erwidert er heftiger als alles, was ich von ihm gewohnt bin. »Wieso sagst du mir nichts?!«

Ich blinzele verwirrt. Nie im Leben hat Toast sich bei mir beschwert, wenn ich etwas nicht mit ihm geteilt habe. Er war eher immer offen überrascht, wenn einmal das Gegenteil der Fall war.

»Es war keine große Sache«, betone ich. »Wir haben von Anfang an die Grenzen gesetzt und geklärt, was wir wollen.«

»Und das ist alles?«, fragt Roisin scharf.

»Das ist alles.« Die Lüge kommt mir nur zögernd über die Lippen, denn inzwischen weiß ich, dass das lange nicht mehr der Wahrheit entspricht.

»Und das geht seit?«

»Toasts Geburtstag.«

»Ihr schlaft seit meinem Geburtstag miteinander?« Toast ist inzwischen wieder aufgestanden, um sich eine weitere Fanta zu holen.

»Gewissermaßen.«

Auf mein Geständnis hin tauschen er und Roisin alarmierte Blicke aus. Schließlich ist sie es, die dieses Mal mit ruhiger, jedoch bedrohlicher Stimme zu mir spricht. »Ich hoffe, du weißt, worauf du dich da eingelassen hast.«

Tue ich das?

Ein absolut unpassendes Lächeln huscht mir über die Lippen. »Ich denke nicht, dass es noch länger relevant ist. Ich glaube, Ruth hat momentan andere Probleme.«

»Hat sie«, erwidert Roisin, »und irgendwas sagt mir, dass du mit dafür verantwortlich bist.«

»Es ist, wie ich gesagt habe. Wir sind Freunde. Mit Extras. Nicht mehr, nicht weniger.«

Die Verbitterung in meiner Stimme entgeht weder mir noch Toast.

»Sicher?«

Inzwischen habe ich jeden Willen zum Widerstand verloren. Entgegen dem, was ich bisher von mir kenne, will ich mir jetzt am liebsten alles von der Seele reden, in der Hoffnung, dass ich danach einen Haken dran setzen kann. Die Geschichte von Ruth und Dominic – ein Drama in drei Akten. Gelesen. Weiter geht's zur nächsten Story.

»Wie stehst du wirklich zu Ruth?« Dieses Mal ist es wieder Roisin, deren Frage so präzise ist, dass es mir vorkommt, als wäre sie schon die ganze Zeit auf diese eine Information aus gewesen.

Hilflos zucke ich mit den Schultern, weil ich es immer noch nicht schaffe, die Erkenntnis, dass ich mehr für sie empfinde, in Worte zu fassen.

»Magst du sie?«, hilft Toast mir auf die Sprünge.

»Vielleicht.« Ein weiterer stummer Blickaustausch zwischen Roisin und ihm. »Aber nicht, dass das irgendwas zur Sache tut.«

»Wieso?«

»Sie hat andere Sorgen. Ihr Leben, die Uni, die Sache mit *Oliver.*« Der Name fühlt sich wie ein Fremdkörper auf meiner Zunge an und hinterlässt einen bitteren Geschmack darauf.

»Was hat sie dir von Oliver erzählt?«, will Roisin wissen.

»Nur Oberflächliches. Wie er war, wie er ihr Leben beeinflusst hat ...«

»Auch, dass er ein absoluter Arsch sein konnte?«

Überrascht blicke ich auf. Gerade wegen ihrer harten Worte trifft mich der Schmerz in Roisins Blick unerwartet. Da erinnere ich mich erst wieder, dass sie ebenfalls mit ihm befreundet gewesen ist.

Aber spielt das überhaupt eine Rolle?

»Das hat bei Ruth ganz anders geklungen.« Die Worte rutschen mir raus, ohne dass ich etwas dagegen tun kann. Teilnahmslos starre ich auf die Tischplatte vor mir, wo jemand mit Bleistift eine kleine Comicfigur hingekritzelt hat. Ein Wisch mit meinem Daumen, und sie ist verschwunden. Roisin seufzt.

»Ruth war schon immer etwas blind, wenn es um Oliver ging«, beginnt sie leise. »Ich weiß nicht, ob sie es hat durchblicken lassen, aber sie stand ziemlich hart auf ihn. Seit der Grundschule schon.«

»Hat sie.«

»Auch wenn sie es nicht zugegeben hat, hat jeder es geahnt. Ich, ihr Ex, sogar Oliver selbst.«

»Das Ganze beruhte also nicht auf Gegenseitigkeit?«, wirft Toast von der Seite ein, auch weil ich selbst kein Wort mehr rausbringe.

»Nein. Versteht mich nicht falsch, Oliver war ein klasse Typ, und ich will nicht respektlos über ihn reden. Aber auch wenn er immer für die Leute da war, die ihm nahestanden, vor allem für Ruth, hat er niemanden so sehr geliebt wie sich selbst.«

Herzallerliebst, zische ich innerlich.

»Nachdem wir angefangen haben zu studieren, hat sich die Lage zwischen ihnen aber etwas geändert, weshalb mir das heute vorkommt wie ein Scheiß-Déjà-vu.«

Sie blickt mich an, als versuchte sie, meine Gedanken zu lesen, ehe sie wieder fortfährt.

»Die zwei sind im Bett gelandet. Anfangs hatte ich Hoffnung, dass das der Wachrüttler war, den er gebraucht hat, um ihre Gefühle zu erwidern, aber damit hatte ich wohl unrecht, denn stattdessen gab es nur so eine Freundschaft-Plus-Geschichte, in die ich mich nicht weiter einmischen wollte. Ruth wusste bis vor Kurzem nicht, dass ich es mitbekommen hab. Hätte ich vermutlich auch nicht, wenn Oliver mir nicht irgendwann alles erzählt hätte.« Roisin verzieht das Gesicht, fast so, als wäre ihr die Erinnerung unangenehm. »Wie gesagt. Ruth war absolut in ihn verschossen, hatte Hoffnung, dass er seine Meinung vielleicht ändert. Und Oliver ... na ja ... er wusste das. Und hat trotzdem alles zugelassen.«

Selbst der zitronig-süße Geschmack des Energydrinks löscht die Bitterkeit nicht von meiner Zunge. Ich spüre Wut in mir aufsteigen und habe nicht wenig Lust, meine Faust in der nächstbesten Wand zu vergraben. Stattdessen entwischt mir nur ein einziger, verbitterter Kommentar: »Ein richtiger Traumtyp.«

»Ich sagte bereits, dass er ein Arsch sein konnte«, entgegnet Roisin. »Was mich aber zurück ins Hier und Jetzt bringt. Denn so wie es Ruth im Moment geht, hab ich keine Lust, dass sich die Scheiße wiederholt.«

»Wird es nicht.« Ich muss nicht einmal überlegen. Die Antwort kommt mir sofort über die Lippen. »Ich bin vielleicht ein Arsch, aber etwas mehr Anstand hab ich doch. Mal abgesehen davon, dass du dir wirklich keine Sorgen machen musst – ich denke, ihr Kopf ist immer noch zu voll mit ihm.«

»Du magst sie echt?«, fragt Toast vorsichtig, worauf ich genervt aufstöhne.

»Ach, halt die Fresse. Natürlich mag ich sie. Sehr. Aber als ob ich mit Mr Perfect konkurrieren könnte.«

»Er war alles andere als perfekt«, wirft Roisin ein.

»Aber nicht für Ruth.«

Teils genervt, teils müde vergräbt Roisin ihr Gesicht in ihrer Handfläche. »Auch für sie«, beteuert sie schließlich. »Ruth ist kein Kind mehr. Sie neigt dazu, unangenehme Dinge zu verdrängen, aber sie weiß, dass Oliver sie am Ende nur benutzt hat. Auch wenn sie sich wünscht, es wäre nicht so.«

Ich schnaube verächtlich. »Und was schlägst du vor? Soll ich zu ihr fahren und vor ihr auf die Knie fallen?«

»Wäre ein Anfang«, merkt Toast wenig konstruktiv an.

Roisin ballt die Hände zu Fäusten. »Ich will, dass du verdammt noch mal Klartext mit ihr redest. Und wenn dir wirklich was an ihr liegt, dass du für sie da bist und rausfindest, wie du ihr helfen kannst. Ich mache mir langsam ernsthafte Sorgen, dass sie auf eine Katastrophe zusteuert.«

Ich reibe mir die Schläfen. »Denkst du, mir geht es da anders? Ich hab nicht gelogen, als ich gesagt hab, dass ich sie seit der Party nicht gesehen hab.«

»Hast du mal versucht, sie anzurufen?«

Darauf schweige ich.

»Na also. Dann weißt du ja, was du zu tun hast.«

»Und wenn du schon dabei bist«, fügt Toast hinzu. »Sag ihr einfach, was du fühlst, dann hast du es hinter dir.«

Als ob das so einfach wäre …

Holographic

Ruth

Mit der zweiten Woche nach den Ferien endet für mich auch die Klausurenphase. Meine Projektarbeit habe ich schon vor Weihnachten abgegeben, und mit meiner Prüfung in Elektrodynamik heute habe ich den Marathon an Tests endlich hinter mich gebracht. Als ich am späten Nachmittag mit einem Kaffee in der Hand durch meine Wohnungstür stolpere, kann ich förmlich spüren, wie alles über mir zusammenbricht.

Ich fühle Erleichterung, doch mit ihr halten auch all die verdrängten Gefühle der letzten Wochen Einzug. Mir kommen die Tränen, da habe ich meine Tasche nicht einmal abgelegt. Eigentlich wollte ich Roisin gleich nach meiner Rückkehr schreiben, doch stattdessen schaffe ich es gerade so, in mein Bett zu kriechen und den Starbucks-Becher auf den Nachttisch zu stellen, wo er neben diversen halb leeren Dosen Cola und Energydrinks in bester Gesellschaft ist.

Ein Seufzer gleitet mir über die Lippen. Ein weiterer. Dann ein Schluchzer. Und die Tränen hören nicht mehr auf. Ich streife meine Schuhe ab und kugele mich zusammen. Verkrampft schließe ich meine Arme um meinen Brustkorb, weil ich das Gefühl habe, mein Herz könnte gleich herausspringen. In mir tut mit einem Mal alles weh. Mein Kopf, mein Herz. Darunter mischen sich Müdigkeit, Trauer, Angst.

Bis heute waren es die Klausuren, die mich haben weitermachen lassen. Diese willkürlich festgesetzten Ziele, auf die ich die ganze Zeit hingearbeitet habe. Nun habe ich sie erreicht – sogar optimistisch, dass ich passable Leistungen erzielt habe –, aber jetzt? Was jetzt? Ohne Ziel funktioniert auch mein Notfallmodus nicht mehr. Auf einmal bin ich auf mich allein gestellt.

Was mache ich heute?

Was mache ich morgen?

Wo führt mein Leben hin?

Lohnt es sich überhaupt?

Ich stocke, als die letzte Frage in meinem Kopf aufpoppt. Eiseskälte durchfährt mich. Ein böses Wiedererkennen, weil ich genau weiß, was diese Worte bedeuten. Woher sie kommen.

Lohnt es sich überhaupt?

Die Stimme in meinem Kopf lässt sie rhetorisch klingen. Als gäbe es keine andere Antwort außer *Nein*. Als gäbe es nur die eine Möglichkeit. Dabei weiß ich, dass das nicht stimmt – dass sich weiterleben immer lohnt. Ich weiß das, aber ... mittlerweile fällt es mir schwer, daran zu glauben, dass dort noch etwas anderes um mich herum ist außer Dunkelheit.

Und in diese Dunkelheit lasse ich mich nun endlich fallen. Lasse zu, dass sie mich einhüllt, mich umarmt, mir ein Zuhause gibt inmitten der Schmerzen. Nach und nach werde ich ruhiger. Drifte davon.

Lohnt es sich überhaupt?

Wer weiß.

• • •

Die Nacht hat Einzug gehalten, als das Klingeln meines Handys mich aus meinem traumlosen Dämmerschlaf reißt. Ich bin zu erschöpft, um zu lange darüber nachzudenken. Reflexartig fische ich mein Telefon unter dem Kissen hervor und nehme ab. Um diese Zeit kann es sowieso nur eine einzige Person sein.

»Was willst du, Roisin?«

»Nicht Roisin«, kommt es knapp vom anderen Ende der Leitung, wodurch ich schlagartig hellwach bin. Dominic.

»Oh.« Mehr bringe ich nicht heraus, weil ich das Gefühl habe, mein Herz steckt irgendwo in meiner Kehle fest.

»Alles okay?«

Ich habe ihn seit Toasts Party nicht gesehen. Nicht weil ich ihn aktiv gemieden habe, sondern eher, weil ich zu sehr in meiner Höhle war. Tief genug, um sogar kurzzeitig zu vergessen, dass er überhaupt existiert. Doch damit ist Schluss, denn mit dem Klang seiner Stimme ist alles wieder da. Die Erinnerungen, die letzte Umarmung, die Gefühle, die mich fast zu überwältigen drohen.

»So weit«, antworte ich eine gefühlte Oktave zu hoch. »Ich hab nur geschlafen. Hatte heute meine letzte Prüfung.«

»Ich weiß. Rate, wieso ich anrufe.«

»Um zu sehen, ob E-Lehre mir nicht den Rest gegeben hat?« Ein Lächeln entwischt mir. Das Ergebnis der seltsamen Wirkung, die Dominic auf mich hat. Egal, wie stürmisch und chaotisch es in mir aussieht, er schafft es irgendwie immer, diese leichte Seite aus mir hervorzuholen. Die, die am liebsten über das Desaster, das sich mein Leben nennt, lachen will, statt daran zu verzweifeln.

»So in etwa. Aber gut, du bist am Leben. Das war's dann auch schon. Tschüss!«

Er legt nicht auf.

»Weshalb rufst du *wirklich* an?«, frage ich noch immer grinsend.

»Wollte dich fragen, ob du heute Abend schon was vorhast. Wenn nicht ... könnte man deinen epischen Sieg über die Klausuren feiern. Oder so was in der Art.«

Stirnrunzelnd starre ich aus dem Fenster, während ich seine Worte kurz sacken lasse. Ein Ja liegt mir bereits auf der Zunge, obwohl mir alles andere als danach ist, einen draufzumachen. Geschweige denn meine Wohnung zu verlassen. Aber mir kommt auch ein anderer Gedanke. Die Frage nach dem Anruf selbst. Es ist nichts Ungewöhnliches, dass wir uns abends verabreden, doch noch nie hat er mich dafür angerufen. Wenn, dann schreiben wir uns Nachrichten. Und wenn wir sie nicht sehen, ist das auch nicht weiter schlimm.

»Kommt drauf an. Ich hab keine Lust, mir was Vernünftiges anzuziehen«, erkläre ich schließlich vorsichtig.

»Das trifft sich gut. Ich dachte eher an so was wie Pizza, und vielleicht habe ich mir diesen Monat sogar ein Abo bei Sky gegönnt. Für ein bisschen Abwechslung.«

»Bei dir also?«

»Wenn das für dich okay ist.«

»Gib mir eine Stunde.«

Während ich dusche, will der Anruf nicht mehr aus meinem Kopf. Dominic ist niemand, der sein Herz auf der Zunge trägt, doch bis heute ist es mir so schwergefallen, ihn einzuschätzen. Zuerst die Tatsache, dass er mich anruft, statt mir zu schreiben. Dann die Einladung zu ihm, nachdem ich ihn seit der Party gewissermaßen ignoriert habe. Als wäre nichts gewesen.

Ob das ein stilles Zeichen ist? Dass er einfach da weitermachen will, wo wir vor ein paar Wochen noch aufgehört haben.

Ohne Aussprachen, ohne tiefe Gespräche, ohne emotionalen Ballast. Als Freunde. Keine Gefühle. Nur ein bisschen gemeinsam verbrachte Zeit. Und Sex.

Ich kann förmlich spüren, wie sich mein Gehirn bei dieser Vorstellung verknotet. Wie mein Herz schwer wird in meiner Brust. Mir ist klar, dass – sollte genau das Dominics Absicht sein – ich genau in dieselbe Falle tappe, wie ich es bereits mit Oliver getan habe. Doch allein bei dem Gedanken, ihm die Wahrheit zu sagen, bekomme ich Muffensausen. Die Voraussetzungen unserer Vereinbarung haben sich grundlegend verändert – ich kann nicht mehr sagen, dass bei mir nur rein freundschaftliches Interesse und der Wunsch nach Ablenkung dahinterstecken. Da ist auf einmal mehr.

Unter der Dusche kommen mir die Tränen, und ich lasse sie einfach zu in der Hoffnung, dass ich mit ihnen auch die Dunkelheit in mir loswerde. Tatsächlich hilft es sogar ein bisschen, denn sobald ich das Wasser abdrehe, fühle ich mich ein bisschen stabiler. Noch immer bin ich unsicher, wie ich die Situation handhaben soll, aber immerhin hat sich der Sturm in meinem Kopf gelegt – möglicherweise ist es aber auch nur das Auge des Hurrikans.

Ich beschließe, nicht weiter darüber nachzudenken. Und da bunte Farben bedeuten, dass es mir gut geht, ziehe ich meine neuen Leggings an, die je nach einfallendem Licht in allen Farben des Regenbogens schimmern. Eigentlich wollte ich sie mir für eine Party oder etwas Ähnliches aufheben, doch sie ist bequem genug, um mich durch einen faulen Abend auf dem Sofa zu bringen. Dazu meine passenden Stiefel, einen schwarzen SpaceX-Hoodie und meine schillernd-durchsichtige Jacke.

• • •

»Du siehst aus, als hättest du das Warenhaus überfallen, in dem der Wish Shop die Klamotten für den Versand zwischenlagert.« Als Dominic mir die Tür öffnet, hebt er im Angesicht meiner bunten Erscheinung anerkennend die Brauen. Um ihn zu necken, drehe ich mich einmal um die eigene Achse, um mich zu präsentieren.

»Vielleicht hab ich das ja.«

»Wenn ja, dann ist das definitiv nicht die passende Outfitwahl, um irgendwo unterzutauchen. Komm rein!«

Ich kichere, während ich durch die Tür trete. »Der Schaffner war sehr beeindruckt. Wollte wissen, woher ich die Jacke habe, weil sie seiner Tochter sicher gefallen würde.«

»Seine Tochter ist vier?«

»Acht.«

Dominic schüttelt den Kopf, während er mich ins Wohnzimmer führt. Sobald ich eintrete, komme ich mir vor, als wäre ich seit Jahren nicht hier gewesen, dabei hat sich seit meinem letzten Aufenthalt nicht wirklich etwas verändert. Das Zimmer ist noch immer so karg und leer wie sonst auch, lediglich der Kaffeetisch aus Glas und Holz, auf dem Dominic seinen Laptop aufgebaut hat, ist neu. Ungefragt lasse ich mich auf dem Sofa nieder und sehe, dass er Just Eat bereits offen und seine eigene Bestellung ausgewählt hat. Fast so, als hätte er mich sehnsüchtig erwartet. Ungewohnt.

Mit ein paar Klicks habe ich für uns beide auf meine Karte bestellt, ehe Dominic aus der Küche hereintritt und sich neben mir niederlässt. Ein gekühlter Capri-Sun Fairy Drink landet in meinem Schoß.

»Ist das dein Ernst?«, frage ich amüsiert.

»Du solltest um diese Zeit keine Cola trinken. Nicht dass du später wieder nicht schlafen kannst.«

Das Lachen, das mir über die Lippen kommt, könnte ironischer nicht sein. *Wenn das nur schon alles wäre, was mich nachts wach hält*, will ich ihm antworten, doch da reicht er mir auch schon eine Pepsi.

»Danke.«

»Hast du schon bestellt?« Ein Blick auf den Bildschirm, und er weiß es ohnehin. Kurz verdunkelt sich seine Miene, ein Seufzen, weil er es hasst, von mir eingeladen zu werden, bevor er sich daranmacht, den Fernseher anzuwerfen.

»Sieh es als Entschuldigung«, bringe ich schließlich hervor.

»Wofür?«

»Dafür, dass ich dich zwei Wochen am Stück ignoriert hab.«

Dominic verdreht die Augen, während er den Fire-TV-Stick startet. »Also bitte. Wenn wir danach gehen, schulde ich dir drei Dates mit Fünf-Gänge-Menü und anschließenden Cocktails.«

Schmunzelnd lehne ich mich zurück in dem Versuch, eine bequeme Position auf dem alten Sofa zu finden. »Lass gut sein. Wir sind quitt. Also, was sehen wir uns an?«

Wir bleiben bei einer Art Dokumentarserie hängen, in der Zachary Quinto sich auf die Suche nach Überresten der mythischen Stadt Atlantis begibt, weil wir beide keine Lust haben, heute Abend etwas anzufangen, das eine komplexe Storyline hat. Wir essen Pizza, und irgendwann später landet mein Kopf an Dominics Schulter.

Obwohl dieser Abend genauso verläuft wie jeder andere auch, kann ich die Veränderungen nicht leugnen. Als hätte sich allein die Art, wie ich ihn wahrnehme, vollkommen gewandelt. Zufällige Berührungen, die ich zuvor ignoriert habe, lassen mich auf einmal zusammenzucken. Der Klang seiner Stimme, wenn er etwas im Fernsehen kommentiert, führt dazu, dass ich ihn anschaue und mich frage, ob er immer so furchtbar attraktiv war.

Unwillkürlich vergleiche ich ihn in meinem Kopf mit Oliver, doch genauso gut könnte ich auch den Mond mit der Sonne vergleichen. Während Oliver stets von einem Leuchten umgeben gewesen zu sein schien, ist Dominic das genaue Gegenteil. Eher so, als würde ein Schatten an ihm haften, den er einfach nicht ablegen kann. Wenn er überhaupt einmal lächelt, dann vorsichtig, schnell, fast so, als wollte er nicht, dass es irgendjemand sieht. Die Unterschiede zwischen den beiden sind wie Tag und Nacht, und dennoch kann ich inzwischen nicht mehr leugnen, dass ich mich zu Dominic hingezogen fühle. Dass ich ihn berühren und küssen will – und zwar nicht nur in einem unbeobachteten Moment oder als einen Benefit unserer Freundschaft.

Eine Welle der Scham überkommt mich plötzlich, als mir klar wird, dass ich ihn wieder einmal minutenlang angestarrt habe. Doch immerhin ist er so abgelenkt, dass er es nicht zu bemerken scheint.

Ich muss es ihm sagen, stelle ich nicht zum ersten Mal fest. Ich muss es ihm sagen, ehe ich mich ein halbes Leben damit herumquäle, mich zu fragen, was wäre, wenn. Dabei kenne ich die Antwort schon. Ich habe bereits einen Eindruck davon bekommen, da waren tiefere Gefühle für Dominic nicht mal abzusehen. Doch schon dieses eine Missverständnis, dieser eine Kuss, bevor Freundschaft Plus überhaupt ein Thema war, hat ihn beinahe in die Flucht getrieben.

Aber dieses Mal kann ich es nicht als Missverständnis abtun, weil all das, was ich fühle, echt ist. Soll ich es wagen? Mit der Tür ins Haus fallen? Jetzt hier an Ort und Stelle? Oder lieber warten? Vielleicht ergibt sich eine bessere Gelegenheit. Vielleicht, wenn ich ihn nur lange genug beobachte und die richtigen Fragen stelle, kann ich herausfinden, ob sich die Sache für ihn inzwischen auch geändert hat.

Als ob.

Dominic hat mehr als nur einmal deutlich gemacht, dass er nichts von Beziehungen hält. Nicht nur mit mir – sondern ganz im Allgemeinen. Immer wieder hat er betont, wie sehr er es bevorzugt, allein zu sein. Ohne Verantwortung oder Verpflichtungen.

Ein Seufzen entgleitet mir, während ich darüber nachdenke. Unser Unterhaltungsprogramm ist schon lange in den Hintergrund gerückt, meine Gedanken zu laut und mächtig – überraschend, dass Dominic sie nicht schon lange mitbekommen hat.

Soll ich?

Doch ehe ich den Mut dazu aufbringen kann, verändert sich auf einmal etwas. Sein Arm, der locker um meine Schultern liegt, verstärkt plötzlich den Griff, eine kurze Umarmung, ehe Dominic mich behutsam von sich schiebt und wortlos den Raum verlässt. Mir bleibt nichts anderes, als ihm stumm hinterherzustarren. Bilde ich es mir nur ein oder hat seine Stimmung sich innerhalb eines Wimpernschlags verändert?

Es vergehen Minuten, in denen er nicht wiederkommt. Zu lange, als dass er nur fix ins Badezimmer verschwunden sein könnte. Doch ich habe auch keine Tür gehört. Weder die zu einem der anderen Räume noch die nach draußen in den Hausflur. Ich versuche, mich auf den Fernseher zu konzentrieren, lausche allerdings immer wieder in die Stille, die sich über den Rest der Wohnung gelegt hat. Oder ist da ein Rumoren in der Küche?

Je mehr Zeit vergeht, desto unwohler fühle ich mich. Gänsehaut breitet sich auf meinen Armen aus, obwohl die Heizung den Raum auf gefühlten dreißig Grad hält. Irgendwann halte ich es nicht mehr aus, sondern mache mich auf Zehenspitzen auf den Weg in die Küche.

Mein Gehör hat mich nicht getäuscht, denn genau dort finde ich Dominic. Stumm und regungslos steht er vor einer aufgezogenen Schublade und starrt einfach nur hinein. Es dauert ein paar Sekunden, bis es mir schließlich dämmert: die Briefe!

Mit der Erkenntnis kommt auch die Erinnerung wieder. Die Erinnerung an den Moment, als ich ihn danach gefragt habe. Seine Reaktion, sein verletzter Blick, die Zurückweisung. Ich muss schlucken. Wäre ich klar bei Verstand, würde ich mucksmäuschenstill auf dem Absatz kehrtmachen und mich wieder ins Wohnzimmer verziehen, wo ich darauf warte, dass er zurückkommt. Doch meinen Verstand habe ich irgendwo in den letzten Wochen auf der Strecke gelassen. Stattdessen stemme ich mich nun gegen jede Warnung meines Unterbewusstseins. Vorsichtig nähere ich mich Dominic. Meine Hand landet von allein auf seinem Oberarm, sobald ich neben ihm stehe. Zu meiner Überraschung zuckt er nicht einmal unter der Berührung, fast so, als hätte er mich erwartet.

Zögernd begutachte ich mit ihm den Inhalt der Schublade. Gut zwei Dutzend an ihn adressierte Briefe, die allesamt den starken, einprägsamen Parfümgeruch versprühen, der mir schon beim ersten Mal aufgefallen ist. Dominics Hand wandert zaghaft auf meinen Rücken, ehe er mich näher zu sich zieht. Mein Kopf landet an seiner Brust, wodurch ich deutlich sein Herz hören kann, das wie meines auch ein paar Takte zu schnell schlägt.

Ich lasse mich in der unbeholfenen Umarmung fallen und spüre schon bald, wie er auch den zweiten Arm um mich schlingt. Sein Atem kitzelt mich am Scheitel.

»Alles okay?«, flüstere ich in die Stille hinein. »Ich wollte nicht …«

Er schüttelt den Kopf. Ob als Antwort auf meinen unvollendeten Satz oder die Frage am Anfang, kann ich nicht so recht sagen.

»Soll ich dich allein lassen?« Wieder ein Kopfschütteln, zu dem er auch die Umarmung noch einmal verstärkt.

»Ich wollte mit dir reden«, murmelt er schließlich mit belegter Stimme. »Schon seit Weihnachten, aber bisher konnte ich mich nicht dazu durchringen, dir *alles* zu erklären.«

»Wir hatten viel um die Ohren.« Uns beiden ist klar, dass das eine lahme Ausrede ist, dennoch nickt er.

»Ich weiß. Aber genau deshalb wollte ich, dass du vorbeikommst. Unter anderem.«

Indem ich mich ein Stück aus der Umarmung winde, kann ich sehen, wie er verschwörerisch die Brauen hebt. Doch wir wissen, dass er das mit dem Pokerface normalerweise besser draufhat. Die aufgesetzte Fassade bröckelt durch einen Seufzer augenblicklich.

»Sind die Briefe alle von deiner Mutter?« Ich schaffe es kaum, die Frage über meine Lippen zu bringen, aber wenn es je einen geeigneten Zeitpunkt gab, Dominic eine so persönliche Frage zu stellen, dann jetzt.

»Ja.« Sein Blick wandert zurück zur Schublade, dann beginnt er zu meiner Überraschung damit, die Umschläge herauszunehmen und sie alle nebeneinander auf der Küchenzeile auszubreiten. Am Ende zähle ich dreißig Stück.

»Sie schickt jeden Monat einen«, erklärt Dominic mit kühler Stimme. »Seit über zwei Jahren.«

»Hast du je einen geöffnet?«

»Nein ... ich weiß nicht, ob ich dazu bereit bin.«

Ich nicke verständnisvoll und lege vorsichtig meine Hand in seine. Ich kenne das Gefühl – und auch wenn er es nicht ewig vor sich herschieben kann, will ich nicht diejenige sein, die ihn dazu zwingt, etwas zu tun, dem er sich noch nicht gewachsen fühlt.

»Ich habe, seit ich siebzehn bin, nicht mehr mit ihr geredet«, beginnt Dominic auf einmal zu erzählen. »Wobei ... wenn ich so darüber nachdenke, liegt unser letztes richtiges Gespräch noch viel länger zurück.«

»Wieso das?« Mein Hals fühlt sich staubtrocken kann, während ich es nicht schaffe, ihm in die Augen zu sehen.

»Sie hat Dads Tod nie verkraftet. Wir beide nicht. Aber sie ... sie ist damit anders umgegangen als ich. Am Anfang war noch alles okay. Das erste Jahr nach dem Unfall hat sie alles darangesetzt, um irgendwie den Verlust auszugleichen. Doch dann hat sie mit dem Trinken angefangen, hat aufgehört, ihre Tabletten zu nehmen, und ist irgendwohin abgedriftet, wohin ich ihr nicht folgen konnte.«

Ich schlucke, als eine Welle der Schuld mich überkommt, weil ich mich in seiner Mutter wiederfinde.

»Das tut mir leid«, murmele ich tonlos, doch plötzlich entwindet Dominic sich meinem Griff. Sein Blick trifft meinen, und ich kann darin einen Schmerz sehen, den ich selbst nur zu gut kenne.

»Ich will kein Mitleid.«

»Ich weiß.«

»Es ist nur ... jahrelang hab ich versucht, zu ihr durchzudringen. Sie hatte gute Tage, an denen war sie meine Mum und hat alles gegeben. Aber sie hatte auch die schlechten, an denen war sie bestenfalls ein Geist in unserer Wohnung. Und je mehr Zeit verging, desto mehr haben sich die schlechten Tage gehäuft. Irgendwann habe ich es nicht mehr ausgehalten.«

»Du bist abgehauen?«

Ein weiteres Nicken. Obwohl mein Blick nach wie vor auf sein

Gesicht geheftet ist, kann ich im Augenwinkel sehen, wie er die Hände zu Fäusten ballt.

»Ich habe meine Sachen gepackt, und als ich ihr gesagt habe, dass ich ausziehe, hat sie nicht einmal reagiert. Hat nur vor sich auf die Wand gestarrt – als wäre ich gar nicht da ... Danach habe ich ein paar Tage bei einem Kumpel gewohnt, dann auf der Straße, bis die Welcome Organisation mich aufgegabelt hat.«

»Also hilfst du dort nicht nur aus reiner Nächstenliebe aus?«

Dominic lächelt scheu, beinahe ertappt. »Nein. Es hat ziemlich lange gedauert, bis ich wieder auf den Beinen war. Und mehr als einmal war ich nah dran, alles hinzuwerfen, zurück auf die Straße, und falls ich über Nacht erfroren wäre, wäre das auch nicht weiter schlimm gewesen ... so übel das auch klingt.«

Ich weiß genau, was du meinst, will ich sagen, verkneife mir jedoch den Kommentar.

»Nach einer Weile wollte ich allerdings kein Egel mehr sein, der nur durch die Gutmütigkeit der Leute um sich herum überlebt, ohne etwas zurückzugeben. Also bin ich wieder an die Schule. Hab meine A-Levels nachgeholt, gearbeitet und dann über Kontakte der Organisation ein Stipendium für Queen's bekommen. Die Wohnung hier gehört einer Bekannten. Sie hilft in der Organisation und lässt mich hier kostenlos wohnen, bis ich meinen Abschluss habe. Und ja. Das ist auch schon alles. Mein großes, lange gehegtes Geheimnis, das eigentlich niemanden etwas angeht.«

Mein Herz setzt einen Schlag aus. »Weiß Toast denn davon?«

»Nur zum Teil.«

»Und wieso erzählst du es mir?«

»Weil ich ...« Er sieht mich an. Sein Blick scheint mich zu durchbohren, lässt meine Knie weich werden und meinen Atem schwer. Doch am Ende versandet der Satz in der Leere. Dominic wendet den Kopf ab. »Ich wollte es nur endlich loswerden. Das ist alles.«

Ich nicke und fühle mich, als wäre ich den Tränen nah. In mir ist der Gefühlssturm mit einer solchen Heftigkeit zurückgekehrt, als wollte er alles, was von mir übrig ist, zerstören.

»Du kannst immer mit mir reden, weißt du«, erkläre ich unverbindlich.

»Ich weiß. Das Gleiche gilt auch andersrum.«

»Okay.« Doch jedes weitere Wort bleibt unausgesprochen.

Flint

Dominic

Ich weiß nicht, wie es am Ende zu dem Kuss kommt, aber als es so weit ist, kann ich die Verzweiflung förmlich schmecken. All die Dinge, die zwischen uns stehen, liegen darin. Meine Unfähigkeit, meine Gefühle in Worte zu fassen, und Ruths Überforderung mit allem, ihre Depression, ihre Trauer, Oliver.

Mir ist klar, dass es besser für uns beide ist, wenn ich die Notbremse ziehe und es bestenfalls bei einem einzigen Kuss belasse, doch wer auch immer in meinem Körper gerade die Kontrolle hat, meine Vernunft ist es jedenfalls nicht. Als ich Ruth hochhebe und sie ihre Beine um meinen Körper schlingt, merke ich sofort, dass etwas anders ist, dass da für mich mehr ist als nur Sex.

Ich erkenne es daran, wie viel mehr Zeit ich mir lasse.

Daran, wie viel länger unsere Küsse dauern.

Daran, wie jede einzelne Berührung mich beinahe zu zerreißen scheint. Vor Glück, vor Wehmut, vor Angst und Hilflosigkeit.

Wie oft wir schon miteinander geschlafen haben, kann ich schon gar nicht mehr sagen, doch wenn ich heute Nacht mit allen Malen davor vergleichen müsste, kommt es mir so vor, als hätte ich bisher einen Helm aufgehabt, der alle Sinne betäubt. Alles scheint auf einmal wie neu zu sein, vom Anblick ihrer nackten, von Sommersprossen übersäten Haut bis hin zu dem Prickeln, das ihre Lippen auf meinen eigenen hinterlassen.

Am Ende bleiben wir eng umschlungen im Bett und starren schweigend an die Decke, wo wir es doch sonst immer so eilig haben, zurück zu Netflix oder an unsere Handys zu kommen. Seltsam.

Mehr als einmal liegt mir die Wahrheit auf den Lippen. Doch egal, wie ich es auch drehe und wende, mir fällt kein Weg ein, diese Unterhaltung so zu beginnen, ohne dass sie in Tränen oder schlimmstenfalls mit einer Ohrfeige endet. Die ganze Nacht über spiele ich in meinem Kopf Szenarien durch, in denen ich Ruth auf die eine oder andere Weise sage, was ich empfinde. Doch das Ergebnis ist immer dasselbe. Ein nett gemeintes »Ich mag dich, aber du bist eben nicht Oliver«.

Irgendwann schlafe ich doch ein. Und als ich zu den ersten Sonnenstrahlen wieder aufwache, bin ich allein in meinem Bett. Nur noch der vage Duft ihres Einhorn-Shampoos erinnert daran, dass sie überhaupt hier gewesen ist.

Ich bin todmüde, fühle mich aber gleichzeitig so rastlos, dass ich unmöglich liegen bleiben kann. Im Wohnzimmer zeigt der Fernseher noch immer Folgen unserer Atlantis-Doku, dazu bietet ein übrig gebliebenes kaltes Stück Pizza ein willkommenes Frühstück.

Ich setze mich hin und folge einer Weile dem Bildschirm, ohne wirklich Notiz davon zu nehmen, was in der Show passiert. Ein Blick auf mein Handy zeigt kurz nach neun Uhr. Keine neue Nachricht. Warum denn auch? Erwarte ich ernsthaft so was wie »Letzte Nacht war wundervoll; ich bin kurz Frühstück holen gegangen und gleich wieder da«?

Bullshit. Wann ist sie überhaupt verschwunden?

Nach einer Weile gehe ich in die Küche, um mir etwas zu trinken zu holen, werde aber von den Briefen, die nach wie vor unangetastet auf der Arbeitsplatte liegen, aufgehalten. Noch immer spüre ich Erleichterung darüber, endlich jemandem von Mum erzählt zu haben – doch mir ist klar, dass das noch nicht genug ist. Dass ich weitergehen muss, wenn ich je in der Gegenwart ankommen will, statt mit einem Fuß noch immer in der Vergangenheit zu hängen.

Ehe ich mir eine Ausrede einfallen lassen kann, reiße ich den ersten Umschlag auf. Es ist der älteste.

Dominic

Allein mein Name in ihrer feinen, ebenmäßigen Handschrift weckt in mir den Wunsch, meinen Plan zu verwerfen und die Briefe sofort wieder in die Schublade zu stopfen. Dunkel erinnere ich mich an bessere Tage, an denen sie mich bei den Hausaufgaben ständig für meine Sauklaue getadelt hat. Ich ignoriere das Brennen in meinen Augen und lese.

Eine Frau von der Welcome Organisation hat mir diese Adresse gegeben. Ich hätte mich schon früher bei dir gemeldet, aber die letzten Jahre warst du so gut wie verschwunden, und ich …

Augenblicklich zerknülle ich den Brief, während die Wut mich unter einer plötzlichen Lawine zu ersticken droht. *Ich hätte mich schon früher bei dir gemeldet* – als ob. Ob sie die Lüge, die sie mir da auftischt, selbst geglaubt hat damals beim Aufsetzen des Briefs? Oder hat ihr das jemand diktiert?

Inzwischen zittern meine Finger. Doch ich bin auf einmal wie in einer Trance gefangen. Reiße den nächsten auf. Mit demselben Ergebnis.

Ich hoffe, dir geht es gut …

Diesen zerfetze ich schon nach der ersten Zeile in Stücke. Nach allem, was passiert ist, das? All die Zeit, in der ich die Umschläge ungeöffnet habe vermodern lassen, habe ich geahnt, dass nichts Brauchbares darin stehen würde – doch hier habe ich den Beweis schwarz auf weiß. Was für eine Lachnummer.

Du musst mir nicht antworten, aber …

Nummer drei, vier und fünf erleiden ein ähnliches Schicksal wie die ersten beiden. Inzwischen kann ich die Tränen in meinen Augen deutlich spüren, doch ich beiße sie zurück. Dorthin, wo ich sonst auch die anderen Emotionen hinverbanne. Ich öffne den sechsten, mache mir aber nicht einmal mehr die Mühe, ihn auseinanderzufalten. Dann folgen alle anderen. Nacheinander geschieht mit ihnen dasselbe. Ich öffne sie, reiße sie in zwei Hälfen, nur um sie anschließend achtlos zu Boden sinken zu lassen.

Die Geste hat etwas Befreiendes, war lange überfällig und verschafft mir eine seltsame Art von Befriedigung, weil ich nach all der Zeit recht behalten habe. Meine Mum hat mir wirklich nichts Nützliches zu sagen. *Überraschung.*

Als ich beim letzten Brief angelangt bin, halte ich mit einem Mal inne, weil mir bewusst wird, wie schwer und keuchend mein Atem geht. Schweiß klebt auf meiner Haut, als hätte ich einen Marathon hinter mir, und mischt sich unter die Tränen, die ich am liebsten leugnen würde. Ich betrachte den Umschlag in meiner Hand und erinnere mich, dass dieser kurz vor Weihnachten in meinem Briefkasten lag. Etwas ist anders an ihm. Der Parfümgeruch ist bei Weitem nicht so stark wie bei allen anderen – die sonst so feine Schrift ist unsauber, fast schon ein bisschen krakelig. Unsicher beginne ich zu lesen.

Dominic,

ich habe den Überblick verloren, wie viele dieser Briefe ich dir schon geschrieben habe, und inzwischen gebe ich die Hoffnung auf, je eine Antwort darauf zu erhalten. Dabei kann ich dir das nicht einmal übel nehmen. Wahrscheinlich hast du die anderen nicht einmal geöffnet und wirst auch diesen im besten Fall in eine Schublade verbannen oder gleich in den Müll werfen.

Obwohl ich weiß, wie gering die Chancen sind, dass du je eines meiner Worte liest, will ich die Hoffnung nicht aufgeben, dass sie dich doch eines Tages erreichen. Ich weiß, ein Anruf wäre schneller, oder ein spontaner Besuch, aber ich glaube nicht, dass ich dir je wieder ungebeten unter die Augen treten kann. Nicht nach allem, was passiert ist.

Ich war und bin noch heute eine furchtbare Mutter – das merke ich jetzt mehr und mehr. In all den Jahren habe ich mich damit gebrüstet, dass ich nur dein Bestes wollte, doch auch wenn das nicht vollkommen gelogen ist, spricht die Vergangenheit eine andere Sprache. Ich weiß nicht, wie es dir ergangen ist, aber ich weiß, dass ich nach Dads Tod immer mehr mich selbst verloren habe und damit am Ende auch dich. Glaub mir, wenn ich dir sage, dass ich nie wollte, dass es so weit kommt. Aber glaub mir auch, dass ich mir mehr als alles andere wünsche, dass ich es irgendwie verhindert hätte.

Jetzt bin ich hier und versuche, die Scherben, in die mein Leben zerbrochen ist, irgendwie wieder zu etwas Brauchbarem zusammenzusetzen. Ich trinke nicht mehr, gehe zur Therapie und lebe in einem betreuten Apartment, um irgendwie wieder auf die Beine zu kommen. Ich hoffe, du tust dasselbe. Denn wenn ich eines gelernt habe, dann, dass man nur die Dinge bereut, die man nicht getan hat. Tu nicht das, was ich getan habe, und lass Gelegenheiten an dir vorüberziehen, weil Trauer und Angst dich lähmen. Mach nicht denselben Fehler, sondern geh vorwärts und schau nicht ständig nur zurück.

Es gibt keine Worte auf der Welt, die ausdrücken können, wie leid mir alles tut. Wie sehr es mir das Herz bricht, dass ich diejenige bin, die all das hier zu verantworten hat. Und wie sehr ich mir wünsche, dass die Dinge anders verlaufen wären.

Ich wollte nie, dass du mich als Monster siehst, das dich allein zurückgelassen hat.

Ich will nicht, dass es so endet.

An dieser Stelle ändert sich ihre Schrift plötzlich. Als hätte sie beim Schreiben eine Pause gemacht, nur um danach mit klarerem Kopf wieder weiterzumachen.

Es tut mir leid, dass dieser Brief so anders ist als die anderen. Das Letzte, was ich will, ist, dich mit meinen Emotionen zu überfordern. Ich will nur, dass du weißt, wie sehr ich alles bereue. Und wie sehr ich dich liebe. Auch nach all der Zeit.

Vielleicht können wir irgendwann darüber reden.

Dieses Mal ändert sich die Farbe der Schrift von Schwarz zu Blau. Fast so, als hätte sie überlegt, noch mehr zu schreiben, und es doch bei einem einfachen Gruß belassen.

Frohe Weihnachten, Dominic.
XX Mum

Unwillkürlich taumele ich ein paar Schritte nach hinten, bis mein

Rücken gegen die kühle Metalltür des Kühlschranks stößt, an der ich mich kraftlos hinuntergleiten lasse, den Brief noch immer in meiner Hand. Inzwischen zittere ich so sehr, dass das Papier durch meine bloße Berührung raschelt. Ein Teil von mir will, dass dieser dasselbe Schicksal erleidet wie die anderen auch. Dass ich ihn zerfetze, auf den Überresten herumtrample und sie anschließend anzünde, bis nichts als Asche davon übrig ist. Doch ein anderer Teil von mir weiß genau, dass ich die Vergangenheit damit nicht rückgängig machen kann.

Zum ersten Mal seit Jahren kommen mir wirklich die Tränen, aber so schnell sie kommen, so schnell wische ich sie in einer energischen Bewegung weg. Ich will nicht, dass die Erinnerungen mich so unter ihrer Kontrolle haben, ich will nicht, dass ein einziger Brief meiner Mutter mich derart aus der Bahn werfen kann, weil er alles Verdrängte zurück in die Gegenwart holt. Jeden einzelnen verdammten Tag. Die guten, an denen sie meine Mum war. Die schlechten, an denen sie weinend am Küchentisch saß und ins Leere gestarrt hat, während mir allein ihre Erscheinung eine solche Angst eingejagt hat, dass ich ihr nicht zu nahe kommen wollte. Immer wenn meine Mum einen solchen Tag hatte, hatte ich das Gefühl, nur die kleinste Störung könnte sie vollständig zerbrechen lassen. Also habe ich sie immer nur eine Weile beobachtet, ehe ich in mein Zimmer verschwunden bin. Dort habe ich versucht zu verdrängen, was aus meinem Leben geworden ist, bis ich entschlossen genug war, ihr den Rücken zu kehren.

Noch immer spüre ich Wut, wenn ich mich daran erinnere, wie sehr sie mich im Stich gelassen hat. Doch auch – und das mit jeder Sekunde mehr – Reue, dass ich nie etwas gesagt habe. Dass ich bis zum letzten Tag nie zu ihr gegangen bin und zumindest versucht habe, sie aus ihrer Starre zu holen. Dass ich nie auch nur einen Gedanken daran verschwendet habe, mit ihr darüber zu reden, jemand anderen – einen Lehrer, Eltern von Freunden, irgendjemanden – darauf aufmerksam zu machen, was wirklich bei uns zu Hause passiert. Dass ich nicht einfach all die Flaschen, die sich bei uns angesammelt haben, ausgeschüttet oder weggeworfen habe.

Die Ausrede, ich sei nur ein Kind gewesen, kann ich inzwischen nicht mehr gelten lassen. Ich war vierzehn, als es richtig ernst um meine Mum wurde, und nach Dads Tod war da sowieso nicht mehr viel Kindheit übrig.

Hätte ich nur … ja. *Hätte.*

Die Worte aus dem Brief kommen mir bitter ironisch vor, treffen mich mit einer Härte, die ich so nicht erwartet hätte. *Man bereut nur die Dinge, die man nicht getan hat.* Ob ihr bewusst ist, dass das nicht nur auf sie zutrifft?

Ich vergrabe mein Gesicht in meinen Händen. Genau genommen ist mein ganzes Leben doch nur eine Liste an Dingen, die ich nicht getan habe. Und erst durch die Welcome Organisation habe ich gelernt, dass ich manchmal einfach machen muss. Dass ich meinen Abschluss nachholen *muss*, auch wenn ich am Ende der Älteste in der Klasse bin. Dass ich mein Studium machen *muss*, auch wenn das bedeutet, dass ich anderen noch ein paar Jahre länger auf der Tasche liege. Machen. Nicht denken.

Mum hat leicht reden, wo sie doch all die Jahre nur feige Briefe an mich geschickt hat, statt einfach vorbeizukommen, wenn sie meine Adresse eh schon hatte.

Und dann? Ich erwische mich bei dem Gedanken, dass ich ihr wahrscheinlich ohnehin nur die Tür vor der Nase zugeschlagen hätte, und verwerfe ihn sofort. Um wenigstens einigermaßen zur Ruhe zu kommen, erlaube ich mir ein paar tiefe Atemzüge.

Noch einmal lese ich ihren Brief. Wort für Wort. Buchstabe für Buchstabe. So genau, als könnte ich allein durch den Schwung des Stifts erkennen, was beim Schreiben wirklich in ihr vorging. Ob sie inzwischen *wirklich* weiß, was sie angerichtet hat. Was sie aus uns beiden gemacht hat.

Man bereut nur die Dinge, die man nicht getan hat.

Der Spruch ist so billig, dass er aus einem Glückskeks stammen könnte. Dennoch trifft er mich genau dort, wo es wehtut. Die perfekte Zusammenfassung meiner Person. Selbst jetzt, wo ich mir eingebildet habe, ich sei ein anderer Mensch als noch vor ein paar Jahren. Selbst jetzt, wo ich es ausgerechnet mal wieder nicht schaffe, endlich zu machen, statt zu bereuen.

Unwillkürlich schweifen meine Gedanken zu Ruth. Eigentlich habe ich gewollt, dass sie dabei ist, wenn ich die Briefe aufmache. Quasi als seelische Unterstützung – oder als Handlanger, der mir das Feuerzeug reicht, um die Überreste loszuwerden. Jetzt ist sie weg. Und wieder habe ich eine Chance ungenutzt verstreichen lassen.

Wovor habe ich eigentlich Angst?

Oder anders: Was ist das Schlimmste, das passieren könnte, wenn ich ihr endlich sage, dass ich mich in sie verliebt habe?

Ember

Ruth

Von der Haltestelle Bellevue direkt am Zoo bis hinauf auf den Gipfel von Cave Hill erwartet mich ein Aufstieg von fast einer Dreiviertelstunde. Vor allem für jemanden wie mich, dessen einziges Work-out aus dem Weg von zu Hause in die Vorlesung und zurück besteht, ist das nicht ganz ohne, doch die frische Luft, die Kälte und die Stille hier oben sind genau das, was ich jetzt brauche. Je höher ich komme, desto weiter wird der Blick frei auf die Belfast Lough, die sich zu meiner Linken erstreckt und dessen Oberfläche im Licht der aufgehenden Sonne wie flüssige Glut schimmert. So früh am Morgen ist es hier oben absolut still – vor allem um diese Jahreszeit.

Die wenigen Menschen, die mir entgegenkommen, sind Sportskanonen und ältere Pärchen mit Hund – vor allem Letztere werfen mir einen ungläubigen Blick zu, weil ich in meiner bunten Kluft vom Vortag definitiv nicht gut für diese Wanderung gerüstet bin. Glücklicherweise ist die Temperatur erträglich – vor allem, weil ich mir einen von Dominics dicken Pullovern geliehen habe –, und nur meine Füße beschweren sich mit einem Ächzen, als ich endlich den obersten Punkt der Klippe erreiche und mich im kühlen, feuchten Gras niederlasse.

Trotz der schwindelerregenden Höhe geht der Wind selbst hier oben überraschend sacht, streichelt mein Haar eher, als dass er daran zerrt. In meinem Inneren sieht es ganz anders aus. Ich merke zu spät, wie mir bereits wieder Tränen übers Gesicht laufen. Dass ich ein emotionales Wrack bin, ist nicht mehr zu leugnen. Meine Gefühle schwanken fast im Sekundentakt. Ich weiß schon gar nicht mehr, warum ich weine. Da ist so vieles, was ich erledigen oder sortieren muss, doch allein der Gedanke daran, was mir alles bevorsteht, um wieder auf die Beine zu kommen, lässt mich nur verzweifelter werden.

Ich muss mein Studium schaffen. Und auch wenn ich die erste Klausurenphase hinter mich gebracht habe, steht mir immer noch die nächste bevor. Und diese bringt auch die verpassten Tests vom ersten Semester mit sich.

Ich muss wieder zum Arzt. Anfangen, meine Tabletten zu nehmen, und mit jemandem über alles reden, was in mir vorgeht.

Ich muss mir endlich mehr Mühe mit Roisin geben. Und bei der Gelegenheit versuchen, auch wieder mehr als nur zwei Sozialkontakte zu pflegen. Meine Mutter müsste ich auch mal wieder anrufen …

Muss. Muss. Muss. Je mehr Punkte ich in meinem Kopf aufzähle, desto übler wird mir. Desto mehr türmen sich all die Dinge zu einem Berg auf, den ich einfach nicht meistern kann. Dabei weiß ich, dass all das hätte vermieden werden können, wenn ich mich nur früher zusammengerissen hätte. Und nicht jetzt erst viel zu spät realisiere, dass sich etwas ändern muss.

Muss. Da schon wieder.

Ach – und wo ich schon dabei bin. Ich sollte mit Dominic reden.

Die Tränen laufen weiter über meine Wangen, hinterlassen ein prickelndes Gefühl der Kälte auf meiner Haut. Ich strecke das

Bein aus, sodass ein Fuß über dem Abgrund baumelt, doch die Höhenangst bleibt aus. Seltsam, wie sich solche Dinge ändern können. Früher hätte mich Oliver nicht mal in die Nähe des Hangs gebracht. Er wäre es gewesen, der sich hierhergesetzt hätte, während ich mich kaum getraut hätte, weniger als einen Meter Abstand zur Klippe zu nehmen.

Oliver.

Heute ist wieder einer dieser Tage, an denen ich mir wünsche, er wäre hier. Doch nicht wie sonst sehne ich mich danach, ihn zu berühren, sondern nach seinen Worten. Auch wenn die Dinge zwischen uns am Ende zu kompliziert waren, habe ich nie aufgehört, in ihm einen Freund zu sehen. Und im Gegenzug hat er nie aufgehört, einer für mich zu sein. Heute will ich genau das zurück. Keine Umarmung, keinen Kuss, sondern nur jemanden, der mir zuhört. Der mit mir hier oben sitzt und mir sagt, dass ich weitermachen soll – egal, was kommt.

Jemand, der mir einen Schubs gibt, weil ich selbst keine Kraft mehr habe weiterzugehen. Genauso jemand fehlt heute. Da merke ich auf einmal, dass ich genauso jemanden in meinem Leben habe.

Dominic

Ich verschwende nicht allzu viele Gedanken an die Tatsache, dass Ruth nicht auf die Nachrichten reagiert, die ich ihr geschrieben habe, bis ich zurück ins Wohnzimmer gehe und ihre Schlüssel unter dem Sofatisch entdecke. Dann werde ich auf einmal stutzig. Was, wenn sie in Schwierigkeiten steckt?

Du hast deine Schlüssel vergessen ... Schläfst du heute doch unter einer Brücke?

Die Ironie meiner zweiten Aussage täuscht gut darüber hinweg, wie unwohl mir zumute ist. Doch spätestens als nach fünf Minuten keine Antwort kommt, kann ich das Gefühl in meiner Brust nicht mehr leugnen. Unruhig gehe ich durchs Zimmer und denke nach. Einerseits will ich mir einreden, dass Ruth kein Kind mehr ist und schon weiß, was sie tut. Vielleicht ist sie zu Roisin, hat überhaupt nicht gemerkt, dass sie ihre Schlüssel hat liegen lassen. Vielleicht ist sie auch noch gar nicht so lange weg, realisiert gerade, dass sie nicht in ihre Wohnung kommt, und schlägt in ein paar Minuten hier auf.

Einigermaßen beruhigt mit diesen zwei Erklärungen setze ich mich aufs Sofa und schalte den Fernseher ein. Ich zappe eine Weile rastlos durch die Kanäle, bleibe schließlich mal wieder an Gordon Ramsey hängen, doch selbst seine Flüche schaffen es nicht ganz, die Nervosität, die mich befallen hat, zu übertönen. Mir ist klar, dass ich womöglich nur überreagiere. Dass mein Gehirn nach Jahren der Verdrängung nicht mehr mit Bedürfnissen jenseits von *Hunger* und *Bock auf Sex* umgehen kann und aus reiner Überforderung zu viel Adrenalin produziert.

Alle paar Sekunden starre ich auf mein Handy. Die grauen Haken deuten darauf hin, dass meine Nachrichten durchgegangen sind, Ruth sie aber noch nicht gesehen hat. Vielleicht hat sie schlechten Empfang?

Ich versuche einen Anruf, ohne wirklich zu wissen, was ich sagen soll, doch sie nimmt nicht ab. Ein paar Minuten später probiere ich es ein weiteres Mal. Danach warte ich eine Viertelstunde bis zum Ende der Folge, bevor ich erfolglos einen weiteren Versuch starte.

Mist.

Ein Seufzen kommt über meine Lippen, während ich mich zur Ruhe zwinge. Noch habe ich keinen Grund, in Panik zu geraten. Sie könnte immer noch bei Roisin sein.

Ist Ruth bei dir?

Die Nachricht ist schneller getippt, als ich mir etwas Besseres überlegen kann. Wieso nimmt mich das nur so sehr mit? Sie wird sich wohl kaum von der nächsten Brücke ... oder doch?

Mit einem Mal ist auch meine Mutter wieder in meinem Kopf. All die Jahre, in denen ich nur zugesehen habe, ohne selbst etwas zu unternehmen. Was, wenn es Ruth ganz ähnlich geht? Sie hat immer wieder durchblicken lassen, wie schlecht es ihr in letzter Zeit ging. Was, wenn ich es ignoriert habe, ohne zu merken, dass sie immer weiter davongedriftet ist?

Das schlechte Gewissen trifft mich so eiskalt, dass ich Roisins Antwort erst viel später bemerke.

Nö. Wieso? Ist was passiert?

Ich schicke ihr nichts zurück.

Während ich mir immer noch einzureden versuche, dass ich keinen Grund habe, mir ernsthaft Sorgen zu machen, suche ich mir ein paar Sachen zum Anziehen raus und schlüpfe in meine Schuhe. Ich schnappe mir eine Pepsi aus dem Kühlschrank, schalte den Fernseher aus und mache mich auf den Weg zur Haltestelle.

Die Wartezeit am Gleis nutze ich endlich dazu, Roisin einzuweihen.

Sie war heute Nacht bei mir. Jetzt ist sie weg, aber sie hat ihre Schlüssel liegen lassen.

Die Antwort kommt prompt.

Bist du so eine Niete im Bett? 😉 Ihr Ersatzschlüssel ist bei mir – aber vielleicht ist sie über den Vermieter reingekommen?

Gut möglich. Wie gesagt, kein Grund zur Panik.

Aye. Ich schau bei ihr vorbei und bring ihr die Schlüssel.

Klingt vernünftig. Halt mich auf dem Laufenden. Übrigens: Hast du mit ihr geredet?

Ich ignoriere Roisins Frage und konzentriere mich auf den Weg, der vor mir liegt. Normalerweise dauert es mit der Bahn keine fünfzehn Minuten von mir bis zu Ruths Haustür, doch heute fühlen sie sich wie eine Ewigkeit an. Als ich endlich dort ankomme, bin ich so durch den Wind, dass ich nicht einmal versuche, erst bei ihr zu klingeln.

Meine Schritte auf der Treppe erinnern mich an Paukenschläge, die meine Ankunft auf äußerst dramatische Weise begleiten, doch als ich die Tür aufschließe und in die Wohnung trete, werde ich von Dunkelheit empfangen. Küche, Wohnzimmer und Badezimmer sind vollkommen verwaist. Auch Ruths Schlafzimmer finde ich verlassen vor. Gänsehaut überkommt mich. Die Stille hier ist beinahe beängstigend. Obwohl es deutlich ist, dass sie nicht hier ist, komme ich nicht umhin, wie ein

Kind in ihrem Schrank und unter ihrem Bett nachzusehen, als wäre dies nur ein besonders ausgeklügeltes Versteckspiel. Aber das ist es nicht.

Scheiße, Ruth.

Mein Blick fällt auf ihren Schreibtisch, wo wie üblich Blätter und Stifte querbeet verstreut liegen. Ich erkenne Wechselstromwiderstände und andere Gleichungen, doch dazu fällt mir auch ein aufgeschlagener Wochenplaner ins Auge.

Ich weiß, dass mich das einen Scheiß angeht, aber ich kann meine Finger nicht davon abhalten, vorsichtig durch die Seiten zu blättern. Es dauert eine ganze Weile, bis ich realisiere, was ich hier vor mir habe. Die einzelnen Segmente sind zu knapp beschriftet, als dass man es als Tagebuch bezeichnen könnte. Oft steht da nur ein einziges Wort, der Name einer Farbe in bunt geschrieben. Nicht mehr und nicht weniger.

Die Einträge beginnen mit dem Semester im Oktober des letzten Jahres, sind mal grün, mal blau, mal rosa. Eine Mischung, die stellenweise etwas grauer, dann wieder etwas bunter wird. Ich erinnere mich daran, dass sie mir von ihrem Stimmungstagebuch erzählt hat, mit dem sie ihr Gefühlsleben während der Therapie jeden Tag festhalten sollte, doch mir ist nicht ganz klar gewesen, dass sie noch immer eines führt. Als ich zum Januar komme, setzt mein Herzschlag kurz aus. Von Neujahr bis gestern – fast drei Wochen später – trägt jeder Tag einen anderen Grauton. Dunkel erinnere ich mich an Ruths Worte.

Ich hatte kein wirkliches System dahinter, außer bunt gleich gut und grau gleich schlecht.

Ich schlucke und lasse das Buch fallen. Zögernd lege ich es an seinen Platz zurück, ehe ich mein Handy raushole.

Sie ist nicht hier.

Während ich mich auf ihr weiches Bett setze, starre ich nachdenklich aus dem Fenster. Obwohl ich nach wie vor weiß, dass es Bullshit ist, gleich mit dem Schlimmsten zu rechnen, kann ich spüren, wie die Panik langsam ihre Fühler nach mir ausstreckt und sich wie kaltes Gift durch meine Venen frisst.

Wo könnte sie nur stecken, wenn sie weder hier noch bei Roisin ist? Vielleicht nur was einkaufen? Soll ich hier auf sie warten? Oder sie suchen? Aber wo fange ich da überhaupt an?

Ich fahre zusammen, als mein Handy in meiner Hand vibriert. Eine Nachricht von Roisin.

Rätsel gelöst! Und jetzt schnapp sie dir.

Es folgt ein Screenshot, der aus Ruths Instagram-Story stammt und dem Zeitstempel nach zu urteilen keine zehn Minuten alt ist. Das Foto darauf zeigt den Blick über Belfast und die Bucht, und auch wenn ich den Ausblick nur zu gut kenne, räumt der Geotag alle Zweifel aus dem Weg:

Cave Hill Country Park.

Fire

Ruth

Als hätte ich sonst keine Sorgen, verbringe ich den Morgen damit, die Sonne dabei zu beobachten, wie sie sich scheinbar über den Himmel bewegt, obwohl ich genau weiß, dass es die Erde ist, die ihr entgegenrotiert. Während ich hier sitze, sammelt sich in mir langsam eine innere Ruhe, die ich schon lange nicht mehr verspürt habe. Als hätte es nichts gebraucht außer einem ausgedehnten Spaziergang, um mich wieder zurück aufs Gleis zu befördern. Aber ich kenne mich zu gut und weiß, dass diese Katharsis nicht von Dauer sein wird. Nicht solange ich nicht auch endlich aktiv etwas tue.

Während ich hier so sitze, lasse ich meine Gedanken ziellos umherschweifen. Genieße ausnahmsweise das Hin und Her einzelner Gedanken in meinem Kopf, das mich sonst immer die ganze Nacht wach hält. Nach Olivers Tod habe ich irgendwann Trost in der Überlegung gefunden, dass alles – er, ich, die Stadt, die Erde, selbst die Sonne – aus Sternenstaub gemacht ist, der irgendwann vor Milliarden Jahren in einer Explosion freigesetzt wurde. Nicht mehr als willkürlich zusammengesetzte Partikel, die sich irgendwann wieder in die Unendlichkeit zerstreuen. Wir können sie nicht einfangen oder gar konservieren, nicht für lange jedenfalls. Aber sie machen uns zu einem Teil eines großen Ganzen. Und wenn ich es so betrachte, ist Oliver, egal, wo er jetzt ist, nie ganz weg. Vielleicht nur ein neuer Stern in einer fernen Galaxis, wo er heller strahlt als je zuvor.

Ja ... so seltsam diese Vorstellung auch klingt, sie macht es einfacher, mich selbst, mein Leben und meine Rolle zu akzeptieren. Doch während Oliver nun irgendwo dort oben ist, muss ich meinen Platz hier unten finden.

Als Dominic sich neben mich setzt, ist es bestimmt schon fast Mittag. Ich kann es nicht genau sagen, da der Sonnenstand im Winter trügerisch ist und ich seit meinem Instagram-Post nicht mehr auf mein Handy geschaut habe. Ich merke nur deshalb, wie viel Zeit verstrichen ist, weil sich inzwischen feine Schneeflocken auf meine Leggings gelegt haben. Über mir schwebt eine graue Wolke so nah, dass ich das Gefühl habe, ich müsste nur die Finger ausstrecken, um sie zu berühren, während der Himmel weiter im Süden so klar ist, dass das einfallende Sonnenlicht die Kristalle wie kleine Funken leuchten lässt.

»Ist dir nicht kalt?«, fragt Dominic mit belegter Stimme, während er eine Dose Pepsi in meinen Schoß legt.

Zur Antwort schüttele ich den Kopf. Wie funktionieren Worte noch einmal?

»Ich habe mir Sorgen gemacht.« Die Ehrlichkeit dieser Aussage trifft mich so unerwartet, dass ich das Gefühl habe, die Zeit stünde kurz still. Ungläubig wende ich mich ihm zu, doch nichts in seiner Miene deutet auf einen schlechten Scherz hin. Die Sonnenstrahlen treffen seine Augen in solch einem Winkel, dass das Grün beinahe zu leuchten scheint, was seinem Blick einen ungewohnt intensiven Ausdruck verleiht.

»Tut mir leid«, forme ich mit meinen Lippen, noch immer unfähig, ein Wort herauszubringen.

Mir ist klar, dass mein Abgang heute Morgen reichlich unelegant war. Nicht nur habe ich mich wie ein Verbrecher aus seiner Wohnung geschlichen, sondern auch meinen Schlüssel liegen lassen. Bewusst, denn ich wollte zum Nachdenken hierherkommen. Und danach wieder zurück zu ihm, damit ich ihm endlich alles sagen kann. Aus irgendeinem Grund ist er mir zuvorgekommen. Doch jetzt, wo ich die perfekte Gelegenheit habe, ihm zu erklären, was in mir vorgeht, verweigert meine Zunge ihren Dienst. Schon wieder.

»Ich dachte«, fährt er grimmig fort und wendet sich ab. »Ach, keine Ahnung, was ich dachte. Du hast deine Schlüssel bei mir liegen lassen, du warst nicht in deiner Wohnung, nicht bei Roisin, und ich hatte Angst, dass du –«

Seine Stimme bricht, und falls ich irgendeinen Zweifel an seiner Aufrichtigkeit hatte, ist dieser nun endgültig widerlegt. Dominics Sorge ist echt. Er wusste nicht, wohin ich verschwunden bin oder wieso. Und wenn er sogar so weit gegangen ist, um nachzusehen, ob ich nicht bei Roisin bin ...

»Angst, dass ich was?« Die Worte sind kaum mehr als ein Hauch, der im auffrischenden Wind davongetragen wird, aber Dominic versteht mich trotzdem. Seine Miene verdüstert sich.

»Etwas Unüberlegtes tust.«

Ich ziehe scharf Luft ein, weil mir klar wird, was er meint. »Ich hatte nicht vor, mir etwas anzutun«, erkläre ich hastig. »Zumal ich das wohl kaum in meine Instagram-Story packen würde. Ich wollte nur nachdenken und dann zurückkommen.«

»Ein Zettel wäre hilfreich gewesen. Oder eine Nachricht. Rauchzeichen. Irgendwas.«

»Tut mir leid ... ich wollte nur ...« Wieder versagt meine Stimme, als Dominics Arm auf meiner Schulter landet.

»Schon gut. Ich hab mir nur Sorgen gemacht.«

»Mal ganz was Neues«, erwidere ich sarkastisch.

»Ich weiß.«

Danach schweigen wir dicht beieinandersitzend, bis mein Kopf irgendwann von allein den Weg an seine Schulter findet. Dominic vergräbt sein Gesicht in meinen Haaren, eine Geste, die zu liebevoll ist, als dass sie von ihm kommen könnte.

»Ruth«, murmelt er auf einmal, und der Klang meines Namens erinnert mich fast an einen Hilferuf. Vorsichtig rückt Dominic von mir ab, nimmt sogar seinen Arm von meiner Schulter, sodass ein paar Zentimeter zwischen uns liegen.

»Hm?« Ich schlucke nervös. Meine Kehle fühlt sich staubtrocken an.

Ein paar Momente lang scheint Dominic mit den Worten zu ringen. Seufzer kommen ihm über die Lippen, eine ganze Reihe davon. Seine Pupillen huschen hin und her, als hoffte er darauf, dass irgendwo ein Teleprompter aufpoppen würde, der ihm vorgibt, was er zu sagen hat. Dann plötzlich hält er inne, schaut mich an mit einem Blick, als würde er mich zum ersten Mal richtig sehen. Ein Lächeln umspielt seine Lippen. »Wieso hast du meinen Pullover an?«

Ich blicke an mir hinab und grinse. »Brauchte was Warmes. Tut mir leid. Aber falls du –«

Er kommt mir dazwischen – jetzt platzen die Worte förmlich aus ihm heraus. »Erinnerst du dich an unsere Vereinbarung?«

In der Stille, die darauf folgt, kann ich hören, wie das Gras unter ihm raschelt, als er unsicher sein Gewicht hin und her verlagert. Jetzt hat er das Gesicht fast gänzlich von mir abgewandt und starrt hinab auf den Hafen.

»Natürlich.« Ich klinge, als hätte ich Kreide verschluckt. »Was ist damit?«

»Ich denke, wir müssen das Ganze noch mal überdenken …«

»Okay?« Wieso kann ich jetzt auf einmal reden?! »Und wieso?«

»Weil sich die Rahmenbedingungen geändert haben.«

Fassungslos starre ich ihn an, doch mit einem Mal wird es mir klar. Er *weiß es*. Irgendwie hat er rausgefunden, was ich für ihn fühle, und will die Sache nun beenden. Aber wie? Ich denke an letzte Nacht und schlucke. Natürlich – nach so einer Nacht würde jeder wissen, was in mir vorgeht. Langsam schnürt sich meine Kehle wieder zu, während erneut Tränen in meinen Augen brennen. Ein schwaches »Okay« ist alles, was ich über meine Lippen bringe. Es tut weh, doch ich weiß, dass es so besser ist, als wenn ich mich Ewigkeiten mit einer Lüge herumquäle.

Dominic nickt, fährt sich nervös durchs Haar, lässt seine Beine leichtsinnig über den Abgrund baumeln. Sein Schweigen zieht sich wie Kaugummi, obwohl ich genau erkennen kann, dass die Worte ihn geradezu in der Kehle kitzeln.

»Versteh mich nicht falsch, Ruth. Ich ... ich mag dich wirklich, und das nicht nur, weil der Sex gut ist und du nicht viel redest. Es ist nur so, dass ... ich kann dich nicht einfach ausnutzen, wenn ich weiß, wie sehr du noch an der Vergangenheit hängst.«

Moment, was?! Ich blinzele verwirrt. »Wovon zum Teufel redest du?«

»Oliver.«

Und da wird es auf einmal klar. Wie die Sonnenstrahlen, die durch die Wolkendecke brechen, trifft mich auf einmal die Erkenntnis, dass Dominic mit den Rahmenbedingungen nicht *meine* Gefühle für ihn meinte. Beinahe muss ich laut lachen, doch ich verkneife es mir.

»Dominic ... Oliver ist tot«, erinnere ich ihn vorsichtig, und zum ersten Mal fühlen sich diese Worte nicht wie Säure auf meinen Lippen an.

»Ich weiß. Aber du hängst noch an ihm. Und ich will dich

nicht überreden, das alles einfach fallen zu lassen, wenn du dich nicht bereit fühlst.«

»Was fallen lassen?« Ich seufze. Er klingt gerade so wenig nach sich selbst, dass ich ihn am liebsten schütteln würde. »Bist du allen Ernstes eifersüchtig auf Oliver?«

Schweigen. Keine Antwort ist auch eine Antwort.

Ich ziehe einen Mundwinkel hoch, doch statt weiter Zeit mit Worten zu verschwenden, lasse ich lieber Taten folgen. Mit zitternden Händen fasse ich an Dominics Gesicht und zwinge ihn so, mich anzusehen. Die Überforderung in seinen Augen lässt mich fast schon Mitleid empfinden, doch ehe ich ihm Zeit geben kann, sich nur weiter in seinem Geplapper zu verlieren, küsse ich ihn. Eine viel zu kurze, scheue Berührung, die er nur einen Augenblick lang zulässt, ehe er sich mir wieder entzieht.

»Ruth, bitte.«

»Was?«

»Du musst das nicht …«

»Du verstehst es echt nicht, oder?«, entweicht es mir fassungslos.

»Was nicht?«

Ich gebe mir ein paar Sekunden, mir meine Worte genau zu überlegen. »Bloß weil ich damals in Oliver verliebt war, bedeutet das nicht, dass ich ihm bis an mein Lebensende hinterhertrauere und niemand anderen an mich ranlasse.«

»Das weiß ich!« Der Klang von Dominics Stimme erweckt den Anschein, dass ich es bin, die schwer von Begriff ist, und nicht er. Ein Stöhnen kommt über meine Lippen, am liebsten würde ich mir die Haare raufen.

»Dann lass es mich so ausdrücken …« Mein Herz schlägt plötzlich laut und schnell. Der Kloß, der schon eine ganze Weile in meiner Kehle steckt, schwillt zu einer Größe an, dass ich auf einmal keine weitere Silbe herausbringe. Warum jetzt?! Dabei will ich doch nur ...

»Ich liebe dich.«

Nicht ich bin diejenige, die es ausspricht, sondern Dominic. Ausgerechnet Dominic.

Ich blinzele ungläubig, und kurz herrscht Funkstille in meinem Gehirn. Hat er gerade wirklich ...?

»Verarschst du mich?« Beinahe ersticke ich an meinen eigenen Worten. Aber nur so schaffe ich es, das, was da gerade passiert, überhaupt zu verarbeiten. Indem ich es als Scherz auffasse. Denn was sonst soll es sein, nicht wahr? Dominic schnaubt.

»Klar. Ich laufe ständig durch die Gegend und sage Leuten, dass ich in sie verliebt bin. Das gibt immer jede Menge Views auf TikTok.«

»Wirklich?«

»Ja. Außer, ich habe dich falsch verstanden und dir geht es nicht genauso. Dann vergiss bitte, was ich gerade gesagt habe, und lass uns ...«

Immer noch fassungslos starre ich ihn an. Er meint das ernst.

»Dominic, ich ...«

Ich komme nicht dazu, den Satz zu beenden, weil seine Lippen auf einmal auf meinen landen. Ich bin so überrascht, dass ich kurz die Balance zu verlieren drohe, doch mit einem Mal hält mich Dominic fest umschlungen.

»Glaub mir, Ruth«, raunt er in den Kuss hinein. »Ich meine es ernst. Ich habe mich in dich verliebt.«

Und dann küsst er mich wieder. Und wieder. Doch dieses Mal ist alles anders. Keine kurze flüchtige Berührung, kein netter Zeitvertreib – nein, dieser Kuss ist echt. Genauso wie die Gefühle, die mich in diesem Moment zu überwältigen drohen. Da ist keine Angst mehr, kein Zweifeln – nur die Gewissheit, dass ich zum ersten Mal seit Langem wieder etwas richtig gemacht habe. Das Gefühl, endlich angekommen zu sein. Und auch die vage Hoffnung, dass alles wieder gut werden kann. Nicht perfekt. Aber besser.

Epilog – CMYK

Dominic

Das Leben ist kein Spaziergang. Egal, wie sehr ich mir wünsche, den Tag auf Cave Hill einfangen und einrahmen zu können, so hat die Realität ganz andere Pläne, mit denen ich mich irgendwie arrangieren muss. Beziehungsweise wir.

Auch wenn Ruth und ich uns darauf einigen, es offiziell miteinander zu versuchen, und sie mir versprochen hat, dass sie sich Hilfe für ihre Psyche sucht, kann sie doch nicht verhindern, dass die Folgen des Traumas sie immer wieder einholen. Jetzt, wo ich mehr Zeit denn je mit ihr verbringe, sehe ich es richtig. Die guten und die schlechten Tage. Die langen Nächte. Plötzliche Tränenausbrüche gefolgt von ganzen Stunden, in denen sie kein Wort spricht.

All das kommt mir nur zu bekannt vor – nur dass ich dieses Mal weiß, was Sache ist, und mich darauf einstellen kann. Oder es zumindest versuche.

Es ist Anfang Februar und ein eigentlich normaler Freitagabend, als die Hochstimmung, die Ruth durch den Tag getragen hat, mit einem Mal bricht. Der leise Seufzer neben mir ist schon Zeichen genug, doch zu meiner Überraschung rutscht sie auf meinen Schoß und legt ihre Stirn an meine. Der Film, den wir bis eben noch geschaut haben, rückt mit einem Mal in den Hintergrund.

»Ich hasse mein Gehirn«, murmelt sie gegen meine Lippen, sodass ich den Karamellsirup aus ihrem Kaffee schmecken kann.

»Was ist los?«

Sie zuckt mit den Schultern. »Nur mein Kopf, der es nicht schafft, meine Hormone richtig zu regulieren, weil ich auf einmal wieder Tabletten nehme.«

Ich blinzele verwirrt. Letzte Woche erst war sie beim Arzt und nimmt seither wieder regelmäßig ihre Medikamente.

»Die ersten zwei Wochen sind immer mies«, erklärt sie mir weiter. »Weil der Körper sich erst auf die Dosierung einstellen muss, kann es einem schlimmer gehen als ohne. Danach wird es aber besser. Das weiß ich.«

»Okay.« Ich vertraue ihr, wenn sie solche Dinge sagt, obwohl ich dort, wo unsere Nasenspitzen sich berühren, eine Träne spüren kann. »Willst du mir sagen, was in deinem Kopf vorgeht? Bist du doch enttäuscht, dass du nur achtundneunzig Prozent auf deine Klausur bekommen hast und keine hundert?«

Sie schüttelt den Kopf. Ein schmales Lächeln erscheint auf ihren Lippen, obwohl ich selten einen schlechteren Witz gerissen habe.

»Nein, nicht ganz«, murmelt sie. »Ich hab nur einfach Angst, dass ich mich in falscher Sicherheit wiege, nachdem die letzten Klausuren so gut gelaufen sind, und ich die nächsten unterschätze und sie deshalb verhaue.«

Ich weiß inzwischen, dass solche Gedankengänge Teil ihrer Depressionen sind, dennoch kann ich nicht verhindern, dass ich so wie jetzt manchmal den Impuls verspüre, diese Angst einfach aus ihr herausschütteln zu wollen.

»Tut mir leid«, sagt sie leise.

»Muss es nicht«, erwidere ich. »Ich denke aber, dass wir beide wissen, dass das doch sehr unwahrscheinlich ist und du sowieso wieder sechs Wochen vorher mit dem Lernen anfängst.«

»Touché.« Sie seufzt mir das Wort entgegen, während sie die Hände an meiner Brust zu Fäusten ballt.

»Worüber machst du dir noch Sorgen?«

Überfordert zuckt Ruth mit den Schultern. »Vieles. Meine Gesundheit, mein Studium, die Angst, dass du mir irgendwann sagst, dass die Nummer nur ein Witz war und du mich eigentlich gar nicht ausstehen kannst.«

»Samwise. Ich kenne bessere Witze, die mich weniger Zeit und Energie kosten.«

Sie lächelt, wenn auch ein bisschen traurig. So irrational ihre Sorge auch klingt, sie ist eben da. »Du weißt, was ich meine.«

Ich seufze und drücke ihr einen kurzen, innigen Kuss auf die Lippen. »Ruth. Ich gehe nirgendwohin, versprochen. Und ich überleg es mir auch nicht anders. Okay?«

»Okay.«

»Du weißt, dass du mich so schnell nicht loswirst.« Ich ziehe sie in eine Umarmung in der Hoffnung, damit meinen Worten irgendwie mehr Bedeutung verleihen zu können, und eine Weile bleiben wir so stumm in dieser Position sitzen.

»Was ist mit dir?«, fragt sie auf einmal.

»Was soll mit mir sein?«

»Bist du nervös?«

Nein, will ich erwidern, doch sowie sie die Frage ausgesprochen hat, ist die Antwort schon nicht mehr richtig. Nervös ist gar kein Ausdruck für das, was ich fühle, wenn ich an morgen denke. Mit jeder Sekunde, die der Tag näher rückt, kann ich spüren, wie die nackte Panik ein Stück mehr an meinem Körper emporkriecht.

»Ein bisschen«, räume ich schließlich ein. Ruth nickt und verstärkt nun ihrerseits die Umarmung. Vorsichtig füge ich noch hinzu: »Aber es ist Zeit.«

Seit über sechs Jahren habe ich meine Mutter nicht gesehen. Mein Besuch ist nicht nur lange überfällig, sondern auch notwendig. Doch noch immer bin ich unsicher, ob ich es kann. Ob ich ihr nach all der Zeit unter die Augen treten kann, ob ich es schaffe, normal mit ihr zu reden oder ihr gar zu verzeihen.

»Du musst das nicht tun«, flüstert Ruth mir ins Ohr, ehe ihre Lippen langsam von dort über meinen Kiefer wandern und eine kitzelnde Spur auf meiner Haut hinterlassen. Das tut sie immer, wenn sie merkt, dass sich eine graue Wolke um meine Gedanken bildet.

»Ich weiß.« Ergeben schließe ich die Augen, seufze, während sie meine Wangen, meine Schläfen und meine Stirn mit hauchfeinen Küssen übersät, die mir eine Gänsehaut bescheren und mich langsam vergessen lassen, worum ich mich überhaupt sorge. Schwer zu sagen, ob es ihr ähnlich geht, aber auf mich wirken diese Berührungen wie ein Zauber. Als sie schließlich an meinen Lippen angelangt, weiß ich schon fast nicht mehr, wovon wir gerade gesprochen haben.

»Kommst du morgen mit?«, frage ich schon halb mit dem Kopf woanders.

»Wenn du das willst.«

Ich entziehe mich kurz ihrem Bann und sehe Ruth in die Augen. Noch immer funkeln die Tränen darin und lassen das Grau aussehen wie Glas. Doch neben ihrer eigenen Überforderung finde ich dort auch einen Funken Zuversicht, der langsam auf mich überspringt.

Mir ist klar, dass Ruth nicht die lang ersehnte Lösung all meiner Probleme ist. Realistisch gesehen, sind durch sie sogar ein paar neue hinzugekommen, die jetzt nicht nur ihre, sondern *unsere* sind. Aber das ist okay. In den letzten Jahren habe ich vieles gelernt. Man kann viele Schlachten auch allein gewinnen. Ja, manchmal muss man das sogar. Doch das bedeutet nicht, dass es nicht hin und wieder gut sein kann, sich ein wenig Verstärkung zu suchen.

Wie lange habe ich mich gegen die Erkenntnis gewehrt. Wie lange habe ich versucht, andere von mir fernzuhalten, nur um nicht zuzulassen, am Ende so sehr verletzt zu werden wie von meiner Mutter.

Doch jetzt habe ich Ruth. Und auch wenn ich wahrscheinlich der größte Arsch auf dem Planeten bin, der sie nicht einmal verdient hat, werde ich dieses eine, einzige Mal alles daransetzen, es nicht zu versauen. Komme, was wolle.

Content Note (Achtung Spoiler!)

Catching Stardust enthält Elemente, die triggern können.

Diese sind: Depressionen (explizite Schilderungen), Panikattacken Trauer, Tod, Andeutung von Suizid, elterliche Vernachlässigung.

Nachwort

Liebe Lesende,

während für *Catching Stardust* dasselbe gilt wie für andere fiktive Werke, nämlich dass die Personen und die Handlung frei erfunden sind, trifft dies nicht auf die Probleme zu, die den Charakteren begegnen.

Ruth und ich haben eine ähnliche Diagnose, weshalb mir das Schreiben stellenweise nicht leichtgefallen ist. Das bewusste Eintauchen in ihre teils sehr dunkle Gefühlswelt hat mich hin und wieder selbst in meine eigene geworfen. Was einerseits eine Herausforderung war, hat mir aber gleichzeitig auch noch einmal die Augen geöffnet.

Depressionen, Panikattacken und psychische Krankheiten im Allgemeinen gehören für viele Menschen auf der ganzen Welt zum Alltag. Dies war mit einer der Gründe, wieso ich Ruths Geschichte unbedingt erzählen wollte. Um zu zeigen, dass Mental Health kein Tabuthema sein darf. Dass wir offen darüber sprechen und uns damit auseinandersetzen sollten, egal, ob es uns direkt betrifft oder nicht. Denn nur so können wir uns selbst und einander helfen.

Wenn ihr euch in Ruths oder Dominics Gefühlswelt wiederfinden könnt, möchte ich euch nahelegen, darüber zu reden – beispielsweise mit Freund_innen, Familie oder Ärzt_innen, bei wem auch immer ihr euch sicher fühlt. Ein Problem an- und auszusprechen, so erschreckend es sich im ersten Moment auch anfühlt, kann euch helfen, euch selbst besser zu verstehen. Informiert euch über eine psychische Krankheit, wenn ihr davon betroffen seid und/oder lernt, wie ihr andere dabei unterstützen könnt. Versucht, Hilfe anzunehmen, egal, ob es »nur« ein Gespräch ist, Therapie, Medikamente oder stationäre Behandlung. Eure Psyche ist nichts, wofür ihr euch schämen müsst. Und egal, wie eure Diagnose auch lautet, egal, an welchem Punkt eurer Reise ihr euch gerade befindet: Euer Leben kann gelingen.

Mehr Informationen findet ihr unter www.deutsche-depressionshilfe.de. Für unmittelbare Hilfe ist die Deutsche Telefonseelsorge vertraulich, kostenfrei und rund um die Uhr unter 0 800 111 0 111 oder online auf www.online.telefonseelsorge.de erreichbar.

Danksagung

Es ist kein Geheimnis, dass hinter jedem Buch nicht nur eine einzelne Person steht, sondern gleich eine kleine Schar an Menschen, die auf die eine oder andere Weise am Entstehungsprozess beteiligt sind. Und genau diesen möchte ich hier meinen Dank aussprechen:

Jordan for quite literally everything – and being my everything.

Matthew for after-hours support in all things debating and university related.

The hedgehog crew Adam, Frazier, Curtis, and Dave for introducing me to the world of *DnD* and *Destiny 2* aka *important research*.

Jule fürs Anfeuern, Testlesen, Zuhören und Da-Sein.

Patty fürs Bulldozern und Skype-Krisensitzungen.

Luna fürs Testlesen und knallharte Ehrlichkeit.

Den MBs Sam, Cosi, Christin und Janni für die seelische Unterstützung in allen Lebenslagen.

Dem Team von Forever und Ullstein für die herzliche Aufnahme im Verlag und vor allem meiner Lektorin Louisa, die dieser Geschichte nicht nur eine Chance gegeben, sondern auch das Beste aus ihr herausgeholt hat.

Der Agentur Schlück, allen voran Kathrin, mit der man nicht

nur wundervoll Tea schlürfen kann, sondern die diesen Traum überhaupt erst Wirklichkeit hat werden lassen.

Herrn Dr. med. Müller, der mir gezeigt hat, dass ein Leben gelingen kann – auch mit der Diagnose »Depressionen«.

Den lieben Blogger_innen, die mich mit Posts, Storys und Rezensionen unterstützt haben.

Und natürlich dir, liebe_r Leser_in – dafür, dass du *Catching Stardust* einen Platz in deinem Regal, auf dem E-Reader und/oder vielleicht sogar in deinem Herzen gibst.